Rehabilitation und Prävention 38

Springer-Verlag Berlin Heidelberg GmbH

Dominiek Beckers   Jos Deckers

Ganganalyse und Gangschulung

Therapeutische Strategien für die Praxis

Mit einem Geleitwort von J. Cluitmans und C. Pons

Mit 161 Abbildungen

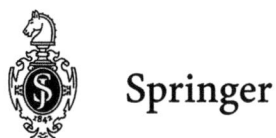

DOMINIEK BECKERS
JOS DECKERS
Rehabilitationszentrum Hoensbroeck
Zandbergsweg 11
NL-6432 AB Hoensbroek

Übersetzung:
PIA JULIA GRÖSCHL-WILLEMS
Piet Mondrian Straße 70
D-51375 Leverkusen

ISSN 0172-6412
ISBN 978-3-540-61902-4

Die Deutsche Bibliothek – CIP-Einheitsaufnahme
Beckers, Dominiek:
Ganganalyse und Gangschulung: therapeutische Strategien für die Praxis/Dominiek Beckers; Jos Deckers. – Berlin; Heidelberg; New York; Barcelona; Budapest; Hongkong; London; Mailand; Paris; Santa Clara; Singapur; Tokio: Springer, 1997
(Rehabilitation und Prävention; Bd. 38)
ISBN 978-3-540-61902-4   ISBN 978-3-642-59072-6 (eBook)
DOI 10.1007/978-3-642-59072-6

Dieses Werk ist urheberrechtlich geschützt. Die dadurch begründeten Rechte, insbesondere die der Übersetzung, des Nachdrucks, des Vortrags, der Entnahme von Abbildungen und Tabellen, der Funksendung, der Mikroverfilmung oder der Vervielfältigung auf anderen Wegen und der Speicherung in Datenverarbeitungsanlagen, bleiben, auch bei nur auszugsweiser Verwertung, vorbehalten. Eine Vervielfältigung dieses Werkes oder von Teilen dieses Werkes ist auch im Einzelfall nur in den Grenzen der gesetzlichen Bestimmungen des Urheberrechtsgesetzes der Bundesrepublik Deutschland vom 9. September 1965 in der jeweils geltenden Fassung zulässig. Sie ist grundsätzlich vergütungspflichtig. Zuwiderhandlungen unterliegen den Strafbestimmungen des Urheberrechtsgesetzes.

© Springer-Verlag Berlin Heidelberg 1997
Ursprünglich erschienen bei Springer-Verlag Berlin Heidelberg New York 1997
Die Wiedergabe von Gebrauchsnamen, Handelsnamen, Warenbezeichnungen usw. in diesem Werk berechtigt auch ohne besondere Kennzeichnung nicht zu der Annahme, daß solche Namen im Sinne der Warenzeichen- und Markenschutz-Gesetzgebung als frei zu betrachten wären und daher von jedermann benutzt werden dürften.

Produkthaftung: Für Angaben über Dosierungsanweisungen und Applikationsformen kann vom Verlag keine Gewähr übernommen werden. Derartige Angaben müssen vom jeweiligen Anwender im Einzelfall anhand anderer Literaturstellen auf ihre Richtigkeit überprüft werden.

Umschlaggestaltung: Künkel + Lopka Werbeagentur GmbH, Heidelberg
Satz: K+V Fotosatz GmbH, Beerfelden
SPIN: 10554328   21/3133-5 4 3 2 1 0 – Gedruckt auf säurefreiem Papier

Vorwort

Rehabilitation sollte im Interesse des Patienten ein multidisziplinäres Geschehen sein, bei dem alle an der Rehabilitation eines Patienten beteiligten Disziplinen mit ihrem Fachwissen ihren Beitrag zur Behandlung und zum Genesungsprozeß des Patienten leisten.

Im Rehabilitationszentrum Hoensbroek wurde im Jahr 1975 die Idee der Einführung von Behandlungsteams in die Praxis umgesetzt: Jedes einzelne Team spezialisierte sich auf eine ihm zugetragene Diagnosegruppe. Durch diese Spezialisierung wurde eine optimale Behandlung des Patienten möglich, die problembezogen und mit dem Patienten und seinen Angehörigen gemeinsam durchgeführt wird.

Doktor H.F.W. te Riele, seinerzeit Rehabilitationsarzt und Leiter des Rehabilitationszentrums, war der Initiator dieser Gestaltungsidee. Sowohl D. Beckers von der Querschnittabteilung als auch J. Deckers von der Amputationsabteilung haben in der Weiterentwicklung der Behandlungsteams über viele Jahre hinweg eine aktive Rolle übernommen und so die heute im Rehabilitationszentrum Hoensbroek übliche Behandlung von Amputations- und Querschnittspatienten maßgeblich geprägt. Sie haben ihre Erfahrungen hinsichtlich des Aufbaus und der Organisation von Behandlungsteams sowie die verschiedenen Aspekte der Behandlungen selbst sowohl national als auch international in Kursen und Weiterbildungsveranstaltungen vorgetragen.

Daß der diagnosegebundene Teameinsatz nicht zu sich isolierenden Behandlungsteams führt, zeigen z. B. die üblichen teamübergreifenden Diskussionen über Behandlungsmöglichkeiten, aber auch das Zustandekommen dieses Buches, bei dem D. Beckers und J. Deckers ihre speziellen Erfahrungen und die ihrer Kollegen zusammengetragen und in einem gemeinsamen Projekt weiter ausgearbeitet haben.

Das Gehen ist und bleibt die wichtigste Form der Fortbewegung. Wie komplex der Vorgang des Gehens selbst bei einer gesunden Person ist, wird in diesem Buch eindrucksvoll dargestellt. Doch welche essentielle Bedeutung das Gehen für jeden von uns hat, wird uns erst bewußt, wenn es nicht mehr wie gewohnt von selbst gelingt.

Ein großer Teil des Buches widmet sich daher auch den Behandlungsmöglichkeiten, mit denen den betroffenen Menschen professionell geholfen werden kann.

Wie so oft, enthält dieses Buch für den einen Leser eventuell zu wenig Informationen, und für den anderen mag es zu spezialisiert sein, aber von den in diesem Buch niedergeschriebenen Erfahrungen können die Ihnen und uns anvertrauten Patienten während der Behandlung sicher nur profitieren.

Hoensbroek, März 1997
J. Cluitmans
(Rehabilitationsarzt und
Teamleiter der
Amputationsabteilung)

C. Pons
(Rehabilitationsarzt und
Teamleiter der
der Querschnittabteilung)

Danksagung

Die Behandlung von Menschen, die aufgrund einer Krankheit oder durch einen Unfall Gangbildabweichungen zeigen, stellt innerhalb der Rehabilitation eine der wichtigsten Aufgaben dar. Schon eine kleine körperliche Verletzung kann eine Störung im Gangbild verursachen. Neben unserer Gesichtsmimik ist die Art und Weise, wie wir gehen, wie wir uns fortbewegen und wie wir uns körperlich präsentieren, eines der wichtigsten nonverbalen Kommunikationsmittel mit unserer Umwelt. Unser Gangbild wird von unseren Mitmenschen fortwährend beobachtet und bewertet. Patienten mit Gehproblemen sind in der Regel hoch motiviert, wieder „normal" gehen zu lernen; das zeigt uns der therapeutische Alltag.

Die Ausbildung zum Physiotherapeuten/Krankengymnasten beinhaltet jedoch in der Regel keine gut durchstrukturierte „Gangschule", sondern nur einige Schulungsaspekte hinsichtlich des normalen Gangmusters und einige therapeutische Ansätze. Das Ziel dieses Buches ist es daher, den neu beginnenden und allen an der Gangschule interessierten Therapeuten eine praxisorientierte Grundlage zum Thema Ganganalyse und Gangschulung anzubieten.

Das Buch vermittelt vor allem praxisnahe Basiskenntnisse, die jeder Therapeut während seiner täglichen Behandlungen gut nutzen kann. Die Informationen stammen sowohl aus den in der Literatur veröffentlichten Untersuchungen und Studien als auch – und dies zum größten Teil – aus eigenen Erfahrungen, die wir mit unseren Patienten im Rehabilitationszentrum „Hoensbroek" (zugehörig zur „Stichting Revalidatiecentra Limburg S.R.L" unter Leitung von J. Albers und J. Peeters) sammeln konnten.

Dieses Buch entstand mit maßgeblicher Hilfe der Teams der Querschnitt- und der Amputationsabteilung; ihnen möchten wir danken. Vor allem den Rehabilitationsärzten C. Pons und J. Cluitmans und unseren direkten Kollegen M. Buck und A. Jacobs sind wir ausgesprochen dankbar für die nun schon jahrelang andauernde konstruktive und kreative Zusammenarbeit. Den Leiter der Abteilung „Physiotherapie", C. Damman, möchten wir ebenfalls dankend erwähnen; er stimulierte besonders die inhaltlichen Entwicklungen. Darüber hinaus möchten wir J. Kurvers und J. Halfens für ihre wertvollen Beiträge zu dem Themenbereich „Zerebrale Neurologie" herzlich danken.

Eine gute und gezielte Gangschulung ist ferner ohne die Zusammenarbeit mit einem sachkundigen orthopädischen Schuh- und Instrumentenmacher unmöglich. Mit J. Hanssen, orthopädischer Schuhmacher und Betriebsleiter, arbeiten wir nun schon viele Jahre lang hervorragend zusammen. Er stellte uns für das Kapitel „Schuhanpassungen" Literatur und Fotos bereit und überarbeitete dieses Kapitel für uns.

F. Rings, leitender Instrumentenmacher der Firma Welzorg-Hoensbroek, danken wir für seine Mitarbeit in den Bereichen Orthesiologie/Prothesiologie.

Obwohl dieses Buch mehr die praxisnahe Gangschulung vermitteln möchte, ist ein gewisses Maß an wissenschaftlicher Untermauerung unabdingbar. Daher danken wir H. Seelen und Y. Potten, Bewegungswissenschaftler am Institut für Revalidatie-Vraagstukken (I.R.V.) für die zur Verfügung gestellten Untersuchungsbefunde und Fotos aus dem Bewegungslaboratorium. B. Eiserman möchten wir für die Gestaltung der Zeichnungen danken. F. Somers war für die fotografische Arbeit zuständig, und M. Scheyen half beim Schreiben des Manuskripts; auch ihnen möchten wir unseren Dank aussprechen.

An dieser Stelle möchten wir uns aber vor allem bei all den Rehabilitanden recht herzlich bedanken, die sich bereitwillig fotografieren ließen; ohne sie wäre die reichhaltige visuelle Illustration dieses Buches nicht möglich gewesen.

Darüber hinaus möchten wir auch P. J. Gröschl-Willems für die Übersetzung in die deutsche Sprache und S. Jacobsen für die inhaltliche Überprüfung danken.

Hoensbroek, im Frühjahr 1997   D. Beckers
                                J. Deckers

Inhalt

1	Einleitung	1

    Normales Gangbild 1
    Pathologisches Gangbild 1
    Grundlegende Kenntnisse 2
    Krankheitsbilder und Gangschulung 3
    Zusammenfassung 4
  Literatur 5

2	Biomechanik	7

2.1   Einleitung 7
2.2   Masse 7
2.3   Kraft 8
    Schwerkraft und Gravitation 9
    Reaktionskräfte 10
    Normalkräfte 10
    Reibungskräfte 10
2.4   Drehmomente 11
2.5   Gleichgewicht 13
2.6   Dynamik 14
    Literatur 15

3	Normales Gangbild	17

3.1   Einleitung 17
3.2   Schwerpunkt 18
3.3   Anatomische Stehhaltung 18
3.4   Gangzyklus 18
    Standphase (stance phase) 19
    Schwungphase (swing phase) 20
    Doppelstand (double-limb support) 21
    Prozentuale Beschreibung des Gangzyklus ... 24

3.5	Gangmustercharakteristika beim kompletten Gangzyklus	24
	Vertikale Körperschwerpunktverlagerung	24
	Laterale Körperschwerpunktverlagerung	25
	Beckenrotation	25
	Axiale Rotation	25
	Bewegung des Beckens bezogen auf die Horizontale	26
	Fuß- und Sprunggelenkbewegungen	26
	Armbewegungen	26
3.6	Analyse der Bewegungen in der sagittalen Ebene	27
	Fersenkontakt (heel strike)	27
	Direkt auf den Fersenkontakt folgend	27
	Fußsohlen-Boden-Kontakt (foot-flat)	29
	Mittlere Standphase (mid-stance)	29
	Fersenablösung (heel-off)	30
	Zehenablösung (toe-off)	30
	Beschleunigungsphase (acceleration)	30
	Mittlere Schwungphase (mid-swing)	31
	Abbremsphase (deceleration)	31
3.7	Analyse der Bewegung in der frontalen Ebene	31
3.8	Ausgewählte funktionelle Aktivitäten	34
	Treppensteigen	34
	Bergauf- und Bergabgehen	36
3.9	Gehen in Relation zum Lebensalter	38
3.10	Energieverbrauch	41
	Einleitung	41
	Energieverbrauch von gesunden Personen während des Gehens	42
	Energieverbrauch bei Patienten mit unterschiedlichen pathologischen Gangabweichungen	44
	Literatur	49

4	Methodik der Gangbildanalyse	51
4.1	Einleitung	51
4.2	Objektive Untersuchungsmethoden	52
	Registrieren und Messen von Bewegungen	53
	Messen der Muskelaktivität während des Gehens (EMG)	54
	Muskelaktivitäten während des Gangzyklus	57
	Druckmessungen und Gangparameter	59
	Energieverbrauch während des Gehens	60
4.3	Subjektive Ganganalyse	62
	Statik	64

	Dynamik	66
	Literatur	69

5 Allgemeines zur Gangschule — 71

5.1	Einleitung	71
5.2	Basisprinzipien	72
	Schrittweiser Aufbau der funktionellen Gangschule	72
	Belastbarkeit und Gehbelastung	74
	Prinzipien der motorischen Lerntheorien	76
5.3	Ratschläge für verschiedene Übungssituationen	78
	Aufstehen	78
	Aktiver Stand	79
	Schwungphase	81
	Trainingsaufbau in Richtung komplexerer Übungssituationen	82
	Treppensteigen	86
	Falltraining	89
5.4	Spezielle Aspekte der Analyse und Behandlung bei häufig vorkommenden Gangbildabweichungen	90
	Seitwärtsneigung des Rumpfes	91
	Zirkumduktion während der Schwungphase	92
	Zu große Schrittbreite	93
	Abweichende laterale oder mediale Fußbelastung	93
	Zuviel Hüftbeugung während der Schwungphase	93
	Vermehrte Vorwärtsneigung des Rumpfes	94
	Vermehrte Rückwärtsneigung des Rumpfes	95
	Hyperlordose	96
	Hyperextension im Knie	96
	Instabilität im Knie	97
	Stabilitätsprobleme im Hüftbereich	97
	Abweichungen während der Dorsalextension und/oder der Plantarflexion des Fußes	97
	Gangrhythmusstörungen	98
5.5	Teamarbeit	99
	Literatur	100

6 Orthopädische Gelenkveränderungen — 101

6.1	Beinlängendifferenz	101

6.2	Orthopädische Veränderungen im Sprunggelenks- und Fußbereich	104
	Pes equinus (Spitzfuß)	104
	Pes calcaneus (Hackenfuß)	105
	Pes planus (Plattfuß)	105
	Pes equinovarus (Klumpfuß)	106
	Instabilität des Sprunggelenks	106
	Podalgie	107
	Stampffuß	107
	Lähmungen im Bereich des Fußes	108
6.3	Orthopädische Veränderungen im Kniegelenk	108
	Genu valgum und varum	108
	Genu recurvatum	109
	Weitere Veränderungen im Kniegelenk	111
6.4	Orthopädische Veränderungen im Hüft- und Oberschenkelbereich	111
	Kontrakturen und Ankylosen	112
	Flexionskontrakturen	112
	Abduktionskontrakturen	113
	Außenrotationskontrakturen	114
	Adduktionskontrakturen	114
	Instabilität des Hüftgelenks	114
	Coxalgie	115
6.5	Rumpf- und Wirbelsäulenprobleme	116
	Literatur	117

7 Amputationen 119

7.1	Einleitung	119
7.2	Transtibiales Amputationsniveau	120
	Die Amputation	120
	Die Prothese	122
	Das normale Gangbild eines unterschenkelamputierten Prothesenträgers	129
	Gangbildabweichungen	130
7.3	Transfemorale Amputationen	132
	Amputation	132
	Prothese	133
	Das normale Gangbild eines oberschenkelamputierten Prothesenträgers	137
	Gangabweichungen bei oberschenkelamputierten Prothesenträgern	140
7.4	Die Gangschulung	153
	Belasten und balancieren	153
	Einüben der Stand- und Schwungphase	155
	Hinsetzen	158

Aufstehen von einem Stuhl 158
Treppaufgehen 159
Treppabgehen 159
Alternierendes Treppensteigen 160
Bergaufgehen 161
Bergabgehen 162
Etwas vom Boden aufheben 163
Hinknien 163
Auf den Boden setzen 164
Prinzipien des Falltrainings 164
Aufstehen vom Boden (mit Stuhl) 165
Aufstehen vom Boden (ohne Stuhl) 166
Hindernisse überwinden 166
Gehen mit der „Hop-skip"-Methode 169
Literatur 169

| 8 | Neurologische Krankheitsbilder | 171 |

8.1 Einleitung 171
8.2 Querschnittslähmung 172
    Steh- und Gehtraining
    bei Querschnittspatienten 172
    Steh- und Gehtraining im Verhältnis
    zur Läsionshöhe 180
    Wichtige Aspekte bei der Versorgung
    des Patienten mit Stehgeräten und Orthesen . 184
    Stehen und Gehen zu Hause 188
8.3 Spina bifida 189
    Orthesenversorgung 189
    Gehtraining......................... 190
8.4 Periphere Nervenverletzungen im Bereich
    der Beine 192
8.5 Das Gangmuster von Hemiplegiepatienten 196
    Das Krankheitsbild 196
    Der Krankheitsverlauf 198
    Strukturierung der Behandlung 199
    Gangbild eines erwachsenen
    Hemiplegiepatienten 200
    Aufbau des Gehtrainings
    für Hemiplegiepatienten 202
    Schuh- und Schienenversorgung 208
8.6 Infantile Zerebralparese 212
    Das Krankheitsbild 212
    Möglichkeiten der physiotherapeutischen
    Behandlung......................... 213

		Die Probleme im Zusammenhang mit	
		Steh- und Gehfunktionen	214
		Orthesen und Schienen für den	
		Hüftbereich	215
		Knieorthesen	216
		Sprunggelenk- und Fußorthesen	217
	8.7	Morbus Parkinson	218
		Literatur	220

9	Orthesen	221
9.1	Einleitung	221
9.2	Sprunggelenk- und Fußorthesen	223
	Sprunggelenkbraces	223
	Sprunggelenk- und Fußorthesen	224
	Verschiedene Typen von Sprunggelenk- und Fußorthesen und ihre Indikationen	225
	Einfluß der Sprunggelenkstellung auf das Gangmuster	227
9.3	Knieorthese	228
	Verschiedene Typen von Knieorthesen	230
	Anwendung und Indikation von Knieorthesen	232
9.4	Die Knie-, Sprunggelenk- und Fußorthese	234
	Anwendung und Indikation von Knie-, Sprunggelenk- und Fußorthesen	234
9.5	Hüft-, Knie-, Sprunggelenk- und Fußorthesen	236
	Formen und Anwendungsmöglichkeiten der Hüft-, Knie-, Sprunggelenk- und Fußorthese	236
9.6	Hüftorthese	239
	Literatur	239

10	Schuhanpassungen	241
10.1	Einleitung	241
	Funktion und Aufbau eines normalen Schuhs	241
	Der gute Konfektionsschuh	241
	Anpassung eines Konfektionsschuhs	242
	Untersuchung der Schuhe	243
10.2	Semiorthopädische Schuhe	244
	Die am häufigsten vorkommenden und wichtigsten Anpassungen an semiorthopädischen Schuhen	245
10.3	Der orthopädische Maßschuh	247
	Verbandschuh	250

	Rehabilitationsschuh	251
10.4	Schuhanpassungen bei unterschiedlichen Erkrankungen	252
	Rheumatische Erkrankungen	252
	Spastische Füße	255
	Schlaffe Fußlähmungen	257
	Schuhwahl bei einer Beinprothese	257
	Schuhanpassung bei Kindern	258
10.5	Allgemeine Beurteilungsaspekte für orthopädische Schuhe	259
	Literatur	260

11 Gehhilfsmittel 261

11.1	Biomechanische Betrachtungen	261
	Verlagerung der Belastung	261
	Vergrößerung der Stützfläche	262
11.2	Verschiedene Gehhilfsmittel	263
11.3	Verschiedene Gangmuster mit Gehhilfsmitteleinsatz	270
	Gehen mit nur einem Gehhilfsmittel	271
	Gehen mit 2 Gehhilfsmitteln	272
	Gehen mit dem Gehgestell (Gehbock)	277
	Gehen mit einem rollenden Gehhilfsmittel	278
	Gehen im Gehbarren	278
11.4	Auswahl des geeigneten Gehhilfsmittels	279
	Stock	280
	Unterarmgehstütze	281
	Achselstütze	283
	Schalenstütze	284
	Gehgestell	285
	Stroller und Rollator	286
11.5	Anpassen der verschiedenen Gehhilfsmittel	288
	Stock	288
	Stützen	289
	Stroller und Rollator	291
	Literatur	292

Sachverzeichnis 293

Fachbegriffe und Abkürzungen

englisch	deutsch
swing phase	Schwungphase
heel strike (HS)	Fersenkontakt
stance phase	Standphase
shock absorbation phase	Stoßdämpfungsphase
mid-stance phase (MS)	mittlere Standphase
push-off phase	Abstoßphase
foot-flat (FF)	Fußsohlen-Boden-Kontakt
heel-off (HO)	Fersenablösung
toe-off (TO)	Zehenablösung
double-limb support	Doppelstand
acceleration	Beschleunigungsphase
mid-swing (MSW)	mittlere Schwungphase
deceleration	Abbremsphase
energy expenditure (Ee)	Energieverbrauch
terminal stance	Abstoßphase

1 Einleitung

Die erste Frage, die Patienten nach einem Unfall oder im Zusammenhang mit einer Krankheit an den behandelnden Arzt und/oder den Therapeuten stellen, ist oft: „Werde ich je wieder normal gehen können?" Diese Frage mag verdeutlichen, welchen Stellenwert das selbständige Gehen ohne Hilfsmitteleinsatz für Betroffene hat.

Normales Gangbild

Unser Gangbild und unsere Art und Weise, uns fortzubewegen, wird ständig von unseren Mitmenschen wahrgenommen und beurteilt.

Wichtig !
Neben Gestik und Mimik ist unsere Bewegungsweise eine zentrale Ausdrucksform im zwischenmenschlichen bzw. gesellschaftlichen Bereich. In der Art, *wie wir gehen,* spiegelt sich fortwährend sowohl unsere körperliche als auch innere Verfassung wider.

Einige Äußerungen bzw. Redensarten geben dies deutlich wieder; so sagt man beispielsweise „... der geht ja wie ein Betrunkener ..." oder „... knarrende Wagen laufen am längsten ...". Selbst in der täglich gestellten Frage „Wie *geht* es?" spiegelt sich das wider. Unser Gangbild ist so wichtig und ausdrucksstark, daß man durchaus ohne Bedenken sagen kann: „Wie der Gang, so der Mann."

Pathologisches Gangbild

Wichtig !
Spezielle Erkrankungen führen in der Regel zu den dafür typischen Gangbildern.

Ohne die Patienten stigmatisieren zu wollen, fallen doch einige typische Gangbilder immer wieder ins Auge: das Gangbild eines Hemiplegiepatienten beispielsweise oder das eines Schmerz- oder eines Ataxiepatienten. Sie alle bewegen sich mit

– für ihr Krankheitsbild – typischen Gangbildkennzeichen fort. Es gibt sehr viele, wenn auch manchmal nur ganz geringfügige, körperliche Abweichungen, die zu Gangstörungen führen können.

Die Möglichkeiten einer gezielten Gangschulung basieren deshalb auf einer fundierten Kenntnis des *normalen* Gangbilds und auf der exakten Beurteilung des *abweichenden* Gangbilds.

Grundlegende Kenntnisse

In den letzten Jahren wurden auf dem Gebiet der „Gangbildanalyse im medizinischen Bereich" viele wissenschaftliche Arbeiten durchgeführt und veröffentlicht; da die meisten hierüber erschienenen Publikationen in Englisch verfaßt sind, wird in diesem Buch neben der deutschen auch die englischsprachige Terminologie eingesetzt.

Theoretisches Wissen bildet ebenso wie eine gut ausgeführte *Untersuchung* und (eine darauf beruhende) *Diagnostik* das Rückgrat einer zielgerichteten (Rehabilitations-)Behandlung.

Für eine gute Analyse und Therapie sind zuverlässige Untersuchungsmethoden wichtig.

Wichtig !

Die Untersuchungsmethoden hinsichtlich der Gangbildanalyse werden in 2 Gruppen unterteilt:
→ die objektive Methode und
→ die subjektive Methode.

Bei der *objektiven Methode* werden vorwiegend Techniken angewandt, mit denen zentrale Parameter quantitativ festgelegt werden können. Sie werden für die fundamentalen wissenschaftlichen Untersuchungen des Gehens genutzt (s. Abb. 1.1).

Die *subjektive Methode* der Gangbildanalyse basiert vor allem auf den eigenen Messungen des Therapeuten und auf seiner (subjektiven) visuellen Gangbildanalyse. Die subjektiven Untersuchungsmethoden sind aus dem klinischen Praxisalltag erwachsen. Ihre Zuverlässigkeit ist nicht besonders hoch, aber ihr klinischer Nutzen wächst mit der angewandten Systematik.

Bahnbrechende Arbeit hinsichtlich der Vertiefung der Gangbildanalyse wird vor allem in Rancho Los Amigos/Los Angeles geleistet; zu den Wegbereitern gehören J. Perry und ihr Buch „Gait Analysis" (1992) sowie D. Winter (1988) und V. Inman et al. mit ihrem Buch „Human walking" (1981).

Die am häufigsten benutzten Parameter der subjektiven Untersuchungsmethode werden dem Leser mit Hilfe von Zeichnungen und Fotos visuell näher gebracht. Die Parameter können jedoch nur mit einem gewissen Maß an Basiskenntnissen im Bereich der Biomechanik ermittelt werden.

Abb. 1.1.
Dreidimensionale fotografische Untersuchung: sagittales Bewegungsbild der Gelenkachsen des Beins. (Nach Institut voor Revalidatievraagstuk in Hoensbroek)

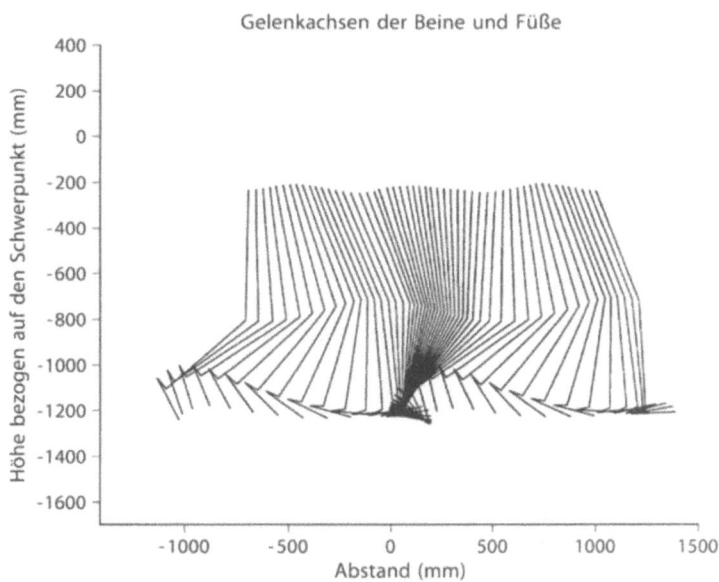

> **Wichtig !**
>
> Die Kennzeichen des normalen Gangs (untersucht mittels objektiver und subjektiver Methoden) und die biomechanischen Grundlagen bilden gemeinsam den Ausgangspunkt für die Analyse des pathologischen Gangbilds.

Krankheitsbilder und Gangschulung

In diesem Buch werden auf die einzelnen Körperteile bzw. Gelenke bezogen die *häufigsten Gangbildabweichungen* aufgezeigt. Darüber hinaus werden einige *klassische orthopädische und neurologische Krankheitsbilder* mit ihren oftmals typischen Gangbildabweichungen beschrieben. Ziel ist es, dem Leser ein breites Spektrum von pathologischen Gangbildabweichungen in Text und Bild vor Augen zu führen.

Bei der Beschreibung der Gangschulung geht es weniger um eine ausführliche Vertiefung der verschiedenen physiotherapeutischen Übungsmethoden (hier wird auf die Standardliteratur verwiesen) als eher um einen *allgemeinen Einblick* in die verschiedenen Facetten der Gangschulung, die u. a. auch das Gehen auf unebenen Flächen, das Treppensteigen und auch das Falltraining beinhaltet.

Viele erworbene Gehstörungen führen zu bleibenden Einschränkungen und erfordern oft den fortwährenden Hilfsmitteleinsatz. Leider fehlte bisher in der Fachliteratur eine Übersicht über die modernen und häufig genutzten Hilfsmittel, Or-

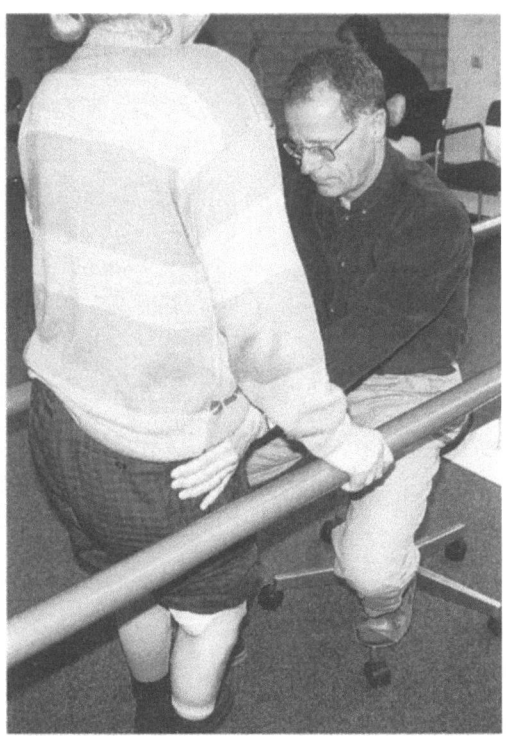

Abb. 1.2.
Der Therapeut hilft dem Patienten bei den ersten Schritten mit der neuen Beinprothese

thesen und Prothesen. Das pathologische Gangbild sollte jedoch nicht nur anhand der Kennzeichen des normalen Gangbilds beurteilt werden, sondern auch an dem korrekten *Einsatz der notwendigen Hilfsmittel* (s. Abb. 1.2). Gerade im Einsatz der notwendigen Hilfsmittel müssen die ästhetischen und auch die funktionellen Aspekte miteinander harmonieren bzw. optimal miteinander in Einklang gebracht werden. Im letzten Jahrzehnt trug im Bereich der Hilfsmittel eine intensive technologische Entwicklung dazu bei, daß der Einsatz von verschiedenartigen Kunststoffen und thermoplastischen Materialien mit ihren unterschiedlich vorteilhaften Eigenschaften vorangetrieben wurde.

Im vorliegenden Buch werden einige der neuesten, gut nutz- und einsetzbaren Gehhilfsmittel sowie Schuhanfertigungen und Schuhanpassungen vorgestellt.

Zusammenfassung

Das Buch bietet einen Überblick über internationale empirische Untersuchungsbefunde und theoretische Konzepte und verbindet sie mit praktischen Erfahrungen, die im Rehabilitationszentrum Hoensbroek mit Patienten unterschiedlicher Erkrankungen gemacht wurden. Es wird daher auch kein eigenes Konzept mit einer eigenen Terminologie vorgestellt wie z. B. in dem Werk „Gangschulung zur Funktionellen Bewegungslehre" von S. Klein-Vogelbach (1995).

Das Buch richtet sich sowohl an den Krankengymnastik- bzw. Physiotherapieschüler als auch an den schon berufstätigen Therapeuten. Es soll eine Basis für die therapeutische Gestaltung der Gangschulung sein.

Diese Basis beinhaltet:
- die Analyse des normalen Gangbilds,
- die darauf aufbauende Analyse des pathologischen Gangbilds und
- den korrekten Einsatz moderner Gehhilfsmittelanpassungen.

Es sollen die notwendigen Grundlagen vermittelt werden, die jeder Therapeut für die Behandlung von Patienten mit Gehstörungen benötigt. Eine große Anzahl an Fotos und Zeichnungen soll zum einen den didaktischen Wert des Buches erhöhen und zum anderen einer großen Gruppe von in Heilberufen tätigen Personen den Zugang in diese Thematik erleichtern.

Literatur

Davies PM (1985) Hemiplegie. Springer, Berlin Heidelberg New York
Geurts AC, Mulder Th et al (1988) Diagnostiek van loopstoornissen; plaatsbepaling van subjectief onderzoek. J Rehab Sciences 1/4:93–99
Inman VT, Ralston HJ, Todd F (1981) Human walking. Williams and Wilkins, Baltimore
Perry J (1992) Gait analysis. Slack, Thorofare
Winter DA (1988) The biomechanics and motor control of human gait. University of Waterloo, Waterloo

2 Biomechanik

2.1 Einleitung

Gegenstand der Biomechanik ist die menschliche Bewegung unter normalen Bedingungen wie auch in Rehabilitationsprozessen. Es geht dabei um die Anwendung von physikalischen und vor allem mechanischen Gesetzen in bezug auf den menschlichen Körper.

Definition

Die Mechanik umfaßt 3 Bereiche:
- *Kinematik* bzw. *Bewegungslehre:* Hier wird lediglich der Ablauf von Bewegungen betrachtet, ohne Berücksichtigung der dafür verantwortlichen Ursachen.
- *Statik:* Lehre vom Gleichgewicht der Kräfte bei ruhenden Körpern.
- *Dynamik:* Lehre von den Bewegungen eines Körpers aufgrund einwirkender Kräfte.

Bewegungen werden in *gleichförmige* und *zeitlich veränderliche* Bewegungen eingeteilt. Eine gleichförmige Bewegung ist eine Bewegung, bei der in gleichen Zeiteinheiten gleich große Abstände zurückgelegt werden und keine Richtungsänderung erfolgt.

Definition

Geschwindigkeit bedeutet nichts anderes als „zurückgelegter Weg pro Zeiteinheit". Die Geschwindigkeit wird in *Meter pro Sekunde* (m/s) angegeben.

2.2 Masse

Definition

Unter dem Begriff *Masse* versteht man die Eigenschaft eines Körpers, einer Änderung seines Bewegungszustands nach Betrag und Richtung einen Widerstand bestimmter Größe entgegenzusetzen.

Das Symbol für Masse ist „m", und die Einheit der Masse ist das *Kilogramm* (kg). Die naturwissenschaftlichen Größen „Masse" und „Gewicht" werden im normalen Sprachgebrauch kaum voneinander unterschieden. Der Begriff „Gewicht" wird meist dann gebraucht, wenn man eigentlich „Masse" meint. Die Masse eines beliebigen Gegenstandes wird durch das Wiegen mit einer Waage bestimmt. Hierbei wird die Masse des betreffenden Gegenstands mit einer bekannten Masse verglichen. Wenn die Waage im Gleichgewicht ist, sagt man, daß beide Massen gleich groß sind. Aber eigentlich hat man nur festgestellt, daß die beiden Gegenstände die gleiche Kraft auf die Arme der Waage ausüben, was darauf zurückzuführen ist, daß die Schwerkraft auf beide Gegenstände gleich stark einwirkt.

2.3 Kraft

Definition

Man sagt, daß „eine Kraft auf einen Körper einwirkt", wenn sich der Bewegungszustand des Körpers verändert; wenn z. B. ein Körper vom Ruhezustand in Bewegung kommt oder abgebremst wird bzw. wenn Veränderungen der Geschwindigkeit oder der Richtung eintreten.

Eine Kraft hat:
- eine Größe,
- eine Richtung und
- einen Angriffspunkt.

Kräfte werden oft skizzenmäßig mit Pfeilen, die in eine bestimmte Richtung weisen, dargestellt. An den Pfeilen steht in der Regel eine Zahl, die die Größe der Kraft angibt.

Die Kombination von Pfeil und Zahl wird *Kraftvektor* genannt. Die Größe der Kraft wird in *Newton* (N) angegeben. Ein Gewicht von 1 kg übt eine Kraft von ca. 10 Newton auf die Unterstützungsfläche aus. Kräfte werden entsprechend der Parallelogrammkonstruktion addiert. Abbildung 2.1 zeigt die Addition von Kräften im Kräfteparallelogramm. In Abb. 2.1 sind 2 Kräfte ($\vec{F}_1/\vec{F}_2$) dargestellt, die von demselben Punkt aus in verschiedene Richtungen wirken. Das Ergebnis hiervon ist die resultierende Kraft (R), die auch Resultierende genannt wird. Zwei gleich große einander entgegengerichtete Kräfte heben sich auf, so daß die resultierende Kraft gleich Null ist. Im folgenden werden verschiedene Kräfte näher betrachtet:
- Schwerkraft und Gravitation,
- Reaktionskräfte,
- Normalkräfte und
- Reibungskräfte.

Abb. 2.1.
Kräfte und Gegenkräfte

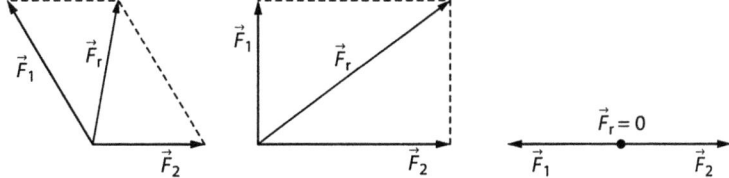

Abb. 2.2.
Gehtraining im Wasser: die Schwerkraft wird je nach Wassertiefe aufgehoben

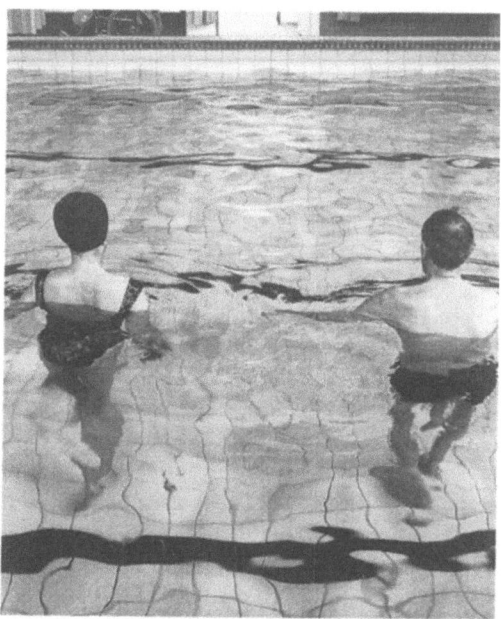

Schwerkraft und Gravitation

Definition

Unter *Gravitation* (Anziehungskraft) versteht man die Kraft, mit der sich 2 Körper bzw. Massen gegenseitig anziehen.

Im allgemeinen ist diese Kraft unmeßbar klein. Geht die Anziehungskraft jedoch von einer sehr großen Masse wie z. B. der Erde aus, ist sie sehr wohl meßbar. Als Beispiel sei hier das Fallen eines Gegenstands auf die Erde erwähnt; hier nennt man die Gravitation auch „Schwerkraft". Die Schwerkraft ist *immer* vorhanden; sie ist immer zur Erdoberfläche gerichtet, und ihre Größe ist proportional zur Masse des angezogenen Gegenstands (s. Abb. 2.2).

Ausgedrückt in der Maßeinheit „Newton" bedeutet dies, daß die Größe der Schwerkraft in Newton ungefähr die 10fache Masse in kg ist.

Reaktionskräfte

Hierbei handelt es sich um Kräfte, die an der Grenzfläche von einem mechanischen System und seiner Umgebung an den sog. *Kontaktpunkten* und *Kontaktflächen* auftreten.

Normalkräfte

Definition

Kräfte, die senkrecht auf die Oberfläche einwirken, bezeichnet man als *Normalkräfte*.

Wirkt auf einen Gegenstand eine Normalkraft ein, so gibt die Fläche, auf die die Kraft wirkt, auf molekularem Niveau wie eine Feder nach, bis die „Federkraft der Oberfläche" im Gleichgewicht mit der einwirkenden Kraft ist (kein weiteres Nachgeben der Oberfläche). Zum Einfedern der Oberfläche eines Körpers kann es kommen, da die Moleküle der Kontaktfläche untereinander durch molekulare Bindungskräfte verbunden sind. Das Ausmaß der Einfederung ist für jede Oberfläche (materialabhängig) anders; wir erfahren z. B. während des Gehens den einen Untergrund als angenehmer als den anderen: Ein asphaltierter Weg federt eindeutig weniger als ein mit dichtem Gras bewachsener. Bei dem grasbewachsenen Weg dauert es länger, bevor die Normalkraft aufgebaut bzw. das Gleichgewicht erreicht ist. Auch das Material der Schuhsohle (z. B. Leder oder Gummi) spielt hierbei eine Rolle. Bei einer Gummisohle dauert es länger, bis die Normalkraft aufgebaut ist. Wenn der Untergrund selbst nur geringe molekulare Bindungskräfte hat, ist es nicht möglich, darauf eine ausreichende Normalkraft aufzubauen, und es kommt zum Einsinken in den Untergrund. Beispiele hierfür sind u. a. Luft, Wasser und Treibsand. Normalkräfte arbeiten stets in jedem Kontaktpunkt eines Gegenstands mit seiner Umgebung und wirken stets senkrecht auf die Oberfläche. Die Normalkraft ist so groß, daß der Gegenstand in dem Kontaktpunkt in Ruhe ist (s. Abb. 2.3).

Reibungskräfte

Definition

Kräfte, die parallel auf eine Oberfläche einwirken, nennt man *Reibungskräfte*.

Reibungskräfte arbeiten gegen die laufende Bewegung eines Körpers oder erschweren sie, d. h., sie treten an jedem Kontaktpunkt auf und verlaufen entgegengesetzt zur Bewegungsrichtung. Die Reibungskraft ist abhängig von der Rauhigkeit der Kontaktoberfläche und der Kraft, mit welcher die Oberflächen gegeneinander gedrückt werden.

Abb. 2.3.
Normalkräfte und Reibungskräfte

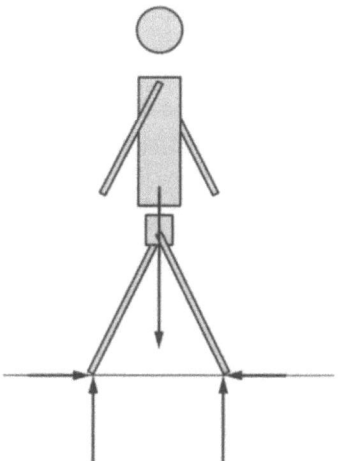

Es ist sicher deutlich, daß die Person, die in Abb. 2.3 zu sehen ist, in der Schrittstellung nur dann stehen bleiben kann, wenn die Reibungskräfte, die in horizontaler Richtung auf die Kontaktpunkte der Füße wirken, ausreichend groß sind. Dies funktioniert auf einer rauhen Betonoberfläche ausgezeichnet, auf einer gebohnerten Marmoroberfläche wird es schon problematischer, und auf einer glatten Eisfläche wird ein sicheres Stehen vollkommen unmöglich, da die Reibungskräfte dann so klein sein werden, daß ein Weggleiten der Füße nach außen nicht verhindert werden kann (Abb. 2.3).

2.4 Drehmomente

Mit dem Begriff „Drehmoment" lassen sich *Rotationsbewegungen* erklären (s. Abb. 2.4). Meistens treten Rotationen auf, wenn 2 Kräfte nicht an einem Punkt angreifen (s. Abb. 2.5 a, b). Beispiele für das Auftreten von Drehmomenten sind die einfache Waage oder die Wippe.

Die Waage befindet sich im Gleichgewicht, wenn sich die einzelnen Drehmomente gegenseitig aufheben, dann nämlich, wenn das Moment linksherum, entstehend durch $\vec{F}_1$, gleich groß ist wie das Moment rechtsherum, entstehend durch $\vec{F}_2$ ($\vec{F}_1 \times \vec{L}_1 = \vec{F}_2 \times \vec{L}_2$), oder anders ausgedrückt: Kraft 1 × Kraftarm 1 ist gleich Kraft 2 × Kraftarm 2.

Das Drehmoment ist ein sog. Vektorprodukt (Kreuzprodukt). Neben der Größe der Kraft und der Länge des Kraftarms ist auch der *Winkel* zwischen beiden zu berücksichtigen. Handelt es sich um einen rechten Winkel,

Abb. 2.4.
Der Patient trainiert die Streckmuskulatur seiner Beine. Das Gleitkissen unter seinem Rumpf und der eingestellte Steigungswinkel des Stehbretts bestimmen die für die Extensionsausführung erforderliche Kraft

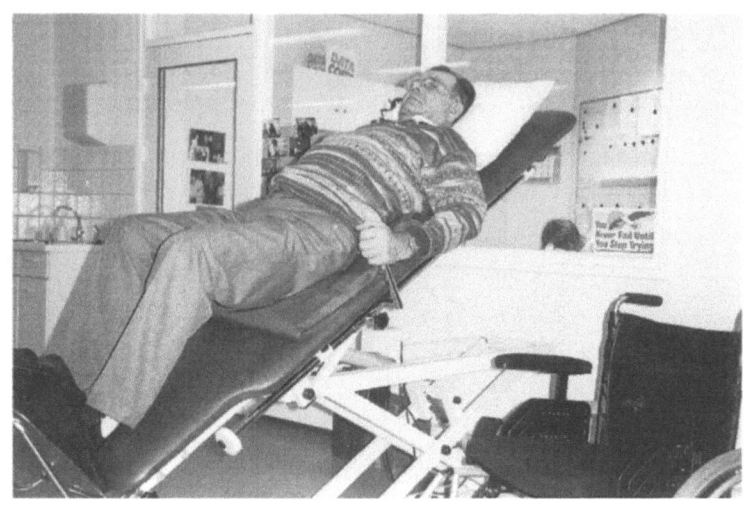

Abb. 2.5.
a Hebelarmwirkung
b Kraft und Kraftarm bestimmen das Drehmoment

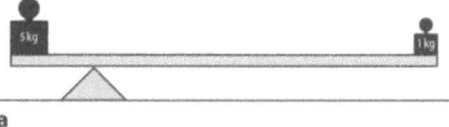

a

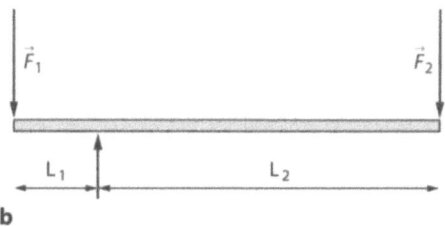

b

kann man statt mit den Vektoren auch mit den jeweiligen Beträgen rechnen; dies wird im folgenden getan.

Indem auf den Handgriff einer Ellbogenstütze eine Kraft $\vec{F}_a$ ausgeübt wird, erhält man in Kombination mit der aufwärts gerichteten Kraft $\vec{F}_K$ der Ellbogenstütze ein Drehmoment $\vec{M}$, so daß der Ellbogen eine unterstützende Kraft in Richtung Extension erfährt (s. Abb. 2.6).

Abb. 2.6.
Stützkräfte, die auf die Unterarmgehstütze einwirken

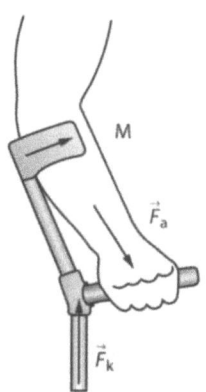

2.5 Gleichgewicht

Definition

Ein Körper befindet sich in Ruhe bzw. *im Gleichgewicht*, wenn die Summe aller Kräfte und Drehmomente gleich Null ist.

Das Gleichgewicht wird immer 3dimensional betrachtet; d. h. bezogen auf die 3 Ebenen und 3 Achsen, um die die Translation und Rotation stattfinden:
- die *transversale*,
- die *sagittale* und
- die *frontale* Achse.

Der Einbeinstand, wie in Abb. 2.7a gezeigt, ist nicht möglich, wohl aber wie in Abb. 2.7b, da hier durch eine Becken-Rumpf-Bewegung der Schwerpunkt verlagert wurde (Richtung Grundreaktionskraft), so daß die Kräfte auf einer Linie liegen. In Abb. 2.7b entsteht ein Adduktionsmoment, das durch die Abduktoren kontrolliert wird.

Die Kraft, die durch die Abduktoren der Hüfte erbracht werden muß, wenn der Betreffende auf einem Bein steht, wird wie folgt berechnet (s. Abb. 2.8):

$$\vec{F}_g \times \vec{L}_g = \vec{F}_1 \times \vec{L}_1.$$

Hieraus kann der Betrag der zu entwickelnden Kraft berechnet werden:

$$F_1 = \frac{F_g \cdot L_g}{L_1}.$$

Das Ergebnis liegt in der Regel bei ungefähr dem 3fachen des Körpergewichts der betreffenden Person.

Abb. 2.7 a, b.
Gleichgewicht: der
Schwerpunkt liegt über
dem Stützpunkt

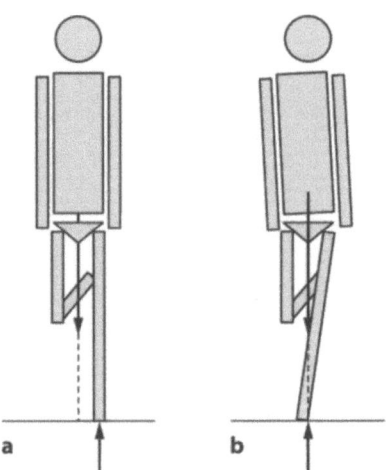

Abb. 2.8.
Der Einbeinstand erfordert die Kraft der
Abduktoren

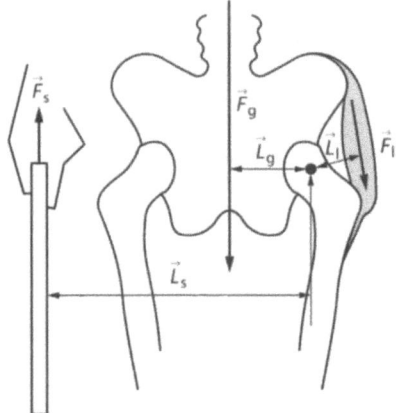

Verwendet man nun auf der anderen Körperseite einen Stock, so vermindert sich die benötigte Abduktorenkraft mit dem Produkt der Gegenkraft, die aus dem Stock und aus dem Abstand zwischen Stock und Zentrum des Hüftgelenks resultiert:

$$F_I = \frac{F_g \cdot L_g}{L_I} - (F_s \times L_s).$$

2.6 Dynamik

Definition

Dynamik ist der Teilbereich der Mechanik, in dem der Zusammenhang zwischen den Kräften und den durch sie verursachten Bewegungszuständen untersucht wird.

Newton war der Begründer der klassischen Dynamik. Er formulierte das „dynamische Grundgesetz" *(2. Newtonsches Axiom):* „Kraft ist gleich Masse mal Beschleunigung" oder ($\vec{F} = m \cdot \vec{a}$). Je größer die Masse, desto träger reagiert der Gegenstand bzw. der Körper auf die ausgeübte Kraft.

Ein Gegenstand, der sich bereits in Bewegung befindet, nimmt stetig an Geschwindigkeit zu, wenn eine konstante Kraft auf ihn einwirkt. In der Praxis sieht man dies jedoch nicht, da an jedem Vorgang noch weitere Kräfte beteiligt sind, die z. B. eine bremsende Wirkung haben, wie beispielsweise Reibung. Die Reibung ist in Ruhe deutlich höher als während der Bewegung selbst. Daraus folgt, daß ein einmal in Bewegung befindlicher Körper eine kleinere Kraft benötigt, um *in Bewegung zu bleiben,* als vorher nötig war, um den Körper *in Bewegung zu versetzen.*

Ebenso wie in der Statik werden auch in der Dynamik „dynamische" Kräfte addiert.

Wirken die Kräfte auf einer Linie, dann wird die Resultierende durch die Summe der beiden Kräfte bestimmt. Arbeiten sie jedoch in verschiedenen Richtungen, dann kann die resultierende Kraft mit Hilfe des Kräfteparallelogramms bestimmt werden.

Literatur

Rozendal RH et al (1983) Inleiding in de kinesiologie van de mens. Educaboek, Culemborg
Scheltens J (1979) Inleiding tot de biomechanica: ten dienste van de fysiotherapeut. De Tijdstroom, Lochem
Veen P van de (1995) Syllabus biomechanica. Enschede
Veen P van de (1989) An investigation of design criteria of modular endoskeletal lower limb prostheses. Dissertation, Technische Universität Enschede, Enschede

3 Normales Gangbild

3.1
Einleitung

Definition

Die normale menschliche Bewegung basiert auf dem komplexen Zusammenspiel der Kräfte des Körpers und der von außen auf den Körper einwirkenden Kräfte (J. Hughes 1979).

Das *Gehen* zeichnet sich durch wiederholte rhythmische und alternierende Bewegungen von Extremitäten und Rumpf aus und resultiert normalerweise in einer nach vorne gerichteten Verlagerung des Schwerpunkts.

Der bipedale Gang ist durch den zyklischen Wechsel von monopedaler Phase (ein Fuß hat Bodenkontakt) und bipedaler Phase (beide Füße haben gleichzeitig Bodenkontakt) gekennzeichnet. Die bipedale Phase unterscheidet das Gehen vom Laufen.

Das *Laufen* zeichnet sich ebenfalls durch eine zyklische Bewegung aus, bei der die monopedalen Phasen mit den Schwebephasen (kein Fuß hat Bodenkontakt) wechseln.

Obwohl das menschliche Gangmuster viele generelle Kennzeichen enthält, die in diesem Kapitel noch weiter besprochen werden sollen, sind kleine individuelle Variationen zulässig und normal. Es ist sogar möglich, eine Person lediglich an diesen individuellen Gangbildabweichungen zu erkennen.

Nach Rozendal (1969) ist das Gehen eine persönliche Art des Bewegens, die auf ein individuelles Ziel gerichtet ist und auf individuelle Weise ausgeführt wird.

Wichtig !

Das individuelle Gangmuster eines jeden Menschen spiegelt seine individuelle Lösung des Problems: „Wie gelange ich mit einem Minimum an Anstrengung, mit ausreichend Stabilität sowie einem guten Erscheinungsbild von einem Ort zum anderen?"

Die Wichtigkeit der hier im einzelnen aufgeführten Faktoren ist für jeden unterschiedlich; während sich einige mehr mit dem Erreichen ihres Ziels beschäftigen, richten andere ihre Aufmerksamkeit mehr auf ihr Erscheinungsbild während des Gehens (J. Hughes 1979).

Die nachfolgende Beschreibung basiert vor allem auf den Ausführungen von Perry (1992), Winter (1988) und Inman et al. (1981), anerkannten Wissenschaftlern auf dem Gebiet der Ganganalyse.

3.2 Schwerpunkt

Definition

Der Körperschwerpunkt stellt einen „gedachten" Punkt im Körper dar, an dem das gesamte Körpergewicht zentralisiert sein soll.

Der Körperschwerpunkt wurde mit Hilfe von einigen Experimenten, die sowohl an toten als auch mit lebenden Personen durchgeführt wurden, bestimmt. Der Körperschwerpunkt liegt auf der senkrechten Mittellinie des Körpers ventral des 2. sakralen Wirbels bzw. vom Boden ausgehend auf 55% der gesamten Körperlänge der jeweiligen Person.

3.3 Anatomische Stehhaltung

Im Gegensatz zum C-förmigen Wirbelsäulenverlauf der Vierbeiner zeichnet sich die menschliche Wirbelsäule durch einen S-förmigen Verlauf aus. Aufgrund dieser Wirbelsäulenstruktur ist es dem Menschen möglich, mit einem Minimum an Muskelaktivität die aufrechte Haltung des Körpers zu erhalten. In aufrecht stehender Haltung und von der Seite her betrachtet, passiert die Lotschnur das Ohr und das Schultergelenk und verläuft dann etwas ventral vor dem Hüftgelenk, dem Kniegelenk und dem Fußgelenk Richtung Boden.

3.4 Gangzyklus

Während des Gehens befindet sich abwechselnd ein Bein in der Standphase (stance phase) und das andere in der Schwungphase (swing phase; s. Abb. 3.1).

Definition

Der Begriff „Gangzyklus" beschreibt die gesamte Aktivität, die zwischen dem ersten Aufsetzen der Ferse (Fersenkontakt, heel strike) und dem darauffolgenden Fersenkontakt des gleichen Fußes stattfindet. Ein vollständiger Gangzyklus umfaßt eine *Standphase* (stance phase) und eine *Schwungphase* (swing phase; s. Abb. 3.2).

Abb. 3.1.
Gangzyklus (skizziert)

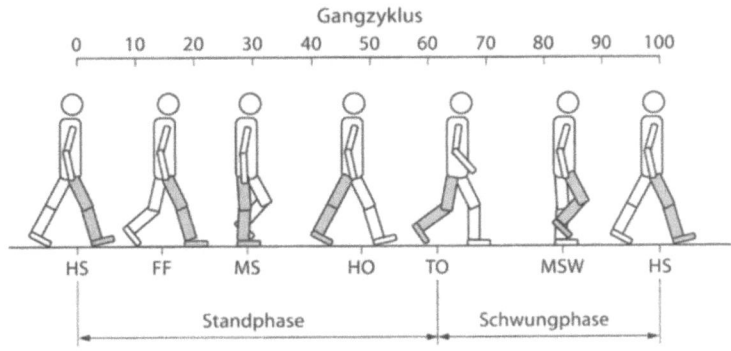

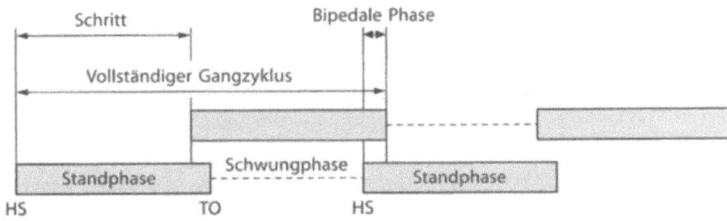

Abb. 3.2. Die Standphase (60%) dauert länger als die Schwungphase (40%). Während der Standphase des einen Beins, befindet sich das andere Bein in der Schwungphase, die jedoch kürzer als die Standphase ist. Dies resultiert in die bipedale Phase, wo beide Füße auf dem Boden sind

Standphase (stance phase)

Definition

Die Standphase (s. Abb. 3.3) beginnt mit dem Fersenkontakt und endet in dem Moment, in dem die Zehen desselben Fußes den Boden verlassen (Zehenablösung, toe-off). Im Verlauf der Standphase, genauer gesagt in der mittleren Standphase, findet die Abrollbewegung des Fußes hauptsächlich im lateralen Fußbereich statt. Im Anschluß an die mittlere Standphase wird dann, bis zum Ende der Standbeinphase, der Vorfuß stärker belastet.

Die Standphase wird darüber hinaus in 3 einzelne Phasen unterteilt (s. Abb. 3.4 a–g):
- Stoßdämpfungsphase (shock absorption phase),
- mittlere Standphase (mid-stance phase),
- Abstoßphase (push-off phase).

In der *Stoßdämpfungsphase* (Abb. 3.4 a,b) wird neben der Verlagerung des Körpergewichts auf das vordere Bein, auch die ab-

Abb. 3.3.
Standphase: vom Fersenkontakt bis zur Zehenablösung

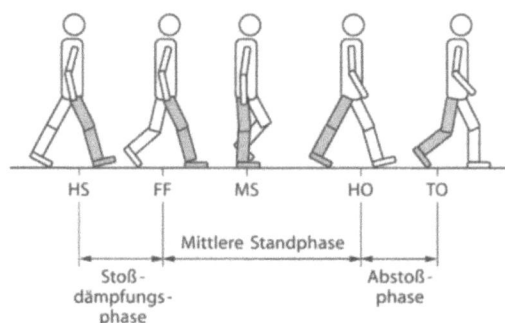

wärts gerichtete Verlagerung des Körperschwerpunkts abgebremst. Diese Phase umfaßt den Fersenkontakt und den Fußsohlen-Boden-Kontakt. Während dieser Phase hat insbesondere der Mittelpunkt der Ferse Kontakt mit dem Boden. Je mehr die Ferse belastet wird, desto größer wird die Kontaktfläche zwischen Ferse und Boden.

In der *mittleren Standphase* (Abb. 3.4 b–d) lastet ein Großteil des Körpergewichts auf dem Standbein. Die Phase beginnt mit dem Fußsohlen-Boden-Kontakt und endet mit dem Beginn der Fersenablösung.

In der *Abstoßphase* (Abb. 3.4 d, e) bewegt sich der Körper vor den Fuß; sie umfaßt die Fersen- und die Zehenablösung.

Wichtig !

Der Verlauf dieser 3 Phasen wird von *4 spezifischen Momenten* begleitet:
- Fersenkontakt (heel strike): der Moment, in dem die Ferse den Boden berührt.
- Fußsohlen-Boden-Kontakt (foot flat): der Moment, in dem die gesamte Fußsohle auf dem Boden aufliegt.
- Fersenablösung (heel-off): der Moment, in dem sich die Ferse vom Boden löst.
- Zehenablösung (toe-off): der Moment, in dem die Zehen den Boden verlassen.

Schwungphase (swing phase)

Definition

Die Schwungphase (Abb. 3.4 e–g) beginnt in dem Moment, in dem die Standphase endet. Sie dauert von der Zehenablösung bis zum erneuten Fersenkontakt desselben Fußes und wird in 2 große unterschiedliche Phasen aufgeteilt:
- die Beschleunigungsphase und
- die Abbremsphase.

Beide Phasen werden durch die mittlere Schwungphase voneinander getrennt. In der *mittleren Schwungphase* befinden sich beide Füße mit den Fersen fast nebeneinander unterhalb des Körpers.

Die *Beschleunigungsphase* verläuft von der Zehenablösung bis zur mittleren Schwungphase. In dieser Phase bewegt sich das Schwungbein beschleunigt nach vorne mit dem Ziel, das Körpergewicht nach vorne zu verlagern. Die *Abbremsphase* verläuft dann von der mittleren Schwungphase bis zum Fersenkontakt. Hier wird die nach vorne gerichtete Bewegung des Körpers abgebremst und der Fuß in einer kontrollierten Bewegung am Boden aufgesetzt.

Doppelstand
(double-limb support) (Abb. 3.4 a, b und d, e)

Definition

Der Begriff „Doppelstand" umschreibt die Phase, in der beide Füße gleichzeitig den Boden berühren. Der eine Fuß befindet sich in der Fersenablösung bzw. Zehenablösung und der andere in der Phase Fersenkontakt bzw. Fußsohlen-Boden-Kontakt.

Die Dauer dieser Phase ist direkt von der *Gehgeschwindigkeit* abhängig. Mit steigender Gehgeschwindigkeit verringert sich die Zeit des Doppelstands und umgekehrt. Die normale Schrittfrequenz eines männlichen Erwachsenen beträgt ungefähr 112 Schritte pro Minute.

Das *Laufen* unterscheidet sich vom *Gehen* durch das Wegfallen des Doppelstands. Ab einer Schrittfrequenz von ungefähr 140 Schritten pro Minute fängt ein männlicher Erwachsener an zu laufen. Die Doppelstandphase wird dann durch die *Schwebphase* ersetzt.

Abb. 3.4 a–g.
Gangzyklus, Gesamtablauf

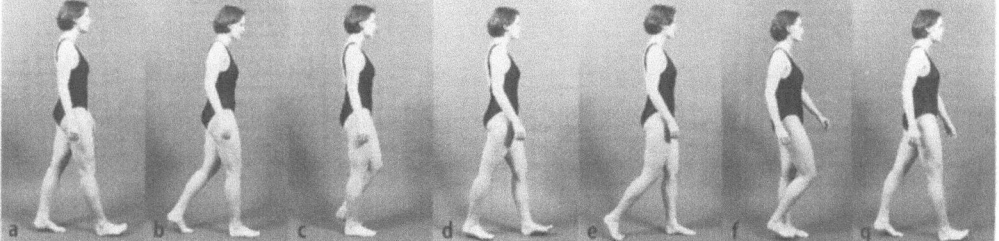

Abb. 3.4 a.
Fersenkontakt rechts

Abb. 3.4 b.
Fußsohlen-Boden-Kontakt rechts

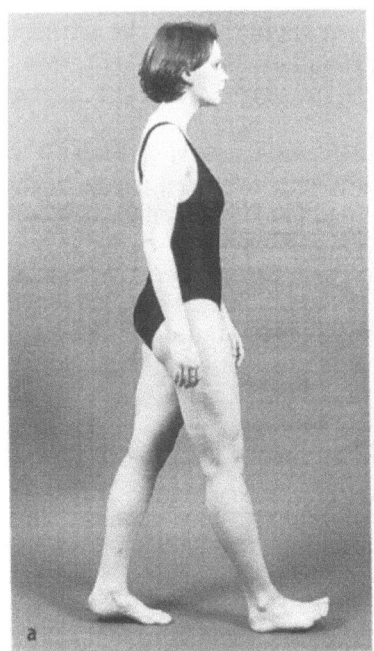
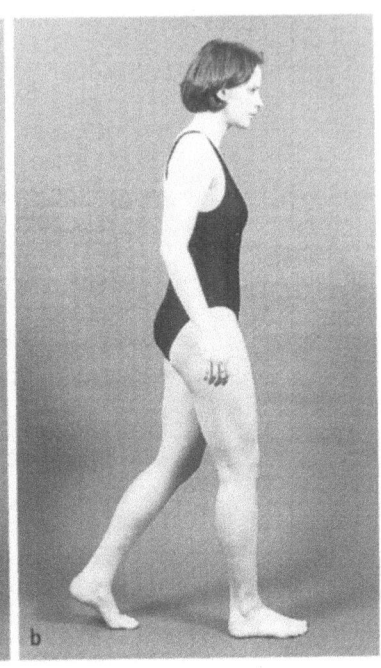

Abb. 3.4 c.
Mittlere Standphase rechts

Abb. 3.4 d.
Fersenablösung rechts

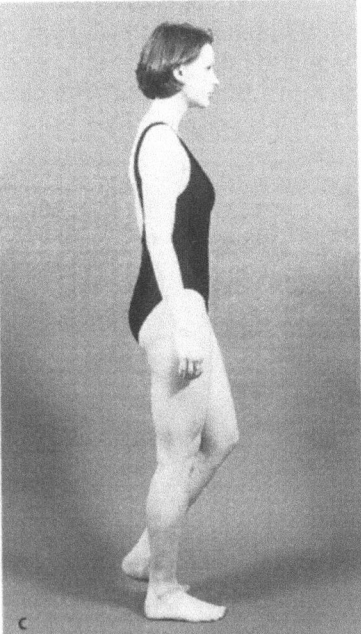
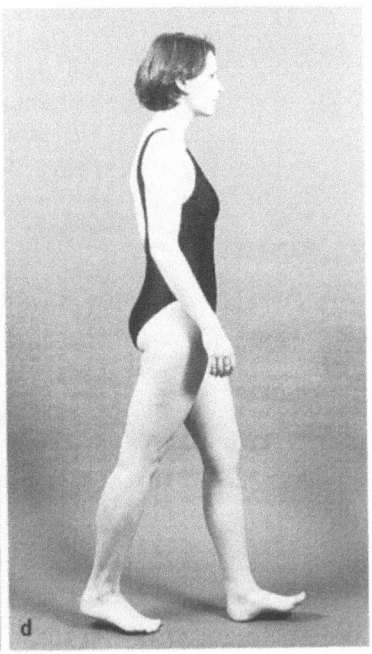

3.4 Gangzyklus 23

Abb. 3.4 e.
Zehenablösung rechts

Abb. 3.4 f.
Mittlere Schwungphase
rechts

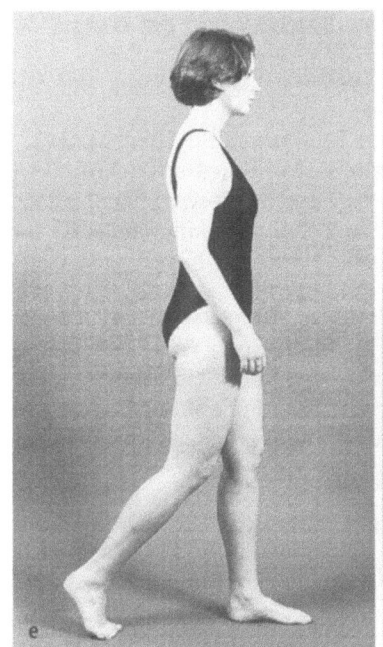 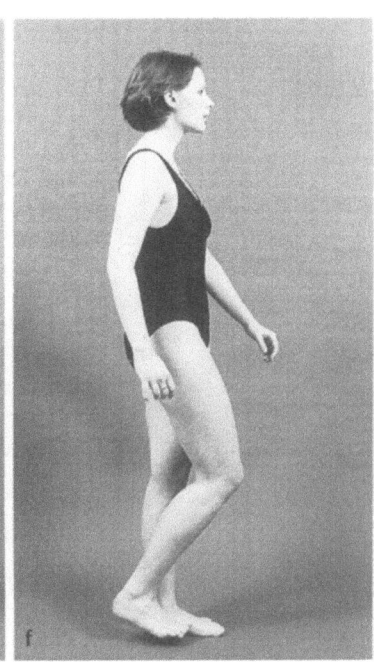

Abb. 3.4 g.
Fersenkontakt rechts

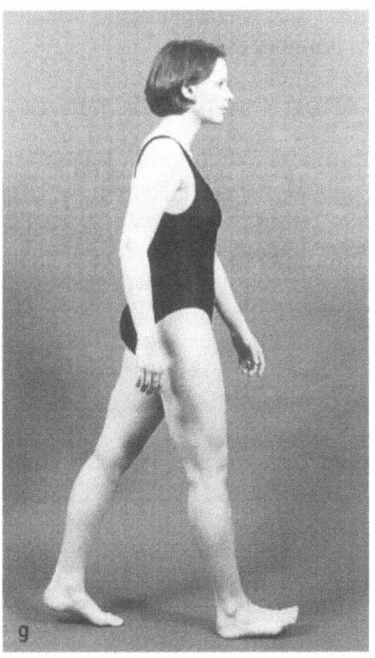

Prozentuale Beschreibung des Gangzyklus

Wichtig !

Eine prozentuale Beschreibung des Gangzyklus ergibt folgende Werte:
- bei 0%: Fersenkontakt (heel strike),
- bei 15%: Fußsohlen-Boden-Kontakt (foot flat),
- bei 45%: Fersenablösung (heel-off),
- bei 60%: Zehenablösung (toe-off) und
- bis 100%: Schwungphase.

Normalerweise findet während ungefähr 15% des gesamten Gangzyklus (bei einer normalen Gehgeschwindigkeit von 112 Schritten pro Minute) ein Doppelstand statt. Er liegt zwischen dem Fersen- und Fußsohlen-Boden-Kontakt des einen und der Fersen- und Zehenablösung des anderen Beins.

3.5 Gangmustercharakteristika beim kompletten Gangzyklus

Für die Beurteilung des Gangbilds sind folgende Merkmale relevant:
→ die vertikale Körperschwerpunktverlagerung,
→ die laterale Körperschwerpunktverlagerung,
→ die Beckenrotation,
→ die axiale Rotation,
→ die Bewegung des Beckens bezogen auf die Horizontale,
→ die Fuß- und Sprunggelenksbewegungen und
→ die Armbewegungen.

Vertikale Körperschwerpunktverlagerung

Das rhythmische Hoch- und Herunterbewegen des Körpers ist ein wichtiges Merkmal der Fortbewegung, wobei diese Bewegungen zunächst nur die Verlagerung des Körperschwerpunkts in der Senkrechten zeigen, die normalerweise ungefähr 5 cm beträgt. Der Körperschwerpunkt beschreibt bei der Fortbewegung eine leicht wellenförmige Linie. Die Höhepunkte der vertikalen Körperschwerpunktverlagerung befinden sich bei 25% und 75% des Gangzyklus. Diese Punkte stimmen jeweils mit der gleichzeitig verlaufenden mittleren Standphase des Standbeins und der mittleren Schwungphase des Schwungbeins überein. Der Körperschwerpunkt liegt in der Mitte des Gangzyklus bzw. bei 50% auf seinem tiefsten Niveau (während der Doppelstandperiode).

Wichtig !

Die Verlagerung des Körperschwerpunkts steht im direkten Zusammenhang mit der Gehgeschwindigkeit. Je höher die Fortbewegungsgeschwindigkeit, desto größer die senkrechte Verlagerung und desto höher der Energieverbrauch.

Der wichtigste, klinisch zu beobachtende Faktor, der dieses Bewegungsmaß auf 5 cm beschränkt, ist die koordiniert verlaufende Knie-Sprunggelenk-Funktion. Direkt nach dem Fersenkontakt, wenn das Knie noch vollkommen gestreckt ist, beginnt gleichzeitig mit der Kniebeugung die Plantarflexion im Sprunggelenk.

Die Körperschwerpunktverlagerung während des Gehens ist beispielsweise bei einem Patienten mit einer Oberschenkelprothese mit festgestelltem Knie weitaus größer und erfordert daher einen viel höheren Energieeinsatz als bei einem gesunden Menschen.

Laterale Körperschwerpunktverlagerung

Neben einer vertikalen kommt es beim Gehen auch zu einer lateralen Verlagerung des Körperschwerpunkts. Diese Schwerpunktverlagerung formt bei der graphischen Darstellung eine von links nach rechts verlaufende wellenförmige Linie, je nachdem welches Bein belastet wird.

Wichtig ! **Eine laterale Körperschwerpunktverlagerung hat die gleiche Form und Größe wie die Verlagerung in der Senkrechten.**

Kombiniert man die vertikale und die horizontale Verlagerung und projiziert man beide in eine frontale Ebene, so ergibt sich eine vollständige 8er-Figur, die in ein Quadrat mit einer Seitenlänge von 5 cm paßt. Die laterale Verlagerung wird vorwiegend von der Schrittbreite bestimmt. Verbindet man auf jeder Seite je zwei aufeinanderfolgende vorher definierte Punkte der ersten Fersenkontaktphase, so erhält man bei gesunden Personen zwei parallel verlaufende Linien mit einem Zwischenabstand von 5–10 cm. Die Vergrößerung der Schrittbreite führt gleichzeitig zu einer größeren lateralen Verlagerung des Beckens. Hier könnte man z. B. an den Abduktionsschritt von Oberschenkelamputierten denken oder an die bewußt breiter gewählte Schrittbreite von Patienten mit Gleichgewichtsproblemen.

Beckenrotation

Um das Vorwärtsbewegen der Beine beim Gehen zu erleichtern, rotiert das Becken alternierend nach rechts und nach links vorne. Das Bewegungsausmaß beläuft sich insgesamt auf 8°, auf jeder Seite 4°.

Axiale Rotation

Die Beckenrotation verläuft gleichzeitig mit der axialen Rotation des Beins, wobei das Ausmaß der axialen Beinrotation von

der Bewegungsgeschwindigkeit abhängig ist. Bei normaler Gehgeschwindigkeit beträgt die gesamte Rotation 22°. Mit steigender Gehgeschwindigkeit kann sich die Rotation bis auf ungefähr 31° vergrößern. Die axiale Rotation setzt sich folgendermaßen zusammen:
- 4° Beckenrotation,
- 9° Femurrotation und
- 9° Tibiarotation.

Während der Schwungphase entwickelt sich eine interne axiale Rotation, die langsam bis zur Standphase mit vollständiger Belastung zunimmt. Im weiteren Verlauf wandelt sich die Rotationskomponente bis zu dem Augenblick, in dem der Fuß den Boden verläßt, in eine nach extern gerichtete axiale Rotation um. Darüber hinaus befindet sich der Vorfuß im ersten Drittel der Standphase in Eversion und bewegt sich dann ab dem zweiten Drittel der Standphase in die Inversion. Das vollständige Bewegungsausmaß von Inversion und Eversion liegt hier bei ungefähr 6°.

Bewegung des Beckens bezogen auf die Horizontale

Das Becken wird alternierend, in Abhängigkeit vom Standbein, angehoben und gesenkt. Das Bewegungsausmaß weist dabei normalerweise nicht mehr als 5° auf.

Fuß- und Sprunggelenkbewegungen

Die Sprunggelenkbewegungen verlaufen synchron zur vertikalen Körperschwerpunktverlagerung. Das bedeutet, daß das Sprunggelenk während des Verlaufs vom ersten Fersenkontakt bis zum Fußsohlen-Boden-Kontakt auf seine niedrigste Position sinkt und im Verlauf der Fersenablösung bis zur Zehenablösung seine höchste Position erreicht.

Armbewegungen

Die Bewegungen der Arme verlaufen entgegengesetzt zu den Beinbewegungen, wodurch entgegengesetzte Reaktionskräfte entstehen. Zur Erhaltung der Balance und der Symmetrie werden während des Gehens sowohl angepaßte Armbewegungen als auch Rumpfrotationsbewegungen eingesetzt.

Patienten mit bilateral ausgeführter Armamputation haben oftmals während des Stehens und Gehens Probleme mit der Balance. Dies basiert auf den fehlenden, aber notwendigen reziproken Bewegungen in der oberen Rumpfhälfte.

3.6
Analyse der Bewegungen in der sagittalen Ebene

Im folgenden werden die Analysekriterien für die einzelnen Phasen des Gangzyklus aufgeführt, d. h. bezogen auf:
→ den Fersenkontakt,
→ die direkt auf den Fersenkontakt folgende Phase,
→ den Fußsohlen-Boden-Kontakt,
→ die mittlere Standphase,
→ die Fersenablösung,
→ die Zehenablösung,
→ die Beschleunigungsphase,
→ die mittlere Schwungphase und
→ die Abbremsphase.

Fersenkontakt (heel strike) (s. Abb. 3.5 a)

Verlauf der Reaktionslinie (mit entsprechender Gelenkstellung):
- vor der Hüfte (Flexion),
- vor dem Knie (Extension) und
- vor dem Sprunggelenk.

Hüfte: Die Hüfte ist auf ungefähr 25° flektiert. Sowohl der M. gluteus maximus als auch die Ischiokruralen verhindern eine weitere Flexion.

Knie: Das Knie ist in dieser Phase vollständig gestreckt. Im weiteren Bewegungsverlauf kommt es aufgrund der Aktivität der Ischiokruralen zu einer leichten Knieflexion.

Sprunggelenk: Das Sprunggelenk befindet sich zu Beginn in der Nullstellung. Die darauf folgende Plantarflexionsbewegung wird von den exzentrisch kontrahierenden Dorsalextensoren kontrolliert.

Direkt auf den Fersenkontakt folgend (s. Abb. 3.5 b)

Verlauf der Reaktionslinie (mit entsprechender Gelenkstellung):
- vor der Hüfte (Flexion),
- hinter dem Knie (Flexion) und
- hinter dem Sprunggelenk (Plantarflexion).

Hüfte: Die Hüfte wird aufgrund der Aktivitäten des M. gluteus maximus und der Ischiokruralen in 25° Flexion gehalten.

Knie: Das Knie ist 5° flektiert und zieht während der Bewegung unter Kontrolle des M. quadriceps femoris weiter in die Flexion.

28 Kapitel 3 Normales Gangbild

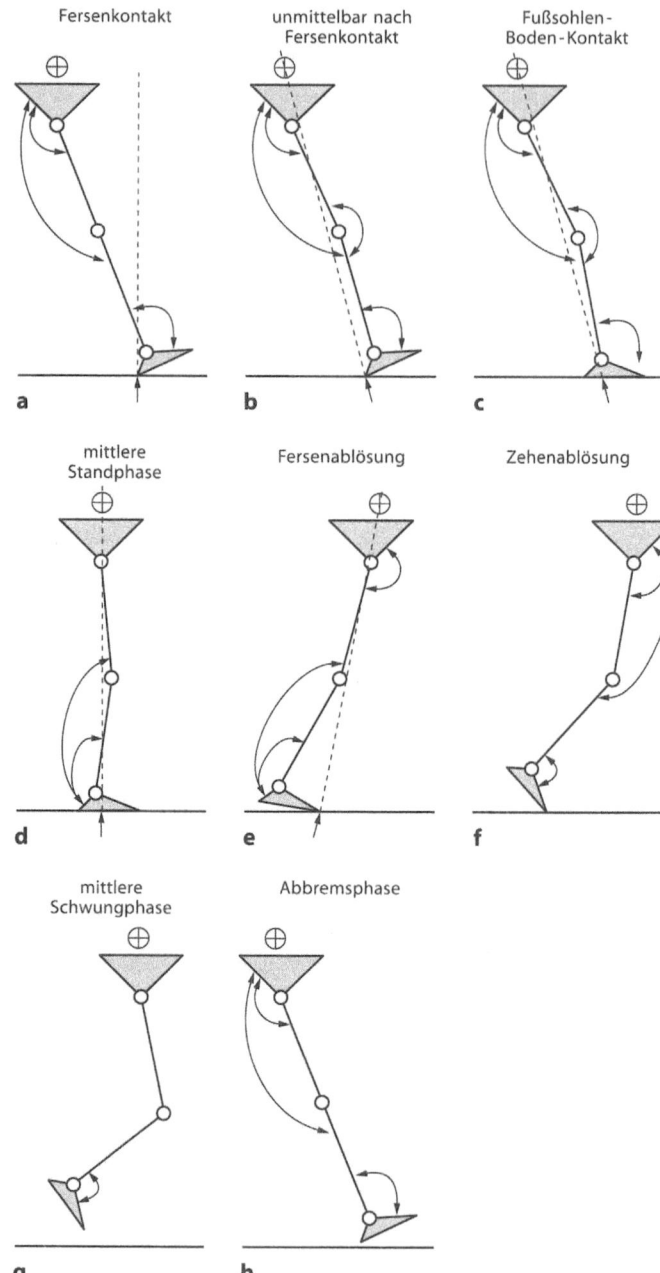

Abb. 3.5 a–h.
Analyse der Bewegungen in der sagittalen Ebene

Sprunggelenk: Sprunggelenk befindet sich in 5° Plantarflexion. Der weitere Bewegungsverlauf in die Plantarflexion wird von den exzentrisch kontrahierenden Dorsalextensoren kontrolliert.

Fußsohlen-Boden-Kontakt (foot flat) (s. Abb. 3.5 c)

Verlauf der Reaktionslinie (mit entsprechender Gelenkstellung):
- vor der Hüfte (Flexion),
- hinter dem Knie (Flexion) und
- hinter dem Sprunggelenk (Plantarflexion).

Hüfte: Die ungefähr 25° flektierte Hüfte wird nun durch die konzentrische Aktivität des M. gluteus maximus und der Ischiokruralen gestreckt.

Knie: Das Knie beugt zunächst bis auf 15° und erreicht kurz nach dem Fußsohlen-Boden-Kontakt 20° Flexion. Anschließend beginnt die Knieextension. Der Flexionswinkel wird aktiv vom M. quadriceps femoris kontrolliert.

Sprunggelenk: Es befindet sich in 10° Plantarflexion. Das Plantarflexionsmoment verringert sich durch die bei der Vorwärtsbewegung entstehende Verlagerung der Reaktionslinie und aufgrund der dadurch wegfallenden Aktivität der Dorsalextensoren.

Mittlere Standphase (mid-stance) (s. Abb. 3.5 d)

Verlauf der Reaktionslinie (mit entsprechender Gelenkstellung):
- durch das Hüftgelenk (kein Drehmoment),
- hinter dem Knie (Flexion) und
- vor dem Sprunggelenk (Dorsalextension).

Hüfte: Sie befindet sich in 10° Flexion. Die gelenkbezogene Hüftextension beginnt direkt nach der mittleren Standphase, da sich der Verlauf der Reaktionslinie bezogen auf das Hüftgelenk nach dorsal verlagert.

Knie: Es bewegt sich weiter in die Extension, während die Aktivität des M. quadriceps femoris langsam abnimmt. Die Kontrolle der Knieextension wird nun vom M. soleus übernommen.

Sprunggelenk: Das sich mittlerweile in 5° Dorsalextension befindliche Sprunggelenk bewegt sich unter Kontrolle der Wadenmuskulatur weiter in die Dorsalextension.

Fersenablösung (heel-off) (s. Abb. 3.5 e)

Verlauf der Reaktionslinie (mit entsprechender Gelenkstellung):
- hinter der Hüfte (Extension),
- vor dem Knie (Extension) und
- vor dem Sprunggelenk (Dorsalextension).

Hüfte: Sie erreicht ungefähr 13° Extension und wechselt dann anschließend in der Schwungphase die Bewegungsrichtung. Der M. iliopsoas kontrolliert aktiv den Wechsel von der Extension in die Flexion.

Knie: Die maximale Knieextension in dieser Phase des Gangzyklus beträgt ungefähr 2° Knieflexion. Der M. gastrocnemius verhindert aktiv die weitere Knieextension.

Sprunggelenk: Ab ungefähr 15° Dorsalextension setzt unter aktiver Mitarbeit der konzentrisch kontrahierenden Wadenmuskulatur die Plantarflexion ein. Diese Aktivität unterstützt die Vorwärtsverlagerung des Körpers.

Zehenablösung (toe-off) (s. Abb. 3.5 f)

In der Phase der Zehenablösung verliert die Reaktionslinie aufgrund der zum anderen Bein hin gerichteten Gewichtsverlagerung ihre Bedeutung.

Hüfte: Sie befindet sich nun nur noch in 10° Extension; die Flexionsbewegung wird zum einen durch die kräftige Plantarflexion des Fußes und zum anderen durch die Aktivität des M. rectus femoris zunehmend aktiviert.

Knie: Das Knie ist mittlerweile 40° flektiert. Die Flexionsbewegung wird aufgrund der Plantarflexion des Fußes weiter fortgeführt.

Sprunggelenk: Es erreicht mit Hilfe der Wadenmuskulatur eine Plantarflexion von ungefähr 20°. Direkt anschließend an die Zehenablösung ist die Wadenmuskulatur inaktiv.

Beschleunigungsphase (acceleration)

Hüfte: Zu Beginn der Schwungbeinphase befindet sich die Hüfte in 10° Extension. Durch die Aktivität der Hüftflexoren wird das Bein mit steigender Beschleunigung nach vorne bewegt.

Knie: Das Knie hat mittlerweile eine Flexion von 40° erreicht. Die Flexionsbewegung wird aufgrund der durch die Beschleunigung entstehenden Pendelbewegung weiter fortgeführt.

Sprunggelenk: Das sich nach der Zehenablösung in 20° Plantarflexion befindliche Sprunggelenk bewegt sich nun durch die Aktivität der Extensoren in die Dorsalextension.

Mittlere Schwungphase (mid-swing) (s. Abb. 3.5 g)

Hüfte: Die Flexionsbewegung der Hüfte verläuft weit über die 20° hinaus.

Knie: Die Flexionsbewegung im Knie erreicht ungefähr 65°. Anschließend bewegt sich das Knie aufgrund der Pendelbewegung in die Extension.

Sprungggelenk: Das Sprunggelenk hat die Nullstellung erreicht. Diese Position wird aktiv von den Dorsalextensoren stabilisiert.

Abbremsphase (deceleration) (s. Abb. 3.5 h)

Hüfte: Während der Abbremsphase erreicht die Hüfte 25° Flexion. Eine weiterlaufende Flexion wird durch die Aktivitäten des M. gluteus maximus und der Ischiokruralen verhindert.

Knie: Das Knie ist mittlerweile vollständig gestreckt. Die Knieextension wird von den Ischiokruralen ausreichend stabilisiert.

Sprunggelenk: Es befindet sich noch in der von den Dorsalextensoren stabilisierten Nullstellung.

3.7
Analyse der Bewegung in der frontalen Ebene
(s. Abb. 3.6 a–g)

In dieser Ebene richtet sich der Blick während der Bewegungsanalyse vorwiegend auf die Varus- und Valgusstellungen.

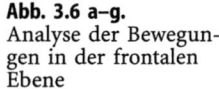
Abb. 3.6 a–g.
Analyse der Bewegungen in der frontalen Ebene

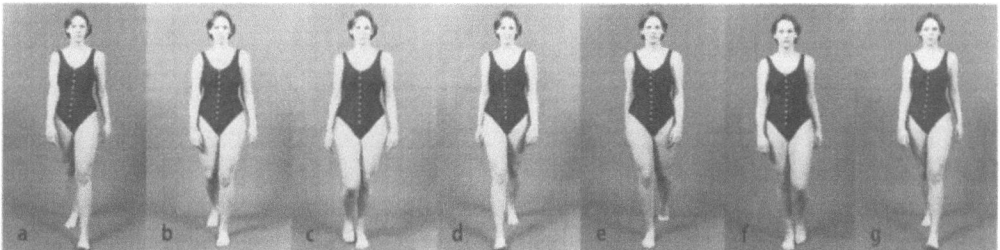

Abb. 3.6 a.
Fersenkontakt links

Abb. 3.6 b.
Fußsohlen-Boden-Kontakt links

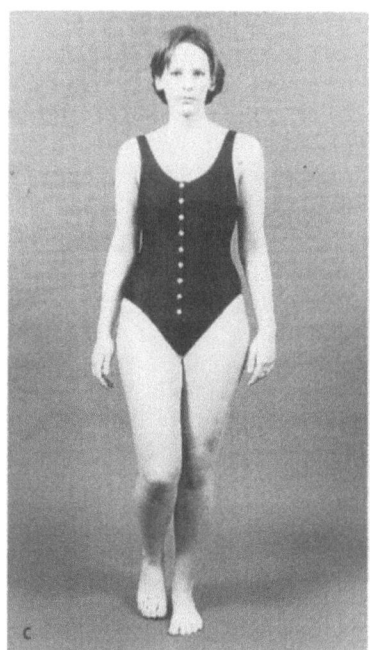
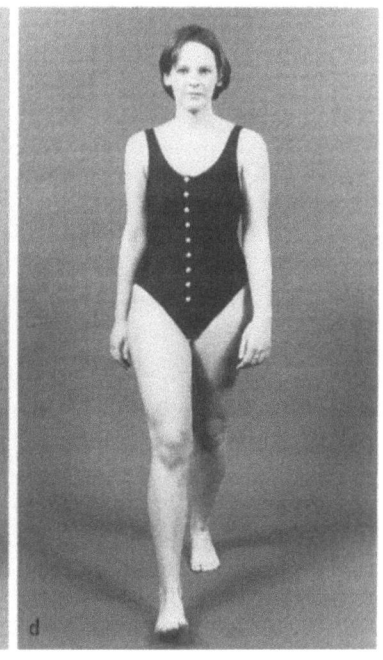

Abb. 3.6 c.
Mittlere Standphase links – mittlere Schwungphase rechts

Abb. 3.6 d.
Fersenablösung links

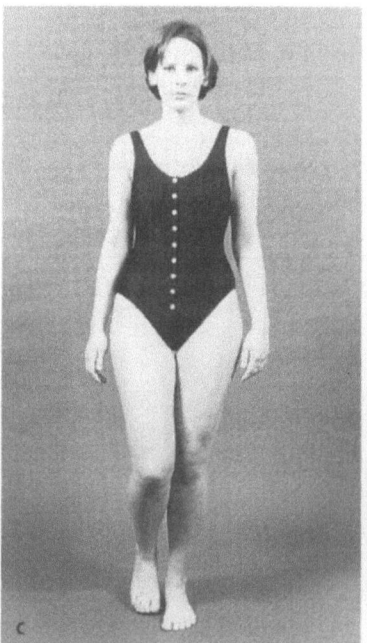
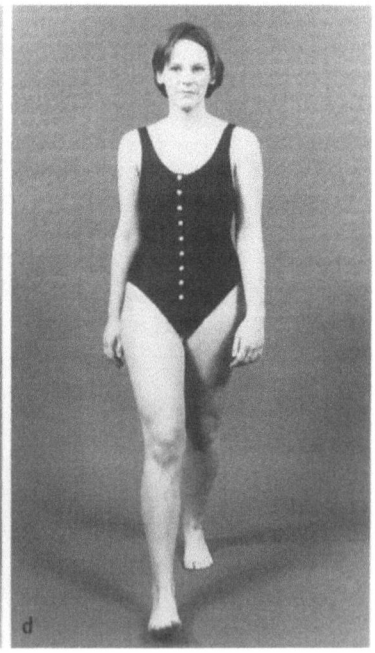

3.7 Analyse der Bewegung in der frontalen Ebene

Abb. 3.6 e.
Zehenablösung links

Abb. 3.6 f.
Mittlere Schwungphase links – mittlere Standphase rechts

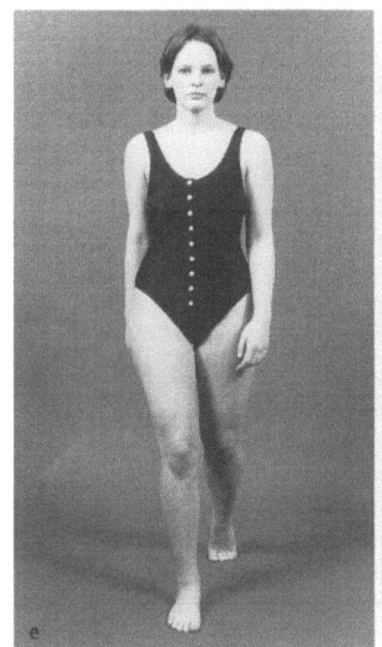
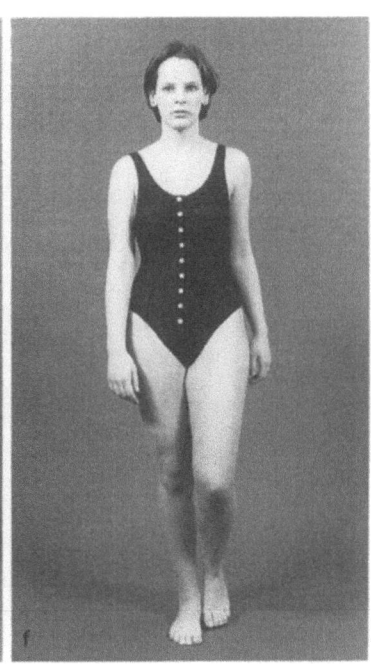

Abb. 3.6 g.
Fersenkontakt links

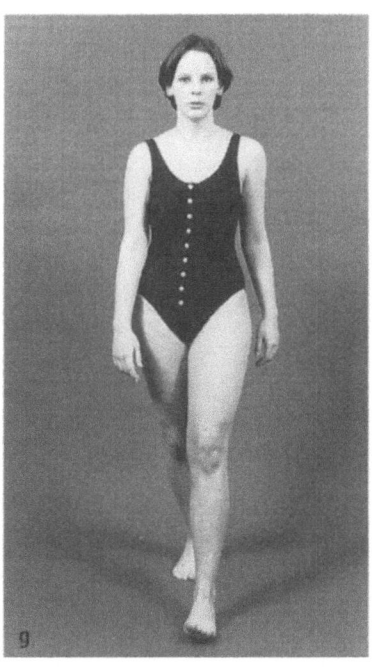

Sprunggelenk: In den Phasen vom Fersen- bis zum Fußsohlen-Boden-Kontakt und von der Fersen- bis zur Zehenablösung kann man im Sprunggelenk eine Varusneigung erkennen. Es sind sowohl der M. peroneus longus als auch der M. peroneus brevis aktiv. In der Phase vom Fußsohlen-Boden-Kontakt bis zur Fersenablösung entsteht durch die Aktivität des M. tibialis posterior, des M. flexor digitorum longus und des M. flexor hallucis longus eine Valgusneigung.

Knie: Die Varusneigung im Knie wird durch das Ligamentum collaterale lateralis kontrolliert.

Hüfte: In dem Moment, in dem die maximal nach lateral gerichtete Verlagerung des Beckens erreicht wird, ist im Hüftgelenk eine Varusneigung zu verzeichnen. Die Entwicklung der Varusstellung wird von der Muskulatur (M. gluteus minimus und medius sowie M. tensor fascia latae) normalerweise verhindert. Erfüllt diese Abduktionsmuskulatur z. B. aufgrund von Schwäche ihre Funktion nicht, so entsteht das sogenannte *Trendelenburg-Phänomen*.

3.8 Ausgewählte funktionelle Aktivitäten

Hier wird zum einen das Treppensteigen und zum anderen das Bergauf-/Bergabgehen näher betrachtet.

Treppensteigen

Treppaufwärts

In Abhängigkeit von der Höhe der Stufen sind beim Aufsetzen des Fußes auf die nächste Stufe die Hüfte 60° und das Knie 90° flektiert (s. Abb. 3.7). Der Fuß selbst befindet sich in einer geringfügigen Dorsalextension und kommt zuerst mit dem Vorfuß auf der Stufe auf.

Im weiteren Bewegungsablauf wird der Körperschwerpunkt und damit auch der Rumpf in ventrokraniale Richtung verlagert, wo sowohl die Dorsalextension im Sprunggelenk als auch die Flexion von Hüfte und Knie zunimmt.

Direkt anschließend findet die Abstoßphase des hinteren Beins und gleichzeitig die vollständige Streckung des vorderen Beins statt. Das hintere Bein kommt nun in die Schwungphase und bewegt sich am Standbein vorbei zur nächsten Stufe. Das Sprunggelenk des Standbeins bewegt sich gleichzeitig Richtung Plantarflexion.

In der Schwungphase erreicht das Knie maximal 100° Flexion, die Hüfte ungefähr 75° Flexion, und das Sprunggelenk erreicht eine Dorsalextension von 15°. Die angegebenen Werte

Abb. 3.7.
Zum Treppensteigen
benötigt man genügend Kraft und Mobilität

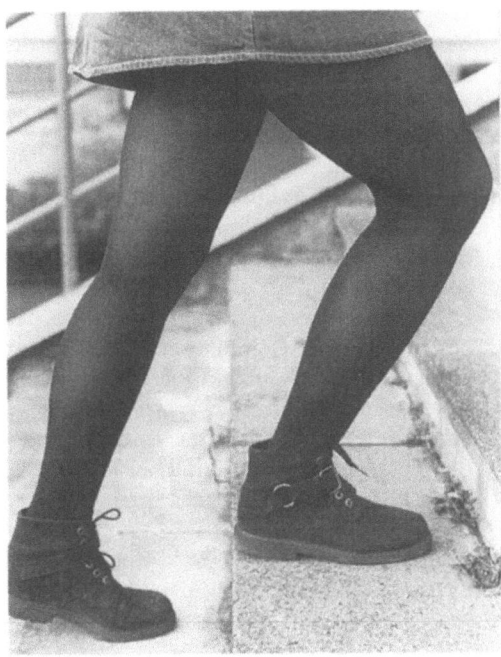

sind natürlich von der Höhe der Stufen (normalerweise 18 cm) und von der Beinlänge der betreffenden Person abhängig.

Treppabwärts

Geht man treppab, wird zuerst der Vorfuß des Schwungbeins auf die nächsttiefere Stufe plaziert. Um dies etwas zu erleichtern, wird das Knie, so gut es geht, (fast vollständig) gestreckt und das Sprunggelenk in eine Plantarflexionsposition von ungefähr 30° bewegt.

Anschließend bewegt sich der Fuß Richtung Nullstellung, und das Knie wird um einige Grad flektiert, um den Stoß beim Aufsetzen aufzufangen. In diesem Augenblick wird der Körperschwerpunkt durch die Hüftextension über das Standbein verlagert.

Darauf folgt die Schwungphase des anderen Beins. Dieses Bein erreicht jedoch erst die nächste Stufe, wenn auf der Standbeinseite das Knie in die Flexion und das Sprunggelenk weiter in die Dorsalextension bewegt wird.

In dem Moment, in dem der Vorfuß des Schwungbeins die gewünschte Stufe berührt, findet auf der Standbeinseite die Fersenablösungsphase statt.

Zu Beginn der darauffolgenden Schwungphase wird das Knie auf ungefähr 90° und die Hüfte auf ungefähr 30° angebeugt. Der Rumpf verbleibt während des gesamten Bewegungsablaufs in aufrechter Haltung.

Bergauf- und Bergabgehen

Betrachtet man eine auf einer ansteigenden oder abfallenden Wegstrecke stehende Person, so kann man feststellen, daß sich der Rumpf der Person jeweils entsprechend des Steigungs- bzw. des Gefällewinkels einstellt (s. Abb. 3.8).

Steht die Person *bergaufwärts,* so befinden sich die Sprunggelenke vermehrt in Dorsalextension; steht sie *bergabwärts,* so sind die Sprunggelenke vermehrt in Plantarflexion. Die damit verbundene *Körperschwerpunktverlagerung* beruht auf unserem Sicherheitsbedürfnis. Der Körperschwerpunkt bleibt innerhalb der verkleinerten Stützfläche, er wird aber soweit wie möglich nach bergaufwärts verschoben.

Bergaufwärts gehen — Geht man bergauf, so wird der Fuß flach oder mit dem Vorfuß zuerst aufgesetzt. Das Sprunggelenk befindet sich in Dorsalextension, und das Knie ist ebenso wie die Hüfte flektiert.

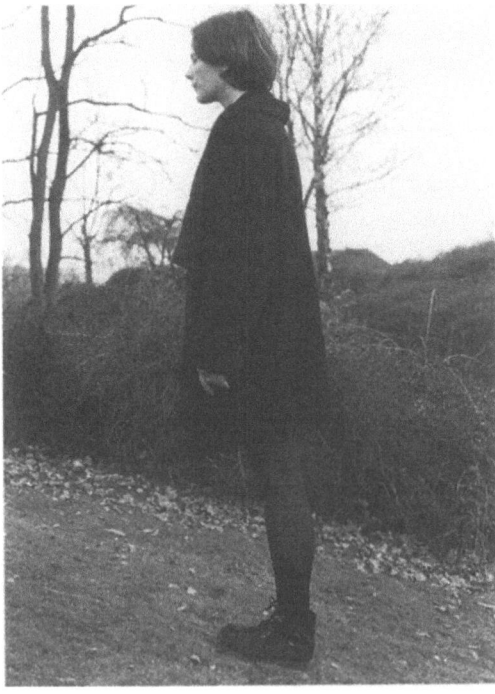

Abb. 3.8.
Das Stehen an einem Berg erfordert Gleichgewichtsanpassungen durch das Sprunggelenk

Abb. 3.9.
Die benötigte Kraft und Mobilität ist beim Bergaufgehen proportional zur Schrittlänge und zum Steigungswinkel

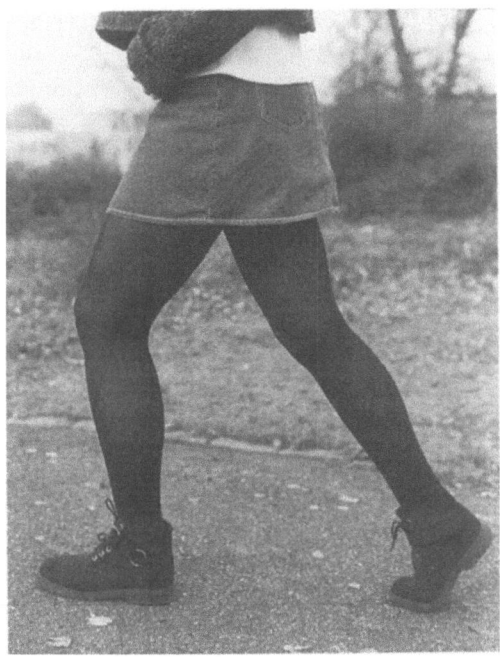

Anschließend erfolgt die Körperschwerpunktverlagerung nach ventrokranial ebenso wie beim Treppensteigen. Aufgrund der nach ventrokranial gerichteten Bewegung des Rumpfes vergrößern sich die Dorsalextension des Fußes und die Flexion von Hüfte und Knie (s. Abb. 3.9).

Direkt anschließend erfolgt der Abstoß des hinteren Beins; gleichzeitig findet die Extensionsbewegung des vorderen Beins statt. Das hintere Bein wechselt sodann in die Schwungbeinphase.

Während des Gehens auf einer ansteigenden Wegstrecke kommt es im Gegensatz zum Gehen auf ebener Strecke in der Schwungphase zu einer größeren Flexion von Hüfte und Knie sowie zu einer vermehrten Dorsalextension im Fußgelenk. Die Beugungsneigung in Hüfte, Knie und Sprunggelenk erhöht sich entsprechend dem Steigungswinkel der zu begehenden Strecke.

Bergabwärts gehen   Das Abwärtsgehen ist von der schnellen Fußabwicklung in Richtung Plantarflexion gekennzeichnet. Die nach ventral gerichtete Fallneigung wird durch die leichte Knieflexion aufgefangen. Hierdurch ergibt sich die Möglichkeit, die Plantarflexion so weit zu vermindern, daß der Fuß praktisch in die Nullstellung kommt und der Körperschwerpunkt somit über dem vorderen Standbein liegt. Das hintere Bein leitet bzw. beginnt daraufhin mit der Schwungphase. Die Knieflexion ist hier weniger ausgeprägt als beim Begehen einer ebenen Strecke, und das Sprunggelenk wird früher in die Plantarflexion bewegt, um die folgende Standphase vorzubereiten. Die jeweiligen Gelenkstellungen sind dabei vom Gefällewinkel der Gehstrecke abhängig.

3.9
Gehen in Relation zum Lebensalter

Die ersten Schritte im Leben eines Menschen kommen, wenn man dies mit manchen Vierbeinern vergleicht, recht spät in der Bewegungsentwicklung des Menschen zustande. Beobachtet man die Vierbeiner, dann stellt man schnell fest, daß bereits einige mit einem relativ gut ausgeprägten Gleichgewichtsgefühl zur Welt kommen, während andere dies innerhalb von wenigen Tagen bzw. Wochen fast mühelos entwickeln.

Beobachtet man die ersten Gehversuche eines *Babys*, dann fällt einem als erstes sein mangelndes Gleichgewichtsgefühl auf: Das *Baby* versucht ständig mit viel Mühe und Einsatz, seinen Körperschwerpunkt über seine Stützfläche zu bekommen und dort zu halten. Als Erleichterung, bzw. um sein mangelndes Gleichgewichtsgefühl auszugleichen, vergrößert das Baby automatisch seine Stützfläche. Eine Schrittbreite von 15 bis 20 cm ist daher auch ganz normal. Ferner versucht das Baby auch mit Hilfe der Armbewegungen innerhalb seiner bereits vergrößerten Stützfläche zu bleiben (s. Abb. 3.10). Wenn dies dann endlich nach einigen Versuchen gelingt, so daß auch noch ein paar Schritte möglich sind, gerät es infolge von Koordinationsproblemen (z. B. einen zu stark dosierten Armschwung) aus dem Gleichgewicht und fällt hin.

Das Alter, in dem die Entwicklungsphase des Gehenlernens einsetzt, ist von Kind zu Kind verschieden. Manche Kinder erweitern erst spät mit Hilfe des Gehens ihren Aktionsradius. Diese Kinder gehen jedoch, wenn sie erst einmal begonnen haben zu gehen, recht geradlinig und meist auf dem kürzesten Weg auf ihr Ziel zu. Andere Kinder hingegen versuchen schon recht früh zu gehen; sie erreichen ihr Ziel meist eher schwankend und fallend und in der Regel nicht auf dem kürzesten Weg. Ihr bipedaler Gang wechselt sich noch mehr oder weniger mit dem Krabbeln ab.

Die vollständige Entwicklung bzw. Ausprägung des Gangmusters eines Menschen ist erst mit dem Ende seiner Wachstumsphase abgeschlossen. Jeder Erwachsene bildet im Laufe dieser Zeit den für ihn persönlichen Gang aus, der u. a. von seinem Körperbau, seinem Charakter und auch seinem soziokulturellen Umfeld abhängig ist. Das Gangmuster entwickelt sich soweit, daß die Person an ihrer Art der Fortbewegung erkannt werden kann.

Im Laufe des Lebens verändert sich der Gang dann langsam aufgrund der im Alter allgemein zunehmenden körperlichen Abbauprozesse. Mit den Jahren verringert sich der Bewegungsdrang der früheren Jahre allmählich, und in manchen Fällen entwickelt sich sogar eine auffällige Bewegungsarmut. Darüber hinaus läßt sich eine interindividuell unterschiedlich ausgeprägte Verringerung der Kombinationsmotorik beobachten. Eine *ältere Person*, die auf der Straße einen Bekannten sieht, dreht sich nicht einfach um und ändert ihre Richtung, um direkt auf den anderen zuzugehen, sondern sie bleibt zuerst stehen, grüßt den Bekannten und beginnt dann erst langsam auf diesen zuzugehen.

Im allgemeinen lassen sich *bei älteren Menschen* folgende Veränderungen feststellen (s. Abb. 3.11):
- Schrittlänge und Schrittfrequenz verringern sich,
- Gleichgewichtsreaktionen werden unsicher und lassen nach,
- die Gehgeschwindigkeit nimmt ab,

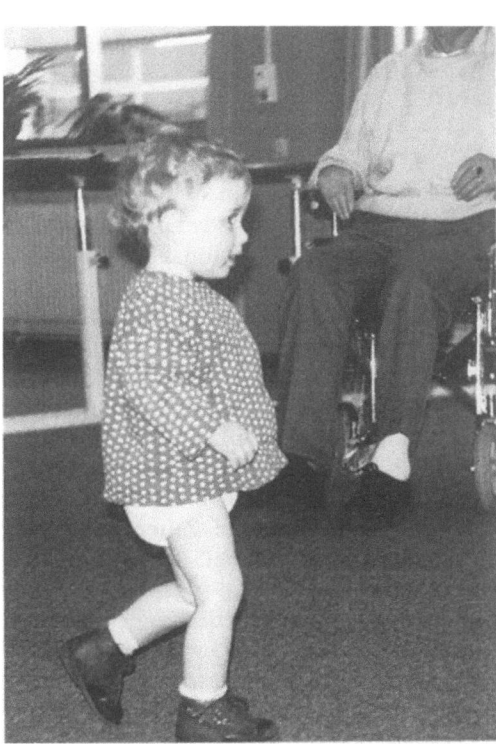

Abb. 3.10. Gangmuster eines Kleinkinds

Abb. 3.11.
Stehhaltung und Gangbild unterscheiden sich je nach Lebensalter

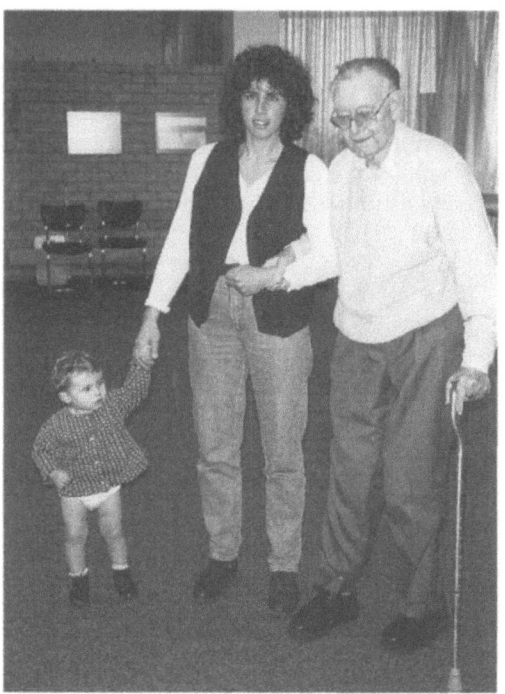

- die Schrittbreite nimmt zu,
- zu Beginn der Standbeinphase erfolgt ein schneller Fußsohlen-Boden-Kontakt,
- die bipedale Phase verlängert sich,
- die Flexion-Extensionsbewegungen von Hüfte und Knie verringern sich und
- es läßt sich eine Flexionshaltung von Rumpf und großen Gelenken beobachten.

Untersuchungen zufolge haben gesunde ältere Personen mit einem uneingeschränkten Aktionsradius eine höhere Gehgeschwindigkeit als solche, die an ihren Wohnbereich gebunden sind. Die Gehgeschwindigkeit liegt zwischen 42 m/min und 84 m/min (die letzte Ziffer entspricht der normalen Gehgeschwindigkeit), wobei Männer im allgemeinen schneller als Frauen gehen.

Die Umgebungsbedingungen unserer modernen Gesellschaft sind in der Regel kaum an die motorischen Möglichkeiten der älteren Bevölkerungsschicht angepaßt. Eine in Schweden durchgeführte Untersuchung ergab, daß lediglich 32% der Frauen und 72% der Männer die „normale" Gehgeschwindigkeit von 84 m/min einhalten können. Trotzdem sind in Schweden die Fußgängerampeln auf die Gehgeschwindigkeit von 84 m/min eingestellt, d. h., die Zeiteinheit zwischen dem Wechsel von „Grün" auf „Rot" ist somit für die meisten Fußgänger zu kurz.

Ein ähnlich geartetes Problem zeigt sich bei den Einstiegshöhen von Bussen und Bahnen: Die Einstiegshöhe ist in der Regel an die Möglichkeiten jüngerer Fahrgäste angepaßt und nicht an die motorischen Möglichkeiten der Älteren, obwohl gerade diese Generation den öffentlichen Fern- und Nahverkehr häufiger nutzt. Wenn man bedenkt, daß in den kommenden Jahren der Anteil der älteren Generation in der Gesellschaft weiter zunehmen und damit die Zahl der körperlichen und funktionellen Abweichungen ansteigen wird, müßten jetzt dringend Maßnahmen ergriffen werden, die eine bessere Anpassung der Umgebungsbedingungen an die altersbedingten motorischen Fähigkeiten ermöglichen (s. J. Drukker „Het verouderde Bewegingsapparaat").

3.10 Energieverbrauch

Einleitung

Definition

In der Physik versteht man unter „Energie" die Fähigkeit eines Körpers, Arbeit zu leisten. Energie wird in Joule (J) oder auch in Kalorien (cal) angegeben. *Arbeit* ist das Produkt aus dem zurückgelegten Weg und der Kraft, die entlang dieses Weges aufgebracht werden muß:

$$W = \vec{F} \cdot \vec{s}.$$

W = Arbeit, $\vec{F}$ = Kraft, $\vec{s}$ = zurückgelegter Weg.

Einheit = Newton · Meter (N · m) = Joule (J).

In der Physik versteht man weiterhin unter *„Leistung"* Arbeit pro Zeiteinheit, d. h., Leistung = verrichtete Arbeit/benötigte Zeit, oder:

$$P = \frac{(\vec{F} \cdot \vec{s})}{t}.$$

P = Leistung, $\vec{F}$ = Kraft, $\vec{s}$ = zurückgelegter Weg, t = Zeiteinheit bzw. benötigte Zeit.

Einheit = Newton · Meter/Sekunde (N · m/s) = Watt (W)

[oder noch benutzt: Kilopondmeter durch Sekunde (kmp/s) und Pferdestärke (PS)].

Auf die theoretischen Grundlagen der Energieermittlung wird nachfolgend nicht näher eingegangen. Zu den gebräuchlichsten Meßmethoden gehören die indirekte *Sauerstoffmessungsmethode* und die *direkten Meßmethoden*, bei denen direkt die Wärmeproduktion gemessen wird.

Energieverbrauch von gesunden Personen während des Gehens

Zum Thema Energieverbrauch während des Gehens wurden sehr viele Untersuchungen durchgeführt; beispielsweise stellte McDonald folgendes fest:
- Bei einer vorher definierten gleichbleibenden Gehgeschwindigkeit verbrauchen korpulentere Menschen mehr Energie als schlankere. Wird jedoch die Geschwindigkeit an das Gewicht angepaßt, so entspricht der Energieverbrauch dem, der bei schlankeren Personen gemessen wurde.
- Das Lebensalter und die Körpergröße haben nur einen äußerst geringen Einfluß auf den Energieverbrauch.
- Frauen hingegen haben allgemein, bei vorgegebener Gehgeschwindigkeit, einen um 10% niedrigeren Energieverbrauch.
- Der Energieverbrauch nimmt mit steigender Geschwindigkeit zu.

Definition

Der *Energieverbrauch* (definiert über die *„Geschwindigkeit"*) kann bestimmt werden durch: Kalorien pro gelaufenem Meter pro Kilogramm Körpergewicht.

Der geringste Energieverbrauch liegt bei der Geschwindigkeit 0.

Jedes gehende Individuum besitzt auf dieser Kurve (s. Abb. 3.12) ein Minimum, welches einmalig für diese Person ist und wo sie sich mit einem für ihren Körper optimalen Energieverbrauch bewegt. Wird eine Testperson aufgefordert, „natürlich" bzw. normal zu gehen, wird sie sich mit einer Gehgeschwindigkeit fortbewegen, die in der Nähe des Minimums liegt, d. h. bei der lediglich ein Minimum an Energie verbraucht wird (Comfortable Walking Speed, CSW; s. Abb. 3.12).

Eine *gesunde Person* mit einem Körpergewicht von 70 kg geht mit einer Geschwindigkeit von 80 m/min und verbraucht dabei 0,063 kcal/(min·kg) und 0,000764 kcal/(m·kg). Die Gehgeschwindigkeit beträgt dabei ungefähr 4,8 km pro Stunde und der Energieverbrauch ungefähr 4,5 kcal/min und 0,055 kcal/m.

Definition

Die wichtigste Einheit in Untersuchungsstudien über das Gehen von Patienten ist kcal/m: die Energie, die zum Erreichen eines bestimmten Ziels benötigt wird.

Abb. 3.12.
CWS, „comfortable walking speed"

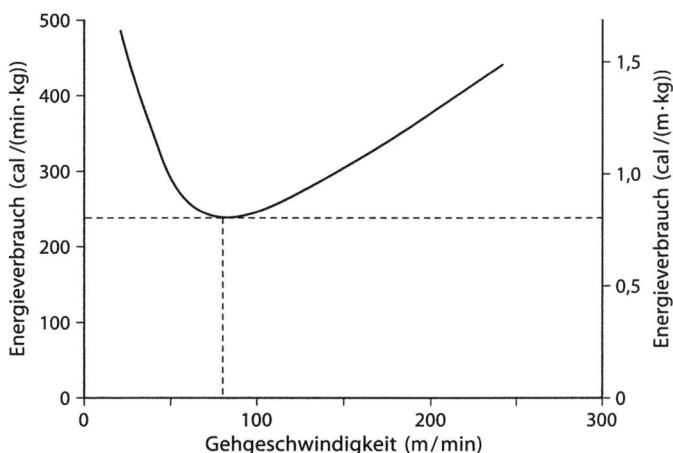

Ein Patient mit abweichendem Gangbild wird, da sein Gehen weniger effizient erfolgt, versuchen, seinen Energieverbrauch pro Zeiteinheit auf den normalen Werten zu halten, indem er langsamer geht. Allerdings wird die Energiemenge, die benötigt wird, um einen bestimmten Wegabschnitt zu gehen, größer sein als normal. Das Begehen einer Strecke mit einem 10prozentigen Steigungswinkel erfordert ungefähr doppelt soviel Energie, als beim Begehen einer ebenen Strecke verbraucht wird. Bei einem Steigungswinkel von 20–25% verdreifacht sich der Energieverbrauch. Den niedrigsten Energieverbrauch hat man, wenn man eine Strecke mit einem 10prozentigen Gefälle hinabgeht. Allerdings steigt der Energieverbrauch mit zunehmendem Gefälle wieder an. Gewicht in Form von Extra-Kleidung und/oder -Ausrüstung verursacht eine lineare Zunahme des Energieverbrauchs. Das Tragen von zusätzlichem Gewicht ist auf dem Kopf am effektivsten, etwas weniger effizient auf dem Rücken, und noch weniger effizient ist das Tragen mit den Händen bzw. auf den Füßen. Ein zusätzliches Gewicht am Fuß von 1,133 kg (2 1/2 Ib) erhöht den Energieverbrauch um 5–10%. Dies basiert einerseits auf dem größeren Einfluß der Schwerkraft, der bei dem Hoch- und Niederbewegen der Füße während des Gehens entsteht, und andererseits auf der erhöhten Masse, die am Ende des Beins sowohl mitbeschleunigt als auch mitabgebremst werden muß.

Das Gehen auf weichen und/oder unebenen Böden erhöht den Energieverbrauch bis zu 40% und mehr. Das Treppensteigen erfordert im allgemeinen 6–12 kcal/min; der genaue Verbrauch ist u. a. abhängig vom Körpergewicht und der Geschwindigkeit. Geht man treppab, so wird lediglich 1/3 Energie mehr gebraucht.

Energieverbrauch bei Patienten mit unterschiedlichen pathologischen Gangabweichungen

Im folgenden wird auf verschiedene Störungsbilder eingegangen:
→ Immobilisation eines Gelenks,
→ Hemiplegie,
→ Paraplegie,
→ Rollstuhlfahren und
→ Amputationen.

Immobilisation eines Gelenks

Ralston (1965) ermittelte folgende empirische Befunde:
Die Immobilisation eines *Sprunggelenks* resultiert in einer Steigerung des Energieverbrauchs [Ee = Energy-expenditure in kcal/(min·kg)] von 6%. Die Immobilisation beider Sprunggelenke ergab eine Steigerung von 9%; die Testperson lief hierbei mit einem CWS (einer komfortablen Geschwindigkeit, s. oben) von ungefähr 73 m/min.

Die Immobilisation des *Knies* auf 45° läßt den Ee-Wert um 37% steigen, während die Immobilisation des Knies in der Nullstellung lediglich eine Steigerung des Ee-Werts um 13% ergab. Der optimale Immobilisationswinkel für das Knie ist 15° Flexion; hier erhöht sich der Ee-Wert nur um 10%.

Eine *Hüftimmobilisation* in der Nullstellung verursacht eine Steigerung des Ee-Werts von 13%, während der Ee-Wert bei einer Immobilisation auf 30° Flexion lediglich um 6% steigt.

Die Immobilisation des *Rumpfes* führt zu einer 10prozentigen Erhöhung des Energieverbrauchs.

Im Gegensatz dazu änderte sich der Energieverbrauch während des Gehens mit gleichzeitiger *Einschränkung der Armbewegungen* nicht signifikant. Perry (1992) fand in einer Untersuchungsreihe folgende Effizienzverluste: 8% bei Sprunggelenksfixation [die Wegstrecke nahm bei gleichbleibender VO_2-Menge ab (s. Kap. 4.2.4, Abschn. „Energieverbrauch während des Gehens")], 32% bei Hüftfixation und 24% bei Kniefixationen (s. Abb. 3.13).

Hemiplegie

Im allgemeinen hat der Hemiplegiepatient (verglichen mit einer gesunden Person) beim Gehen einen höheren Energieverbrauch (Ee-Wert). Entsprechende Untersuchungsergebnisse aus verschiedenen Studien fallen in der Regel jedoch recht unterschiedlich aus, da die Untersuchungsreihen hinsichtlich Vorgehensweise und Schwerpunktthemen meist andersartig angelegt werden, so daß ein genauer Vergleich kaum möglich ist.

Die wichtigste Studie wurde 1970 von Coreoran durchgeführt: Er untersuchte 15 Hemiparesepatienten ohne Orthesen, mit Kunststoffunterschenkelorthesen und mit Metallorthesen.

Abb. 3.13.
Der Energieverbrauch wird u. a. durch die Erkrankung, das Lebensalter, die vorhandenen Gelenkeinschränkungen und die Kondition des Patienten bestimmt

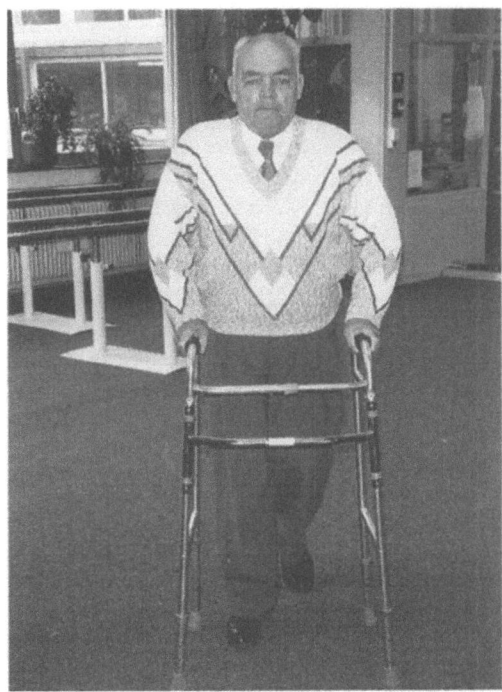

Im Durchschnitt lag der CWS ohne Orthese bei 41 m/min. Der CWS der Hemiparesepatienten war also im Vergleich zum CWS gesunder Personen (83 m/min) um 46% langsamer. Der Hemiparesepatient ohne Orthese hat gegenüber einer gesunden Testperson einen um 64% erhöhten Ee-Wert, bezogen auf die gleiche Zeiteinheit und die gleiche Geschwindigkeit. Durch den Einsatz von Kunststoff- und/oder Metallorthesen konnte die Geschwindigkeit um 17% auf 49 m/min gesteigert und der Ee-Wert pro Zeiteinheit um 10–13% vermindert werden.

Zusammenfassend kann man feststellen, daß der durchschnittliche Hemiparesepatient um 46% langsamer geht, 16% weniger kcal/min verbraucht und 63% mehr kcal/m benötigt als gesunde Testpersonen.

Paraplegie

Clinkingbeard et al. (1964) haben je 2 Patienten mit einer Läsion auf Höhe des 4. und 12. Brustwirbels hinsichtlich der Gehgeschwindigkeit und des Ee-Werts untersucht. Die mittlere Gehgeschwindigkeit lag in dieser Untersuchung bei 4,75 m/min; der Ee-Wert war 9mal höher als bei gesunden Personen.

Zusätzlich wurden diese Untersuchungen noch bei insgesamt 3 Patienten mit einer Läsion auf Höhe des 1. oder 2. Lendenwirbels durchgeführt. Die Gehgeschwindigkeit belief sich auf 20 m/min, und der Ee-Wert war im Vergleich mit gesunden Personen 3mal höher. Personen mit einer Läsion im Lendenwirbelbereich gehen im Vergleich mit Personen, deren Läsion im thorakalen Wirbelbereich liegt, 5mal schneller und haben dabei einen um 320% geringeren Energieverbrauch bezogen auf die gleiche zurückgelegte Strecke.

Eine weitere Untersuchungsreihe wurde an 12 traumatisch bedingten Querschnittspatienten von Beckers (et al.) in Hoensbroeck 1986 durchgeführt. Hier ergaben sich folgende Ergebnisse: Das Fortbewegen mit Hilfe der „Swing-through-Technik" (s. Kap. 8.2) erfordert im Vergleich zum normalen Gehen eine um 38% gesteigerte O_2-Aufnahme. Der Ee-Wert (kcal/m) ist bezogen auf die „Norm" je nach Läsionshöhe 7- bis 17mal höher.

Rollstuhlfahren

Das Rollstuhlfahren muß bzw. kann für den Patienten eine Alternative zum Gehen darstellen. Eine von Hildebrandt et al. (1970) durchgeführte Untersuchung mit 30 Rollstuhlfahrern, die mindestens seit 2 Jahren im Rollstuhl saßen (und von denen 18 an den unteren *und* oberen Extremitäten eingeschränkt waren), zeigte folgende Befunde: Der Netto-Ee-Wert in kcal/min war bei Geschwindigkeiten zwischen 16,6 und 50 m/min niedriger als beim Gehen mit gleicher Geschwindigkeit. Daraus folgt, daß ein lineares Verhältnis zwischen der Rollstuhlfahrgeschwindigkeit und dem Ee-Wert besteht.

Eine zweite von Gleser et al. (1973) durchgeführte Rollstuhlfahreruntersuchung ließ 9 gesunde Männer je 53, 70 und 83,3 m/min im Rollstuhl fahren:
- Der Ee-Wert (bezogen auf die unterschiedlichen Geschwindigkeiten) änderte sich im Vergleich zum Gehen mit den gleichen Geschwindigkeiten nicht signifikant.
- Allerdings kam es während der Rollstuhlaktivitäten unabhängig von den einzelnen vorgegebenen Geschwindigkeiten zu einer signifikanten Erhöhung des Pulsschlags.

Der Pulsschlag steigt in der Regel beim Einsatz der oberen Extremität stets mehr an als beim Einsatz der unteren Extremität, obwohl die gleiche Arbeit verrichtet wird.

Mit den heutzutage zur Verfügung stehenden Leichtgewichtrollstühlen fahren Topsportler einen Marathon schneller als körperlich gesunde Langstreckenläufer ihn laufen.

Amputationen

Einige der hier vorgestellten Ergebnisse basieren auf der Literaturstudie von Fischer und Gullickson (1978): Je mehr Gelenke und Muskeln verloren gehen und durch eine Prothese ersetzt werden, desto größer ist der Verlust von normalen lokomotorischen Mechanismen, d. h., desto höher ist der Energieverbrauch bei der Fortbewegung und desto höher ist der Grad der Einschränkung.

Die publizierten Ergebnisse hinsichtlich des Energieverbrauchs beim Gehen mit unterschiedlichen oder gar mit den gleichen Amputationsniveaus sind jedoch aufgrund der zu kleinen Testpopulation, der variierenden Gehgeschwindigkeiten und den unzähligen Variationen in den Untersuchungsmethoden schwierig zu vergleichen bzw. schwierig zu integrieren.

Faßt man die zahlreichen Befunde zusammen, so ergeben sich im Durchschnitt folgende Werte:
- Personen mit einer *Unterschenkelamputation* gehen 36% langsamer und verbrauchen dabei 2% mehr kcal/min sowie 41% mehr kcal/m.
- Der Ee-Wert pro Minute entsprach dem der gesunden Vergleichstestpersonen, aber die Geschwindigkeit lag bei den Personen mit *vaskulär bedingter Amputation* um 41% niedriger als die der gesunden Vergleichsgruppe, und der Ee-Wert in kcal/m stieg um 55%.
- Die Personen mit den *traumatisch bedingten Amputationen* gingen nur 13% langsamer und verbrauchten lediglich 25% mehr Ee kcal/m.
- Eine Person mit einer *Oberschenkelamputation* geht im Durchschnitt um 43% langsamer und verbraucht 5% weniger kcal/min sowie 89% mehr kcal/m.

Erdmann (1960) verglich das „Hüpfen mit Stützen" mit dem „Gehen mit Prothese" und kam zu den folgenden Ergebnissen:
- Der O_2-Verbrauch beim „Hüpfen" war geringer als beim „Gehen mit Prothese".
- Jedoch wurde beim „Hüpfen" zusätzlich eine Erhöhung des Herzschlags um 39% festgestellt.

Erwähnenswert ist noch, daß sowohl das System der Prothesenbefestigung als auch die Kondition des Patienten wichtig für den Energieverbrauch sind.

Eine weitere wichtige Untersuchung von Huang et al. (1979) ergab, daß der O_2-Verbrauch bei *beidseitig oberschenkelamputierten* Patienten im Vergleich zu gesunden Testpersonen um 280% höher ist.

Eine sehr interessante Vergleichsstudie zum Thema Gehgeschwindigkeiten und Ee-Wert wurde von Waters et al. (1976) mit 70 *teils traumatisch teils vaskulär* bedingten Amputationen durchgeführt (s. Abb. 3.14). Die Ergebnisse zeigen:

Abb. 3.14.
Ein Patient mit einer bilateralen Amputation; rechter Unterschenkel, linker Fuß (Syme)

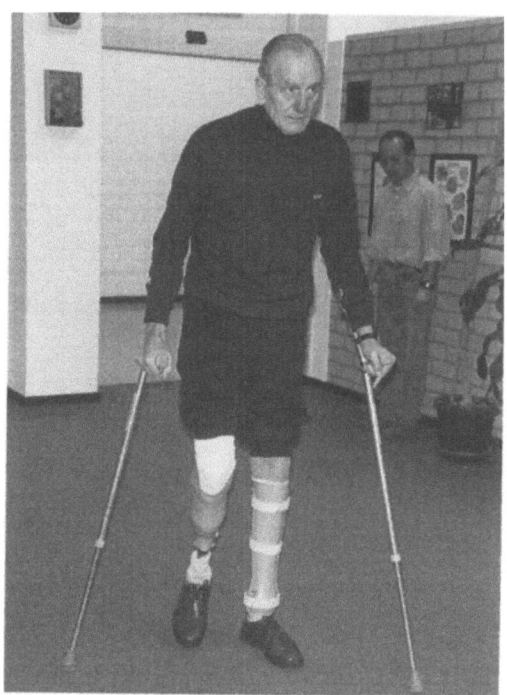

- Patienten mit traumatisch bedingten Amputationen gehen schneller als Patienten mit vaskulär bedingten Amputationen;
  - mit traumatisch bedingter Unterschenkelamputation: 71 m/min,
  - mit vaskulär bedingter Unterschenkelamputation: 45 m/min,
  - mit traumatisch bedingter Oberschenkelamputation: 52 m/min,
  - mit vaskulär bedingter Oberschenkelamputation: 36 m/min.
- Der Ee-Wert pro vorher definierter Wegstrecke liegt bei den Patienten mit traumatisch bedingten Amputationen bedeutend niedriger.
- Je tiefer das Amputationsniveau, desto höher die Gehgeschwindigkeit und desto niedriger der Ee-Wert pro Meter.
- Bewegt sich ein Patient hüpfend mit Stützen vorwärts, so steigen im Vergleich zum Gehen mit Prothese sowohl der Herzschlag als auch die O_2-Aufnahme an.
- Für ältere Menschen mit vaskulärer Problematik ist das Amputationsniveau von großer Bedeutung. Hier sollte, soweit es die Symptomatik und das Krankheitsbild zulassen, eher eine Amputation auf Unterschenkelniveau als auf Oberschenkelni-

Zusammenfassung

veau vorgenommen werden, da der Ee-Wert bei einer Oberschenkelamputation enorm ansteigt.

Leider können nicht alle Untersuchungen aufgrund der nicht einheitlichen und nur unzureichenden Standardisierung miteinander verglichen werden, aber es können folgende Schlußfolgerungen daraus abgeleitet werden:
- Eine gesunde Person geht mit einer Geschwindigkeit von 83 m/min und verbraucht dabei 0,0053 kcal/(min·kg) sowie 0,000764 kcal/(m·kg).
- Im Durchschnitt ist die Gehgeschwindigkeit eines Patienten mit einer Unterschenkelamputation um 36% langsamer und der Verbrauch um 2% mehr bei kcal/min und um 41% mehr bei kcal/m.
- Ein Patient mit einer Oberschenkelamputation geht im Mittel um 43% langsamer, verbraucht 5% weniger kcal/min und 89% mehr kcal/m.
- Im Durchschnitt verbrauchen Paraplegiepatienten mit einem Läsionsniveau im thorakalen Wirbelbereich bis zu 9mal mehr Energie pro definierter Wegstrecke. Darüber hinaus liegt ihre Gehgeschwindigkeit bei nur 6% der normalen Geschwindigkeit. Patienten mit einem Läsionsniveau im Lendenwirbelbereich verbrauchen ungefähr 3mal mehr Energie pro definierter Wegstrecke und legen diese mit einer Gehgeschwindigkeit von 25% (bezogen auf die einer gesunden Testperson) zurück.
- Ein Hemiplegiepatient geht im Vergleich zu einer gesunden Testperson um 46% langsamer, verbraucht dabei 16% weniger kcal/min und 63% mehr kcal/m.
- Sowohl Menschen mit „normalem" als auch mit „pathologischem" Gangbild wählen in der Regel eine für sie effiziente Gehgeschwindigkeit hinsichtlich des Ee-Werts (kcal/min).
- Behinderte Personen verringern ihre Gehgeschwindigkeit soweit, bis sich ihr Ee-Wert (kcal/min) auf den normalen Wert vermindert hat.
- Je stärker das Handicap (die Behinderung), desto größer wird der Verlust der normalen Gehfunktion, desto höher ist der Ee-Wert pro definierter Wegstrecke und desto weniger effizient wird das Gehen.
- Es konnte kein signifikanter Unterschied des Ee-Werts beim Rollstuhlfahren und beim Gehen festgestellt werden. Jedoch kommt es beim Rollstuhlfahren zu einer erheblichen Erhöhung des Herzschlags.

Literatur

Beckers D et al (1986) De sta- en looptraining bij mensen met een dwarslaesie. Nederlands Tijdschrift voor Fysiotherapie 16/5:110–114

Clinkingbeard JR et al (1964) Energy cost of ambulation in traumatic paraplegic. AM J Phys Med 43:157–165

Czerniecki J (1988) Foot and ankle biomechanics in walking and running, a review. Am J Phys Med Rehab 246–252

Deckers J (1982) Gevolgen van prothesekeuze voor de fysiotherapeutische behandeling. In: Boerhaave ISPO-cursusboek. Leiden

Deckers J (1992) De geriatrische bovenbeenprothese. In: Amputatie en prothesiologie van de onderste extremiteit, Teil 2, RUG/AZG, Groningen

Drukker J (1983) Het verouderde bewegingsapparaat. In: Compendium anatomie, Amsterdam

Engstrom B et al (1993) Physiotherapy for Amputees – The Roehampton Approach. Churchill Livingstone, Edinburgh

Erdman W et al (1960) Comparative work stress for above-knee amputees using artificial legs or crutches. Am J Phys Med 39:225–232

Faber H (1995) Energie-uitwisseling en schokdemping tijdens het gaan. Versus 13/1:23–41

Fisher SV et al (1978) Energy cost of ambulation in health and disability – A literature review. Arch Phys Med Rehab, vol 59

Glaser M et al (1973) Endurance capacity for prolonged exercice on the bicycle ergometer. J Appl Physiol 34:438–442

Hildebrandt G et al (1970) Energy costs of propelling wheelchair at various speeds: cardiac response and effect on steering accurancy. Arch Phys Med Rehabil 51:131–136

Huang CT (1979) Amputation: energy cost of ambulation. Arch Phys Med Rehab 60:18–24

Hughes J (1979) Normal and Pathological Gait. In: Lower Limb Prosthetics. University of Strathclyde, Glasgow

Inman VT et al (1981) Human Walking. Williams and Wilkins, Baltimore

Jongbloed JC (1982) Motorisch functioneren bij de bejaarde. Boerhaave – ISPO-cursusboek, Leiden

Kaphingst W (1988) Biomechanik and Prothetik. In: Grundlagen der Biomechanik für Orthopädietechniker. Seminar, Teil C. Orthopädie-Technik, Dortmund

Little H (1981) Gait analysis for physiotherapy departments. Physiotherapy

Mandic V (1976) Probleme der Oberschenkelprotheseversorgung im Alter. Orthopädie-Technik 76:211–213

Mathias S (1986) Balance in elderly patients: the 'get-up and go' test. Arch Phys Med Rehab 67:387–389

McDonald I (1961) Statistical studies of recorded energy expenditure of man. Part II, Expenditure on walking related to weight, sex, age, height, speed and gradient. Nutr Abstr Rev 31:739–762

Mozer D (1985) Die Rehabilitation beim alten Menschen. HH Mathias. Rehabilitation, vol 24

Nowroozi F et al (1983) Energy expenditure in hip disarticulation and hemipelvectomy amputees. Arch Phys Med Rehab 64:300–303

Perry I (1992) Gait analysis. Slack Thorofare

Schuman JE (1981) Geriatric patients with and without intellectual dysfunction: effectiveness of a standard rehabilitation program. Arch Med Rehab 62:612–618

Steinberg FV (1985) Prosthetic rehabilitation of geriatric amputee Patients. A follow-up study. Arch Phys Med Rehab 66:742–745

Veen P van de (1995) Syllabus biomechanica. Enschede

Vittas et al (1986) Body sway in B.K. amputees. Prosth Orth Int 1986:139–141

Waters et al (1976) Energy cost of walking of amputees – the influence of level of amputation. J Bone Joint Surg, vol 58 A

Whittle M (1991) Gait analysis: An introduction. Butterworth-Heinemann, Oxford

Williams M et al. (1977) Biomechanics of human motion. Saunders, Philadelphia

Winter D (1991) Biomechanics and motor control of human gait: normal, elderly and pathological. University of Waterloo, Waterloo

Winter D (1989) The biomechanics and motor control of human gait. University of Waterloo, Waterloo

4 Methodik der Gangbildanalyse

4.1
Einleitung

In den letzten Jahren wurden viele wissenschaftliche Untersuchungen durchgeführt, mit denen das normale oder auch das pathologische Gangmuster genauer definiert werden sollte. Die Beschreibung aller dazu angewandten Untersuchungsmethoden würde den Rahmen dieses Buches sprengen; den interessierten Leser weisen wir an dieser Stelle auf weiterführende Literatur und Untersuchungsberichte aus Rancho Los Amigos in L. A. (Perry 1992) und aus Ljubljana (Stallik et al. 1977) hin. Für die weitere Vertiefung in diese Thematik ist vor allem das Buch „Gait Analysis" von Perry zu empfehlen. In der deutschsprachigen Literatur gibt es ein von der Universität Berlin in Zusammenarbeit mit O. Bock (Bünnik 1990) publiziertes Buch mit dem Titel „Gangbildanalyse", in dem sich eine interessante weiterführende Zusammenstellung von Berichten findet.

| Wichtig ! | Die Untersuchungsmethoden, die zur Gangbildanalyse herangezogen werden, können allgemein in objektive Meßmethoden und in subjektive Gangbildanalysen unterteilt werden (Geurts 1988). |

Bei den *objektiven Meßmethoden* werden mit Hilfe von Apparaturen und technischen Messungen verschiedene Parameter und Variablen festgelegt. Die gefundenen Ergebnisse (s. Abb. 4.1) werden gesammelt und ausgewertet, um entsprechende Schlußfolgerungen daraus abzuleiten. Die meisten dieser Meßmethoden wurden für experimentelle oder grundlegende wissenschaftliche Untersuchungen hinsichtlich des menschlichen Gangmusters entwickelt. Die objektiven Meßmethoden registrieren Daten, die in der Regel nur einen kleinen Ausschnitt der gesamten Ganganalyse wiedergeben. Für die Durchführung von objektiven Messungen werden aufwendige (teure) Apparaturen benötigt. Die Durchführung ist zeitaufwendig, so daß diese Messungen in die normale tägliche Behandlung nicht gut zu integrieren

Abb. 4.1.
Wissenschaftliche Mitarbeiter werten die Ergebnisse des normalen Gangmusters aus: dreidimensionale Ganganalyse im Bewegungslabor des Instituut voor Revalidatievraagstukken (I.R.V.) in Hoensbroek

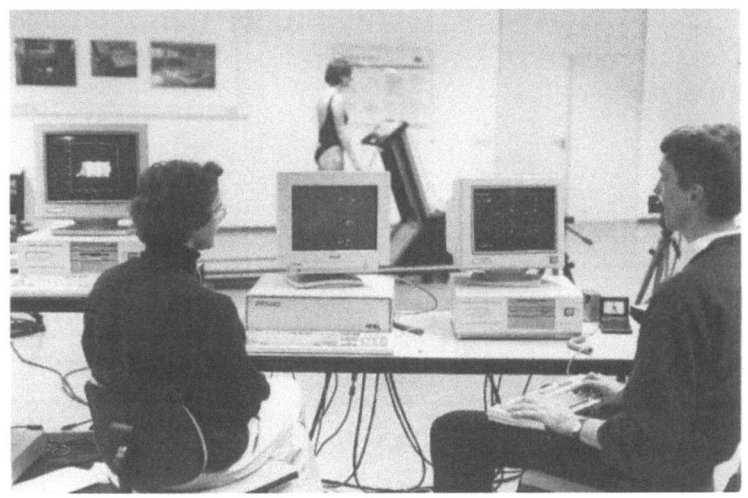

sind. Darüber hinaus gestaltet sich die Meßausführung technisch überaus komplex. Allerdings konnten durch die experimentellen wissenschaftlichen Untersuchungen wichtige Parameter festgelegt werden, die von großer klinischer Bedeutung sind.

Die noch folgenden Beschreibungen und Einteilungen beziehen sich auf die wichtigsten und für den Praxisalltag bedeutsamsten objektiven Untersuchungsmethoden.

Die *subjektive Gangbildanalyse* basiert vor allem auf den eigenen Meßmethoden des Therapeuten bzw. Untersuchers, wobei hier insbesondere die visuelle Analyse des Gangmusters von Bedeutung ist. Die subjektive Untersuchungsmethode hat ihren Ursprung im klinischen Alltag. Ihre Vorteile gegenüber den objektiven Methoden liegen darin, daß sie *anwenderfreundlich, einfach zu erlernen* und *billig* ist. Am wichtigsten jedoch ist, daß die subjektive Untersuchungsmethode dabei immer das gesamte Gangbild einbezieht und dadurch bereits ein wichtiger Beitrag zur Erstellung der Behandlungsschwerpunkte geleistet wird. Die subjektiven Untersuchungsmethoden haben jedoch nur einen geringen wissenschaftlichen Wert, da ihre Zuverlässigkeit durch die bewertende Person eingeschränkt wird. Um die Validität der subjektiven Gangbildanalyse zu erhöhen, wurde sie systematisiert.

4.2
Objektive Untersuchungsmethoden

Die objektiven Untersuchungsmethoden können nach Perry (1992) global gegliedert werden in:

→ Registrieren und Messen von Bewegungen,
→ Messen der Muskelaktivität während des Gehens (Elektromyographie),
→ Kraft- und Druckmessungen während der Standphase und die Schrittvarianten während des Gehens sowie
→ Energieverbrauch während des Gehens.

Die hier aufgeführten Untersuchungsmethoden messen lediglich einen kleinen Ausschnitt des gesamten Gangmusters. Auch beinhaltet die Testsituation im Untersuchungsraum einige störende Einflußgrößen, die beim natürlichen (also beim mehr oder weniger unbeobachteten und zielgerichteten) Gehen nicht auftreten, wie z. B. das genaue Beobachten der einzelnen Bewegungselemente während des Gehens auf dem Laufband. Trotz diese „Nachteile" hat das Zusammentragen aller objektiven Testergebnisse aufgrund der wertvollen Erkenntnisse für die klinische Gangrehabilitation eine ganz besondere Bedeutung. In der nachfolgenden Beschreibung der verschiedenen objektiven Untersuchungsmethoden werden die für die klinische Untersuchung und Behandlung relevanten und wertvollen Ergebnisse zusammengefaßt.

Registrieren und Messen von Bewegungen

Bislang haben zahlreiche Untersucher versucht, die Bewegungen des Gehens zu analysieren und die dabei gefundenen Anhaltspunkte zu dokumentieren. Die Bewegungen des Gehens können verschiedenartig gemessen werden, man kann z. B. auf gedachten Gelenkachsen in den 3 Ebenen (transversal, sagittal, frontal) einfache Winkelmessungen ausführen. Diese Messungen können z. B. mit einem Winkelmesser oder mit Markierungspunkten auf der Haut erfolgen, wodurch über den gesamten Gangzyklusverlauf jeder Winkel und jede Winkelveränderung genau nachgemessen und dokumentiert werden kann.

Die Winkelveränderungen können ferner *fotografisch* festgehalten werden; so ist eine weitere oft angewendete Technik das Fotografieren (mit hoher Geschwindigkeit) der Markierungspunkte oder das Fotografieren mit stroboskopischem Licht (Lichtblitze mit einer bestimmten Frequenz). Wenn die so fotografisch festgehaltenen Bilder hintereinander projiziert werden, erhält man einen guten Überblick über die wichtigsten Bewegungselemente des Gehens.

Moderne Untersuchungstechniken nutzen zur Erstellung von 3dimensionalen Messungen mehrere (2-3), an verschiedenen Standpunkten aufgestellte *Videokameras* (s. Abb. 4.2). Die Videokameras sind mit einem Computer verbunden, der die aufgenommenen Daten mit Hilfe eines dafür erstellten EDV-Pro-

Abb. 4.2.
Kameras registrieren die Bewegungen der Testperson über dafür angebrachte reflektierende Punkte

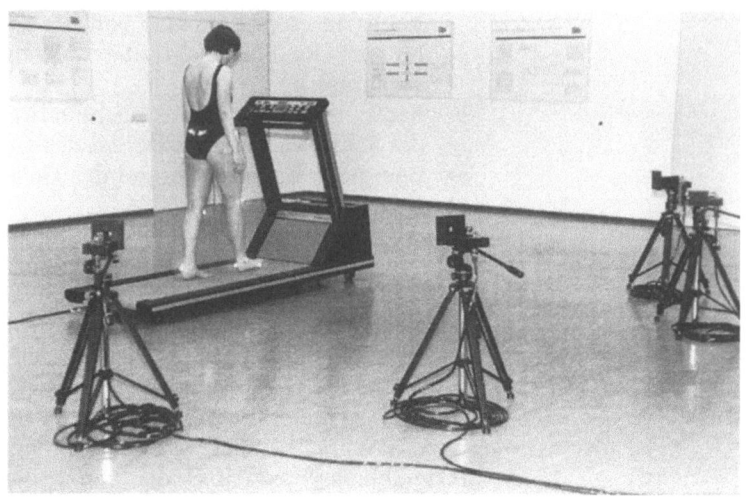

gramms u. a. in verständliche Schemata und grafische Abbildungen umsetzt. Jede Abweichung von den Normwerten wird direkt registriert und visuell in der Grafik wiedergegeben. Neben den Winkelmessungen können oft auch die direkten Variablen, wie z. B. Schrittlänge und -breite abgelesen werden.

Beim normalen Gehen stehen die Bewegungen, die in den Gelenken stattfinden, in direkter Beziehung zur Gehgeschwindigkeit. Wie viele Winkelveränderungen während eines Gangzyklus stattfinden, wird in Abb. 4.3 anschaulich dargestellt.

Wichtig ! **Für die tägliche Arbeit in der Praxis am Patienten kann eine Videokamera, wenn es um die genaue Analyse des Gangbilds geht, sowohl für den Therapeuten als auch für den Patienten von großem Nutzen sein.**

Hier besteht dann z. B. die Möglichkeit, kleine Details oder auch ganz offensichtliche Abweichungen über die Funktionstaste „slow-motion" genau herauszuarbeiten.

Messen der Muskelaktivität während des Gehens (Elektromyographie)

Die am häufigsten genutzte Meßmethode zur Registrierung von Muskelaktivitäten ist die *dynamische Elektromyographie* (EMG). Die über Haut- oder Nadelelektroden weitergeleiteten elektrischen Signale verschaffen dem Untersucher einen Eindruck über Reihenfolge, Kraft und Intensität der Muskelaktivität während des Gangzyklus. Die ausgesandten EMG-Signale können

Abb. 4.3.
Gehbewegungen von Hüfte, Knie und Fuß in der sagittalen Ebene während eines Gangzyklus

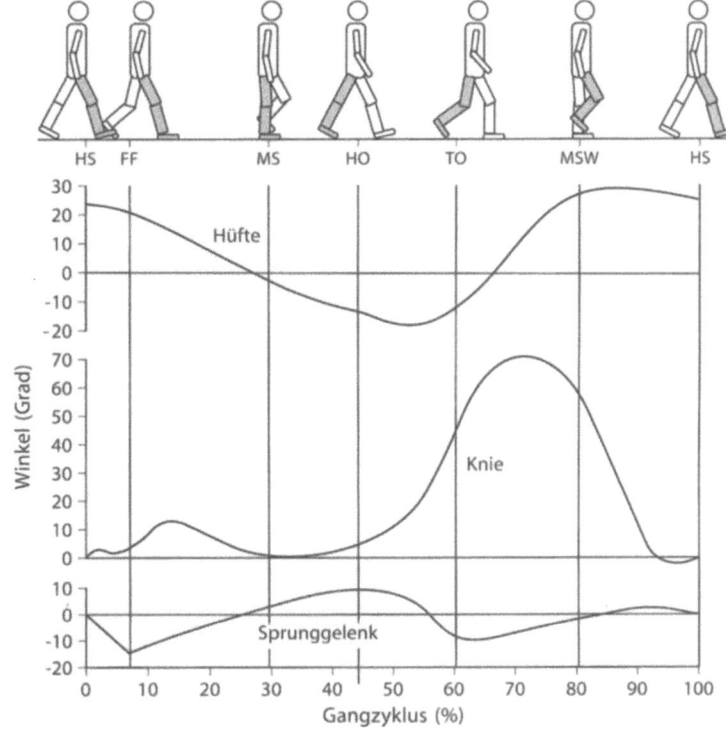

manuell, elektronisch oder über ein Computerprogramm quantifiziert werden und so ein recht objektives Bild der Muskelaktivität wiedergeben.

Die dynamische Elektromyographie wird vor allem im *experimentellen Bereich* genutzt; für Patienten ist sie vor allem von diagnostischer und prognostischer Bedeutung. Die Relevanz der dynamischen Elektromyographie ist in den Bereichen der physiotherapeutischen Behandlung und der Gangschulung eher gering. Aus den damit durchgeführten Untersuchungsreihen geht hervor, welche Muskelgruppen in den verschiedenen Phasen des Gangzyklus aktiv sind. Diese Erkenntnisse waren für die Entwicklung der FES (Funktionelle Elektrostimulation) besonders wichtig; die FES wird z. B. zur Stimulierung von paretischen und/oder paralytischen Muskelgruppen genutzt; sie wird u. a. auch zur Verbesserung der Gehfunktion angewandt.

Abb. 4.4.
Dynamische Elektromyographie des M. quadriceps femoris und M. gastrocnemius

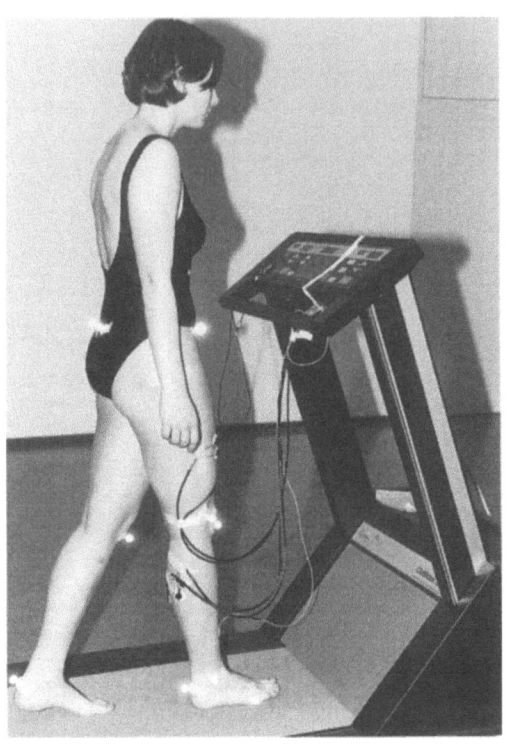

Wichtig	**!**	Die elektromyographischen Untersuchungen (s. Abb. 4.4) haben aufgezeigt, welcher Muskel in welchem Moment des Gehens aktiv ist. Dieses Wissen ermöglicht die Nachahmung von Nervenimpulsen, indem mit Hilfe von Computerprogrammen über Oberflächenelektroden die richtige Muskulatur zum richtigen Zeitpunkt während des Gehens aktiviert wird.

Beispiel: Der Peroneusstimulator ist ein einfaches Beispiel für die funktionelle Elektrostimulation; hier werden in der Schwungbeinphase bei einer Lähmung des N. peroneus die Fußheber stimuliert. Die meisten Peroneusstimulatoren geben jedoch ihre elektrischen Impulse während der Standphase des nichtbetroffenen Beins über den im Schuh befestigten Drucksensor ab. Die Impulse werden zur beeinträchtigten Muskulatur auf der betroffenen Seite geleitet und die Muskulatur somit aktiviert.

In Zukunft werden ähnliche, etwas komplexer aufgebaute Stimulatoren Patienten, die im Bereich der unteren Extremitäten teilweise oder komplett gelähmt sind, die Möglichkeit verschaffen, wieder besser gehen zu können. Die hierzu notwendigen Informationen wurden von einigen wenigen Untersuchern geliefert, die, wie z. B. auch Petrofski aus Kalifornien, in diesem

Aufgabenbereich bahnbrechende Arbeit verrichten. Ebenfalls erfolgreich ist die Zusammenarbeit zwischen der Universität Twente und dem Rehabilitationszentrum „'t Roessingh" in Enschede, die gerade in diesem Bereich viele experimentelle Untersuchungen durchführen. Die Studienergebnisse liefern auch hinsichtlich des klinischen Alltags zunehmend mehr direkt therapeutisch nutzbare Erkenntnisse.

Muskelaktivitäten während des Gangzyklus

Das Schema in Abb. 4.5 basiert auf publizierten EMG-Daten, die angeben, welche Muskelaktivitäten während des Gangzyklus auftreten (Perry 1992, Winter 1989).

Die Rumpfmuskulatur wird oft zu wenig beachtet, obwohl sie während des Gangzyklus eine wichtige Rolle spielt. Rumpf und Becken werden vorwiegend durch die Rückenstrecker, den M. quadratus lumborum, die gerade und die schräge Bauchmuskulatur stabilisiert.

Während der Standphase ist die kontralateral liegende Rumpfmuskulatur aktiv; sie stabilisiert das Becken und ermöglicht gleichzeitig die Schwungphase. Beim darauffolgenden Fersenkontakt werden der M. gluteus maximus und die Ischiokruralen aktiv und verhindern somit die weiterlaufende Flexionsbewegung in der Hüfte. Das Knie ist während des Fersenkontakts so gut wie vollständig gestreckt, um danach leicht zu flektieren. Die Fußheber sind während der *Schwungphase* aktiv und werden direkt nach dem Fersenkontakt durch kontrollierte exzentrische Muskelaktivität in Dorsalextension gehalten.

Während der Gewichtübernahme auf das nun in die Standphase kommende Bein, kontrollieren der M. gluteus maximus und die Ischiokruralen die Hüftposition bzw. die Bewegung, während sich das Knie unter Kontrolle des M. quadriceps femoris weiter in die Flexion bewegt. Diese Extensionskontrolle fungiert als Stoßdämpfung.

In der mittleren Standphase nimmt die Aktivität der Streckermuskulatur (M. gluteus maximus und M. quadriceps femoris) ab, Knie und Hüfte sind fast vollständig gestreckt und die Aktivität der Wadenmuskulatur nimmt zu.

Die Wadenmuskulatur ist zusammen mit dem M. tibialis posterior und den langen Zehenflexoren in der Phase, in der die Ferse vom Boden abhebt, maximal angespannt. Die gesamte Wadenmuskulatur ist maßgeblich an der ventrokranial gerichteten Verlagerung des Schwerpunkts beteiligt. Der M. quadriceps femoris ist direkt im Anschluß an den *Fersenkontakt* aktiv und fungiert danach als Stoßdämpfer, indem er exzentrisch das Knie bis auf ungefähr 15° Flexion kurz vor dem Beginn der *mittleren Standphase* kontrolliert.

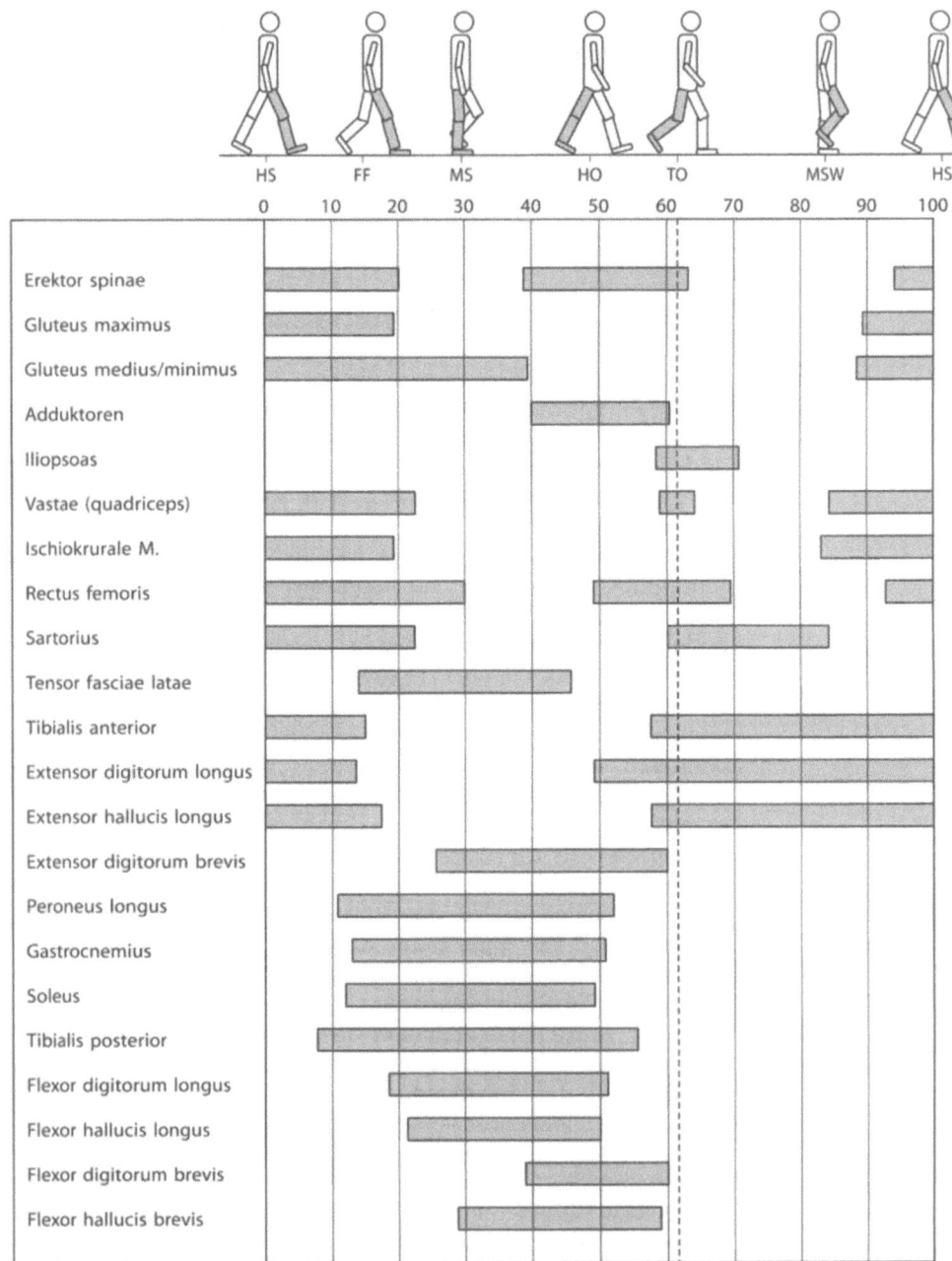

Abb. 4.5.
Muskelaktivitäten
während des
Gangzyklus

Am Ende der Standphase wird der M. rectus femoris wieder aktiv. Er leitet die Pendelbewegung des Unterschenkels am Anfang der Schwungphase ein (acceleration).

Alle Fußheber, wie z. B. die Extensoren der Zehen und der M. tibialis anterior, sind zu Beginn der Standphase aktiv; sie kontrollieren die exzentrisch verlaufende Plantarflexion. Am Ende der Standphase bzw. in dem Moment, in dem die Schwungphase beginnt, wird die Fußhebermuskulatur wieder aktiv.

Am Anfang der Standphase kontrollieren die Kniebeuger Hüfte und Knie. Am Ende der Standphase sind die Kniebeuger am Abstoß bzw. beim Abrollen und der nach vorne gerichteten Bewegung des Körperschwerpunkts beteiligt. Am Ende der Schwungphase bremsen die Kniebeuger die Hüftflexions- und Knieextensionsbewegung ab (deceleration).

Die Abduktoren (Mm. Gluteus medius und minimus) sind vor allem während der Standphase aktiv, sie verhindern, daß das Becken auf der kontralateralen Seite nach kaudal absinkt. Sie arbeiten mit den Lateralflexoren der kontralateralen Seite zusammen und ermöglichen damit die Schwungphase des anderen Beins. Sie verhindern das Absinken des Beckens. Der M. iliopsoas ist in der Funktion als Hüftbeuger zusammen mit dem M. sartorius am Anfang der Schwungphase aktiv. Die Adduktoren sind vor allem am Ende der Standphase aktiv und bilden in dieser Phase die Gegenkraft zu den Abduktoren. Gleichzeitig fungieren sie als Stabilisatoren des Rumpfgewichts über dem Standbein.

Die Beschreibung der Muskelaktivitäten soll lediglich einen Überblick über das Zusammenspiel zwischen allen beteiligten Agonisten und Antagonisten sowie zwischen den jeweiligen Phasen von An- und Entspannung während des Gangzyklus vermitteln.

Druckmessungen und Gangparameter

In der Standphase können die aufgrund der Beinbelastung aufkommenden Kräfte und Drücke gemessen werden. Die Messungen können entweder über Sensoren, die am bzw. in der direkten Nähe des Fußes befestigt sind erfolgen, oder über Sensoren, die am Boden installiert wurden. In der Regel werden jedoch für diese Messungen die Drucksensoren in den Schuhen oder unter den Füßen angebracht.

In Abhängigkeit von der Meßtechnik können dann einige Schrittvariablen und Druckmessungen aufgenommen werden. Geht die Testperson beispielsweise über eine Druckmeßplatte, bei der die Daten über Bodensensoren aufgenommen und weitergeleitet werden, so können verschiedenen *Parameter,* wie

z. B. Schrittlänge, Belastung des Standbeins, Belastungszonen und Kräfte, die auf den Boden einwirken, registriert werden. Hiermit kann die Verlagerung des Körpergewichts während der gesamten Fußbewegung untersucht werden. Anhand dieser Druck- und Kräftemessungen ist es möglich, verschiedene *Zeiteinheiten und Parameter* zu messen und zu dokumentieren, z. B. Schrittfrequenz pro Minute, Schrittgröße, Schrittbreite, Abstoßkraft, Fußbewegung.

Die dabei gemessenen Daten können durch eine geeignete bereits didaktisch gut aufgearbeitete Computerauswertung auf dem Bildschirm sichtbar gemacht werden: So ist es z. B. möglich, die horizontale Schwerpunktverlagerung grafisch darzustellen. Die einzelnen (evtl. abweichenden) Meßwerte des Patienten bzw. der zu testenden Person können dann ausgedruckt und mit den Normwertgrafiken verglichen werden.

Die experimentell durchgeführten Druckmessungen und ihre Ergebnisse haben für die Therapie eine besondere Bedeutung, so kann die Rückmeldung des Belastungsgrads bei einigen Krankheitsbildern durch die Verwendung von Biofeedback in der Behandlung ausgesprochen nützlich sein. Zur Zeit sind dafür auf dem Markt kleine Apparate erhältlich, die den Druck unter dem Fuß messen und zwischen Vorfuß- und Fersenbelastung unterscheiden können. Bei Über- und auch bei Unterbelastung ertönt ein Alarmsignal. Bei welchen Belastungsgrenzen die Signale ertönen sollen, wird mit Hilfe einer normalen Personenwaage für jeden Patienten individuell eingestellt. Dadurch ergibt sich die Möglichkeit, Patienten mit Frakturen im Bereich der unteren Extremität hinsichtlich der richtigen Belastung optimal zu kontrollieren, denn durch das Feedbacksystem wird während der Gangschulung stets die optimale Beinbelastung gewährt. Dies hilft sowohl dem Therapeuten als auch dem Patienten in der Überprüfung der Belastung und auch in der richtigen Ausführung und Dosierung der Gangschule.

Weitere sehr einfache Techniken sind der *Farbfußabdruck* (s. Abb. 4.6), der oftmals vom Schuhmacher genutzt wird, und der Einsatz eines *Podoskops*, das einen Eindruck der Fußbelastung während des Stehens und Gehens vermittelt. Die so erworbenen Werte sind u. a. für eine optimale Anfertigung von (semi-)orthopädischen Schuhen bedeutsam.

Energieverbrauch während des Gehens

Durch die nahrungsmittelbedingte Energiezufuhr werden die für das Gehen nötigen Muskelkontraktionen ermöglicht. Kohlenhydrate, Eiweiße und Fette werden in Wärme und *Bewegungsenergie* umgesetzt.

Abb. 4.6.
Fußfarbabdruck: der Fuß weist einen Hallux valgus, eine leichte Plattfußneigung und ein durchgesacktes vorderes Fußgewölbe auf

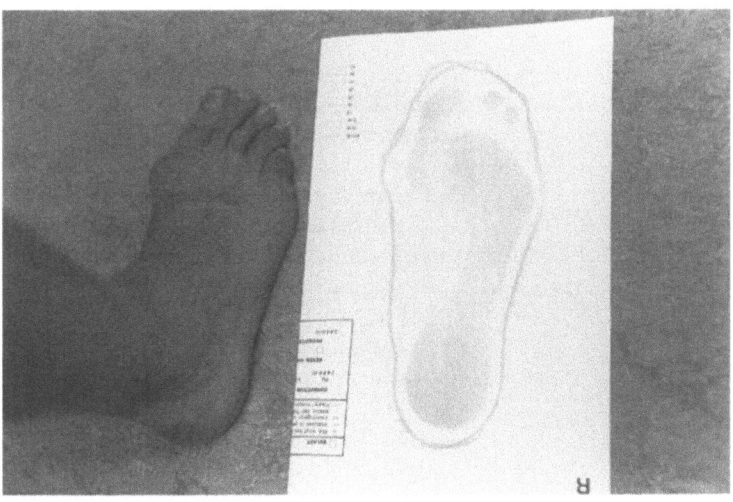

Definition

Energie wird definiert als Vermögen, Arbeit zu verrichten. Sie wird in *Kilogramm pro Meter* (kg/m) angegeben und beschreibt damit die Arbeit, die nötig ist, um eine Masse von 1 kg einen Meter entgegen der Erdschwere hochzuheben.

Leistung bzw. die Arbeit pro Zeiteinheit wird in *Watt* (W) ausgedrückt. Es gibt Berechnungen, nach denen z. B. ein Mann mit einem Körpergewicht von 70 kg und 1 Liter Sauerstoffverbrauch eine Energiemenge von 5 kcal produziert. Theoretisch könnte er hiermit eine Arbeit von 2 130 kg/m leisten; praktisch wird aber im menschlichen Körper 75–80% dieser Energie in Wärme umgesetzt.

Da das Messen der mechanischen und der Wärmeenergie beim Bewegen sehr komplex ist, wird der Energieverbrauch in der Regel mit Hilfe der *indirekten Methoden* zur Bestimmung des *Sauerstoffverbrauchs* gemessen. Der maximale Sauerstoffverbrauch pro Minute liegt bei einer nicht durchtrainierten Person bei ungefähr 3 l/min, wohingegen eine gut durchtrainierte Person ohne weiteres einen Sauerstoffverbrauch von 6 l/min haben kann. Die Berechnung des maximalen VO_2 ist daher auch ein recht guter Indikator der Arbeitsleistung und der körperlichen Fitneß, sie wird deshalb auch oft im Topsport angewandt.

Während des Gehens kann die Sauerstoffaufnahme durch eine offene oder geschlossene *Spirometrie* gemessen werden. Die klassische geschlossene Messung, die beim Gehen die meiste Körperbewegungsmöglichkeit zuläßt, ist der Douglassack.

Definition

Das Verhältnis zwischen dem Volumen Kohlendioxid VCO_2 (das pro Minute ausgeatmet wird) und dem Volumen Sauerstoff VO_2 (das in derselben Zeit aufgenommen wird) wird *respiratorisches Gasaustauschverhältnis* oder *-quotient (RQ)* genannt.

Die Nahrung enthält Energien, die durch chemische Umsetzungsprozesse frei werden. Der Körper verfügt über 3 Energiequellen (anaerob und aerob), von denen 2 ohne direkten Sauerstoffverbrauch (anaerob) Energie liefern können.

Bei einem Sauerstoffmangel entsteht Milchsäure, die den Laktatgehalt des Bluts verändert. Der Körper versucht dies zu verhindern, indem er in der Regel die aerob arbeitenden Energiequellen nutzt, so daß im Normalfall erst gar keine Sauerstoffschuld entsteht.

MacDonald konnte zeigen, daß die meisten Menschen *die* Gehgeschwindigkeit beibehalten, bei der keine Sauerstoffschuld entsteht. Dieses Ergebnis läßt den Schluß zu, daß schwerere Menschen von sich aus langsamer gehen als weniger schwere Menschen (comfortable walking speed, CWS, S. 43).

Wichtig !

Eine normalgewichtige Person geht im Mittel mit einer Geschwindigkeit von 83 m/min und verbraucht dabei ungefähr 0,063 kcal/(min·kg). Das bedeutet, daß eine Person mit einem Körpergewicht von ungefähr 70 kg eine Gehgeschwindigkeit von etwa 5 km/h und einen Energieverbrauch von ungefähr 4,5 kcal/min bzw. 0,055 kcal/m hat.

Der letzte Wert ist besonders für Untersuchungsreihen über den Energieverbrauch bei gehbehinderten Patienten bedeutsam, da damit veranschaulicht wird, wieviel Energie pro Meter benötigt wird.

4.3
Subjektive Ganganalyse

Neben den objektiven Analysemethoden haben die subjektiven Untersuchungsmethoden eine besondere Bedeutung für den (klinischen) Praxisalltag.

Der Therapeut nutzt für die qualitative Beurteilung des Gangbilds sein (subjektives) Wahrnehmungsvermögen. Das normale Gangbild, so wie es in Kap. 3 beschrieben wurde, wird dabei in der Regel als Referenz herangezogen. Allerdings müssen wir uns an dieser Stelle der Frage stellen, ob wir allen Patienten- bzw. Diagnosegruppen das *normale* Gangbild als Ziel setzen können bzw. dürfen. Wie sieht das Ziel z. B. für den Patienten mit einer kompletten Querschnittslähmung aus?

4.3 Subjektive Ganganalyse

Neben einem Vergleich mit Normwerten ist es sicherlich sinnvoll, unsere subjektive Beurteilung auch einmal von einem anderen Blickwinkel her *(multidimensional)* zu betrachten.

Wichtig !

Das abweichende Gangbild sollte zunächst einmal aus der Sicht des *SEH-Modells* betrachtet werden. SEH steht für *Störung – Einschränkung – Handicap.*

Bei diesem Modell hat ein und dieselbe Abweichung nicht immer die gleiche Bedeutung bzw. Auswirkung für die Einschätzung der Behinderung. Für einen Bauarbeiter z. B. kann hinsichtlich seiner Berufsausübung ein abweichendes Gangmuster weitaus größere soziale Konsequenzen mit sich bringen, als es dieselbe Gangmusterabweichung für eine Sekretärin hätte. Innerhalb der Gangschulung (siehe Kap. 5) ist daher die Miteinbeziehung des SEH-Modells äußerst sinnvoll.

Bei der Erstellung von Differentialdiagnose und der Behandlung von Gangstörungen sehen wir, daß neben den *körperlichen* Aspekten auch *psychische* und *psychosoziale Aspekte* mitberücksichtigt werden müssen, wir können und sollten den Menschen daher als Ganzes bewerten (Brücke 1994).

Zu der Sichtweise des mehrdimensionalen Denkens und Handelns gehört auch die Beurteilung eines Gangbilds hinsichtlich der *Belastbarkeit* des Patienten. Die Diagnostik und Therapie von Gangstörungen innerhalb des mehrdimensionalen Belastbarkeitsmodells führt dazu, daß der Therapeut den jeweils momentanen Gesundheitszustand des Patienten sowie seine eigenen Fertigkeiten und die korrekte Nutzung und Anwendung der evtl. nötigen Gehhilfsmittel berücksichtigt (Bernards, Hagenaars und Oostendorp 1994).

Würden die oben genannten Aspekte in die Methode der subjektiven Gangbildanalyse aufgenommen, so würde dies die Zuverlässigkeit der Analyse beeinträchtigen. Daher finden sich in der Literatur auch nur subjektive Beurteilungsskalen, die das Gangbild individuell an den Normwerten des normalen symmetrischen Gehens messen. Die subjektive Gangbilduntersuchung hat im Praxisalltag eine große Relevanz; sie wird in der Regel problemgerichtet angewandt. Darüber hinaus hat die subjektive Gangbildanalyse einen direkten Bezug zu den Behandlungszielen.

Wichtig !

Anhand einer detailliert ausgeführten visuellen Inspektion kann ein pathologisches Gangbild eher vollständig und in seiner Gesamtheit beurteilt werden, als dies mit den meisten objektiven Meßmethoden möglich wäre.

Die Gültigkeit und die Zuverlässigkeit einer subjektiven Meßskala steht bzw. fällt mit der anzuwendenden Modellsystematik, mit ihrer Uniformität, ihrer Schulung und den dazu gehörenden Instruktionen. Eine einfache subjektive Beurteilung erhält man, wenn man die statischen Untersuchungspunkte mit den dokumentierten Beobachtungen der am häufigsten vorkommenden Gangbildabweichungen, wie sie von Wittle (1991) definiert wurden, kombiniert.

Wichtig ! Eine gute Gangbildanalyse basiert immer auf einer statischen und auf einer dynamischen Inspektion.

Statik

Neben den Informationen aus der Anamnese, der Mobilitäts- und Muskelstatusuntersuchung sind auch die Daten aus der Betrachtung der Statik des Patienten (s. Abb. 4.7) wichtig für die später durchzuführende dynamische Analyse. Die Statik des ruhig stehenden Patienten wird von vorne, von hinten und von der Seite her betrachtet und bewertet. Bei der *statischen Analyse* werden die linke und die rechte Seite verglichen, um so

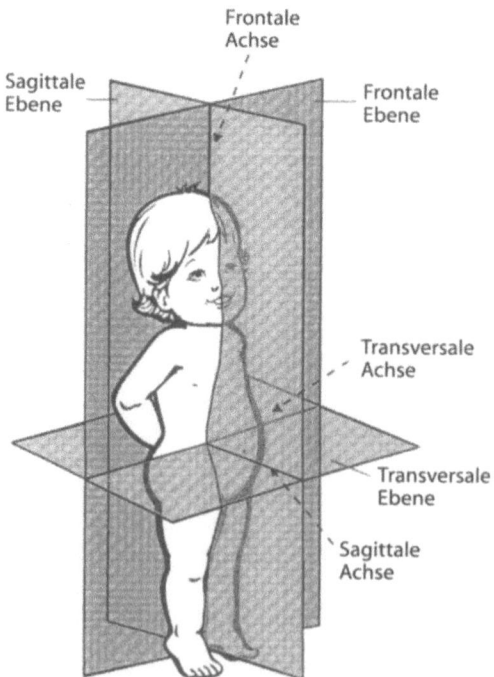

Abb. 4.7.
Analyse der 3 Bewegungsrichtungen

Abb. 4.8 a–c.
Betrachtung der Statik von vorne (**a**), von hinten (**b**) und von lateral (**c**)

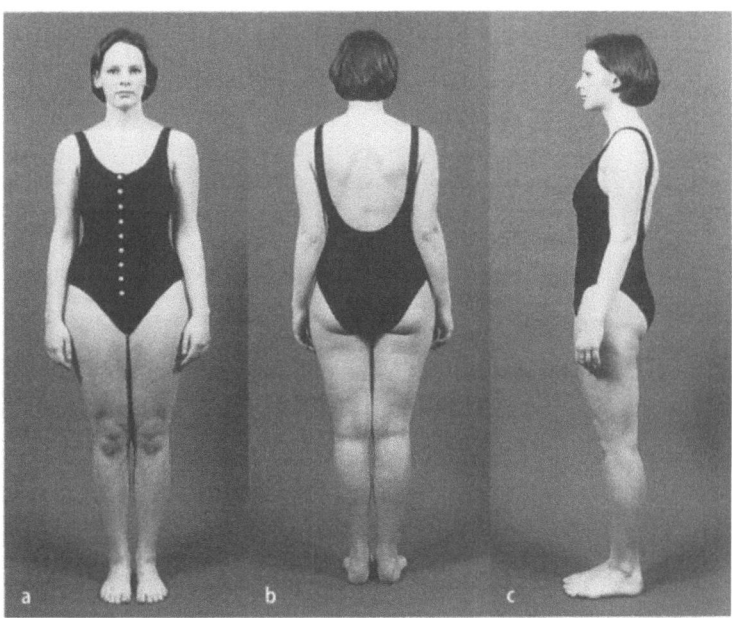

evtl. vorhandene Asymmetrien zu erkennen. Auf den Abb. 4.8 a–c sind die wichtigsten Beachtungspunkte visualisiert. Die Inspektion erfolgt am besten *von kranial nach kaudal*.

Bei der Betrachtung von *ventral* prüft man:
- die Haltung des Kopfes,
- den Verlauf der Schulterlinie,
- den Stand der Brustwarzen,
- den Beckenstand [insbesondere dem Stand der Spina iliaca anterior superior (SIAS)],
- den Stand der Kniescheiben und der Knie,
- die Konturen der Waden und
- den Stand der Knöchel bzw. Fußgelenke.

Bei der Betrachtung von *dorsal* beurteilt man:
- die Stellung des Kopfes und den Verlauf der Schulterlinie,
- den Rücken insgesamt und insbesondere den Stand der Achseln und Schulterblätter,
- die Links-rechts-Symmetrie des Taillendreiecks,
- eine evtl. vorhandene Skoliose,
- den Stand der Cristae iliacae,
- den Gesäßnahtverlauf, die Gesäßfalten und den Trochanter major,
- eine evtl. vorhandene Varus- oder Valgusstellung der Knie,

- die Stellung der Kniekehlen und
- den Verlauf der Achillessehnen und die Stellung der Fußgelenke.

Bei der Betrachtung von *lateral* (in der sagittalen Ebene) kontrolliert man:
- ob die einzelnen Achsen von Schulter, Akromion, Hüfte in Höhe des Trochanter major, Knie- und Fußgelenke auf einer vertikal verlaufenden Linie liegen;
- eine evtl. vorhandene verstärkte oder auch verminderte Kypholordose;
- die gesamte Position und Ausrichtung des Schultergürtels, des Beckenbereichs sowie die Stellung der Knie, der Füße und des Kopfes.

Normalerweise stößt die Lotschnur (vom Ohr ausgehend) etwas vor dem Fußgelenk auf den Boden. Die Gelenkachsen von Schulter, Hüfte und Knie liegen etwas hinter dieser Linie.

Dynamik

Mit der RLAH-Skala (*Rancho Los Amigos Hospital*; Downey, California) steht eine gut ausgearbeitete, subjektive Gangbildanalyseskala (Perry et al. 1978, 1992; Geurts 1988) zur Verfügung. Sie hat pro Körperhälfte 48 Testpunkte und ist auf das Erkennen von pathologisch bedingten Gangabweichungen ausgerichtet, wobei während des Gangzyklus die 48 Testpunkte auf ihre An- bzw. Abwesenheit hin überprüft werden. Die RLAH-Skala beschränkt sich lediglich auf *die betroffene* Körperhälfte. Liegen jedoch bilaterale Probleme vor, dann wertet man die 48 Testpunkte für die linke und die rechte Seite getrennt aus. Zusätzlich zur Bewertung der 48 Testpunkte werden auch Schrittlänge, Asymmetrien in den Standphasen, Arm- und Kopfmitbewegungen und andere Auffälligkeiten berücksichtigt.

Die Bewertungsskala gewinnt durch die Anwendung der genannten Systematik an Aussagekraft und Zuverlässigkeit. Geurts (1988) untersuchte die Beurteilerzuverlässigkeit der RLAH-Skala und konnte dabei einen Kappa-Wert von 0,46 feststellen, der als recht zufriedenstellend beurteilt werden kann.

Eine etwas abgeänderte Form dieser RLAH-Skala wird in den Niederlanden, z. B. im Radboud-Krankenhaus in Nijmegen, angewandt. Diese modifizierte Bewertungsskala wird auch in den Fortbildungskursen „Funktionelle Gangschulung" vermittelt.

Eine weit weniger detaillierte, aber schneller auszuführende Gangbildanalyse, die sich vor allem auf die am häufigsten im Gangbild vorkommenden Abweichungen stützt, wurde von

Wittle (1991, Smidt 1990) beschrieben und veröffentlicht. Dabei werden spezifische Abweichungen in der *sagittalen, frontalen* und *transversalen Ebene* berücksichtigt, die im folgenden näher beschrieben werden:

Von der Seite her betrachtet (sagittale Ebene) achtet man während er Schwung- und Standphase sowohl auf Abweichungen in der Rumpfhaltung als auch auf Abweichungen in der Becken-, Knie und Fußstellung.

Hinsichtlich der *Rumpfhaltung* richtet man sein Augenmerk auf:
- evtl. vorhandene übermäßige Protraktions- und Retroversionsstellungen und
- Lordosevergrößerungen.

Der *Beckenbereich* wird ebenfalls überprüft auf:
- eine übermäßige Protraktions- und Retroversionsstellung.

Bei der Betrachtung des *Knies* achtet man auf:
- auftretende übermäßige Extensions- und Flexionsbewegungen (Kniestabilität).

Im *Fußbereich* wird betrachtet:
- die normalerweise konzentrisch bzw. exzentrisch kontrolliert verlaufende Dorsalextension und
- die gesamte Fußbewegung.

Die *Schrittlänge* wird ebenfalls von lateral beurteilt. In der *frontalen* Ebene werden betrachtet:
- Armhaltung und Armschwung,
- vorkommende laterale Rumpfabweichungen,
- Hüftstellung mit übermäßigen Hüftabduktions- und Zirkumduktionsbewegungen,
- zu hoch gezogene Beckenbewegungen und/oder
- das Vorhandensein des Zehengang.

Abweichungen hinsichtlich der *Schrittbreite* können am besten von vorne oder von hinten beurteilt werden.

In der *transversalen* Ebene können Abweichungen vom normalen Rotationsverhalten entdeckt werden, wie z. B.:
- abweichende Rumpfrotation,
- Abweichungen in den axialen Rotationen der Hüfte,
- die vorwärtsgerichtete Bewegung des Beckens und
- die entweder zu starke oder zu geringe Belastung des medialen bzw. lateralen Fußbereichs.

68   Kapitel 4 Methodik der Gangbildanalyse

Datum: _____

Name: _____

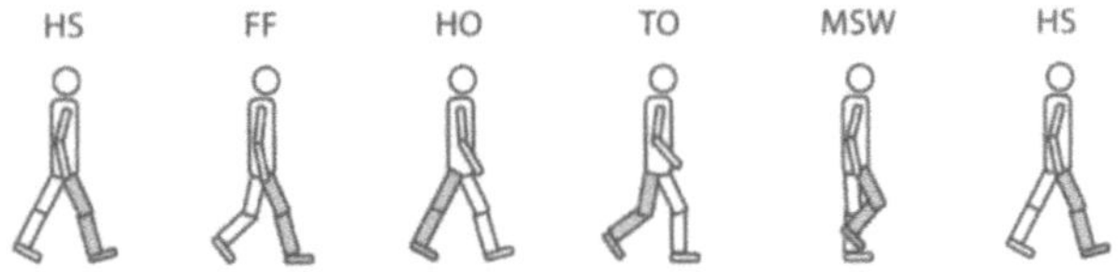

	HS	FF	HO	TO	MSW	HS
sagittale Ebene:						
Hyperlordose						
verminderte Hüftextension						
vermindere Knieflexion						
verminderte Knieextension						
vermehrte Knieextension						
erster Fuß-Boden-Kontakt mit dem Vorfuß						
erster Fuß-Boden-Kontakt mit dem ganzen Fuß						
verminderte Plantarflexion						
vermehrte Plantarflexion						
verminderte Dorsalextension						
verkürzte Standphase						
verlängerte Standphase						
frontale Ebene:						
Rumpfverlagerung ipsilateral						
Rumpfverlagerung kontralateral						
asymmetrischer Armschwung						
Genu valgum						
Genu varum						
Beckenanhebung						
zu große Schrittbreite						
zu enge Schrittbreite						

betroffene Seite: _____

mögliche Gehstrecke in Meter: _____

Gehhilfsmittel: _____

Schrittfrequenz: _____

Orthese/Prothese: _____

Schuhe: _____

Abb. 4.9. Bewertungsschemata zur Ganganalyse: systematische Beurteilung der auffallenden Abweichungen in den einzelnen Phasen des Gangzyklus; die grau schraffierten Flächen geben an, welche Abweichungen am häufigsten vorkommen

Gangrhythmusstörungen gehören ebenfalls zu den besonders häufigen Gangbildabweichungen. Mithilfe des in Abb. 4.9 gezeigten Schemas, das auf den am häufigsten vorkommenden Gangbildabweichungen basiert, kann eine dynamische Analyse durchgeführt werden.

Weitere bei der Ganganalyse zu beachtende Punkte sind:
- die Gehstrecke bzw. die zurückgelegten Entfernungen,
- der korrekte Einsatz der Gehhilfsmittel,
- die korrekten Schuhe,
- der korrekte Gebrauch der Prothese oder der Orthese,
- das Gehverhalten außerhalb der Therapieräume und
- der funktionelle Einsatz des Gehens im Alltag bzw. im Rahmen der Selbstversorgung (wie z. B. Treppengehen, Aufstehen und Hinsetzen auf unterschiedliche Sitzmöglichkeiten oder vom Boden).

Literatur

Bernards ATM (1992) Het meerdimensionaal belastingsbelastbaarheidsmodel. Historische ontwikkeling en emplementatie. Issue 2:12–16
Boenick U (1991) Gangbildanalyse. Mecke, Duderstadt
Brückl R (1994) Gangbild and Psyche. Krankengymnastik 46/12:1621–1624
Geurts A et al (1988) Diagnostik van loopstoornissen, plaatsbepaling van subjectief onderzoek. J Rehab Sciences 1/4
Perry J (1992) Gait analysis. Slack, Thorofare
Smidt G (1990) Gait in rehabilitation. Churchill Livingstone, New York S 291–295
Verstappen H (1990) Loophulpmiddelen. Basiscursus Revalidatietechniek. Boerhaave-commissie, PAOG, Hoensbroek
Whittle M (1991) Gait analysis: An introduction. Butterworth-Heinemann, Oxford, S 90–93

5 Allgemeines zur Gangschule

5.1 Einleitung

Einem Patienten das Gehen wieder neu beizubringen ist eine der schönsten therapeutischen Aufgaben. Auf die biblische Aufforderung: „Lazarus, stehe auf und gehe!" kann hier leider nicht zurückgegriffen werden; vielmehr erfordert die zielgerichtete Gangschulung ein fundiertes Fachwissen und viel praktische Erfahrung. Neben den allgemeinen Kenntnissen hinsichtlich der normalen und pathologischen Gangmuster, der Hilfsmittel und der Orthesen und Prothesen sollte der Therapeut einige Basisprinzipien beherrschen und diese in seine Behandlungen integrieren.

Wichtig !

Zu den angesprochenen *Basisprinzipien* gehören theoretische und praktische Kenntnisse über
- den motorischen Entwicklungs- und Lernprozeß,
- den funktionellen und schrittweise erfolgenden Therapieaufbau und
- die individuelle Anpassung der Behandlung an die Möglichkeiten des Patienten.

Wichtig !

Ferner sollte der Therapeut abhängig von den Abweichungen, die er bei der Patientenuntersuchung gefunden hat,
- spezielle Trainingsaspekte für seine Behandlung nutzen,
- fortlaufend seine angewandte Therapie überprüfen bzw. evaluieren und
- die jeweilige konkrete Alltagssituation des Patienten berücksichtigen.

Jede noch so gute Gangschulung verliert einen Teil ihres Wertes, wenn nicht auch die praktische Anwendung des Gehens in den Alltag des Patienten miteinbezogen wird.

> **Wichtig !**
>
> Die Gangschulung sollte auf jeden Fall das Gehen auf verschiedenartig unebenen Untergrundflächen – auch außerhalb von schützenden Gebäuden –, das Aufstehen und Hinsetzen bei unterschiedlich hohen und verschiedenartigen Sitzgelegenheiten (Stühle, Bänke usw.), das Zubodengehen und Aufstehen sowie evtl. ein Falltraining beinhalten.

5.2 Basisprinzipien

Der Therapeut kann mit Hilfe einer zielgerichteten Untersuchung des Patienten die schwachen Komponenten der Motorik, wie z. B. Kraft, Mobilität und/oder Koordinationsprobleme erkennen und diese dem Störungsniveau entsprechend behandeln. Wir gehen davon aus, daß die Behandlung bzw. das gezielte Training der schwachen Komponenten weitgehend bekannt sind. Nachfolgend sollen einige *Basisprinzipien* vorgestellt werden, die den Erfolg der Gangschulung *beschleunigen* können:
- ein im Schwierigkeitsgrad schrittweise sich steigernder Aufbau der funktionellen Gangschule,
- das Verhältnis von Belastbarkeit und Gehbelastung,
- die Berücksichtigung der motorischen Lerntheorien.

Schrittweiser Aufbau der funktionellen Gangschule

Der Unterschied zwischen Sitzen und Gehen ist so groß, daß die meisten Patienten diese beiden Aktivitäten nicht gleichzeitig erlernen können. Daher ist der schrittweise Therapieaufbau hier besonders wichtig.

Auf der *Matte* kann eine auf das Stehen und Gehen gerichtete Behandlung gut durchgeführt werden. Der gesamte motorische Entwicklungsprozeß, der sich innerhalb der ersten 2 Lebensjahre eines Menschen vollzieht, kann auf der Matte nachempfunden und in seinem Schwierigkeitsgrad je nach Wunsch und Möglichkeiten des Patienten ausgebaut werden. Der Behandlungsaufbau kann z. B. vom Vierfüßler über den Kniestand und den Einbeinkniestand (s. Abb. 5.1) zum Stand erfolgen. Die Anhebung des Schwierigkeitsgrads kann in allen Ausgangspositionen sowohl über die Verkleinerung der Stützfläche als auch über den zunehmenden Einfluß der Schwerkraft erfolgen (Beckers et al. 1994).

Im *Stand* kann die Gangschulung zuerst im Gehbarren (s. Abb. 5.2) und später, wenn die Möglichkeiten des Patienten dies zulassen, außerhalb des Gehbarrens mit einem am Anfang geeigneten Gehhilfsmittel weitergeführt werden.

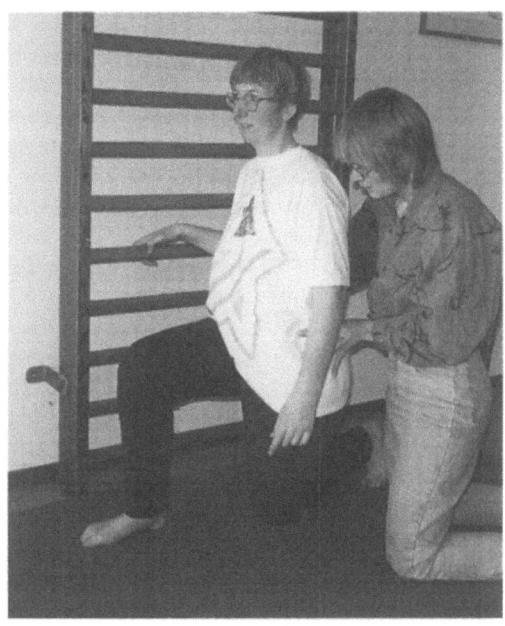

Abb. 5.1.
Vorbereitende Übungen auf der Matte; Patientin mit einer inkompletten Tetraplegie

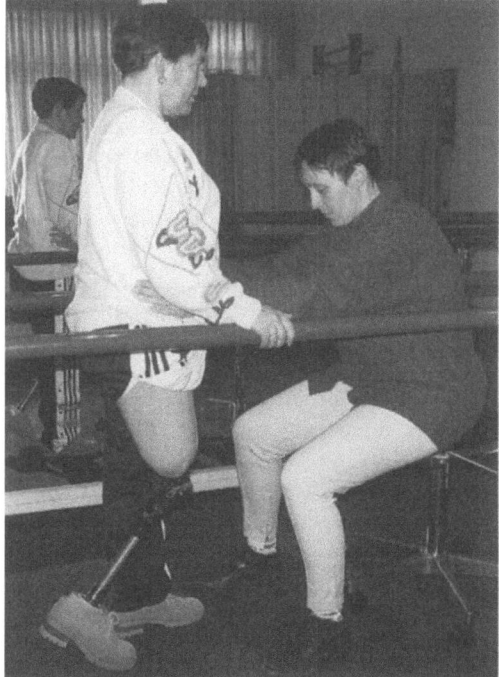

Abb. 5.2.
Üben der Schwungbein- und Standbeinphase im Gehbarren

Danach sollte der Patient das Gehen *eigenständig* zunächst mit einem *Gehhilfsmittel*, das ihm viel Sicherheit bietet, weiter trainieren. In der Regel findet hier der Gehbock seine Anwendung, er bietet dem Patienten viel Unterstützung und damit Sicherheit. Der weitere *Hilfsmittelabbau* kann dann über den Einsatz von Unterarmstützen, die Nutzung von zwei und dann von einem Stock hin zum Gehen ohne Gehhilfsmittel erfolgen.

Die schrittweise *Integation* der bereits wiedergewonnenen Gehfunktion in die *Aktivitäten des täglichen Lebens* ist ebenfalls ein wichtiges Basisprinzip der Gangschule. Am Anfang bleibt der Einsatz der wiedergewonnenen Gehfunktion zunächst auf den Bereich der Therapieräume beschränkt. Sobald das Gehen sicher ausgeführt wird, wird die erworbene Gehfunktion dann bei der Verrichtung der täglichen Aktivitäten eingesetzt. Besteht jedoch noch ein zu großes Fallrisiko, sollte der Patient ein sicheres und gut auf seine Bedürfnisse abgestimmtes Gehhilfsmittel benutzen; wird der Patient jedoch beim Gehen begleitet, kann auf den Einsatz des Gehhilfsmittels verzichtet werden.

Die Integration der erworbenen Gehfunktion in die Aktivitäten des täglichen Lebens ist äußerst wichtig, da hiermit in der Regel ein schnellerer Therapieerfolg erzielt wird als ausschließlich mit einer isolierten Gangschulung während der Therapiezeiten, wo das Gehen selbst das Übungsziel ist.

Wichtig !

In den Alltag integriert ist das Gehen ein *Mittel,* um sich fortzubewegen. Der *zielgerichtete Einsatz* des Gehens im täglichen Leben ist oftmals für den Patienten der am meisten motivierende Faktor in der Behandlung (s. Abb. 5.3). Durch den funktionellen Einsatz des Gehens wird der Patient fortwährend an seine Verantwortung gegenüber sich selbst und an seine Selbstbetätigungsmöglichkeiten erinnert; auch trainiert er so das *situative Handeln* während des Gehens.

Belastbarkeit und Gehbelastung

Für die Erlangung des optimalen Trainingseffekts ist das für jeden Patienten individuell zu bestimmende Gleichgewicht zwischen Belastung und Belastbarkeit äußerst wichtig (Bernards 1994). Für die Bewertung der möglichen *Belastbarkeit* des Patienten muß der Therapeut genau einschätzen, was der Patient möchte, was er darf und was er kann, sowohl hinsichtlich seiner physischen als auch psychischen Belastungsmöglichkeiten. Hierbei müssen folgende Aspekte berücksichtigt werden:
- das Schmerzempfinden und -erleben,
- das Lebensalter,
- die kardiopulmonale Belastbarkeit,

Abb. 5.3.
Patient mit einer
Paraplegie, der
während der Ergo-
therapie handwerklich
tätig ist

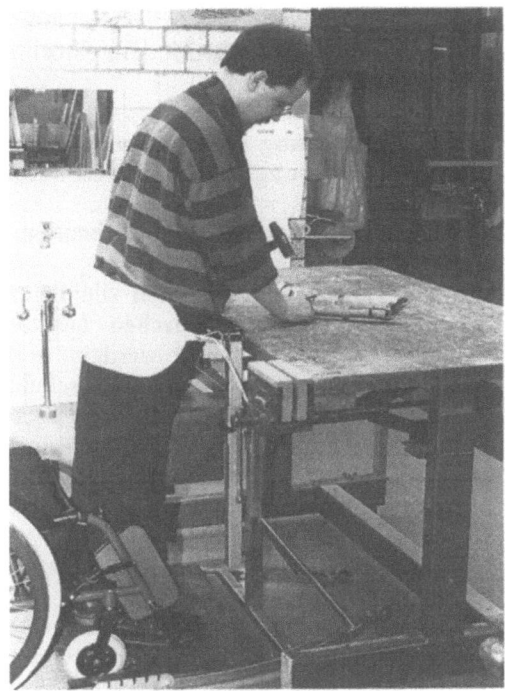

- die evtl. verminderte Haut- und Knochenbelastbarkeit,
- seine Motivation sowie
- die evtl. vorhandene Einschränkung seines Lern- und Konzentrationsvermögens.

Mit Hilfe dieser Einschätzung kann der Therapeut einen individuell angepaßten Behandlungsplan erstellen, der zusammenfassend die physische Belastungsgrenze, die psychische (und kognitive) Belastbarkeit des Patienten und seine Bereitschaft zur aktiven Mitarbeit einbezieht. Der Aufbau und die Intensität der Behandlung und die Art der Instruktionen, die der Therapeut an den Patienten richtet, orientieren sich an diesen Belastungsgrenzen.

Das Erlernen von (neuen) motorischen Fähigkeiten geschieht am besten mit einer Belastung, die gerade unterhalb dieser Belastbarkeitsgrenze des Patienten liegt. Sie kann langsam erhöht werden; der Patient erfährt den dabei entstehenden Erfolg als stets kleiner werdende Einschränkung in seinem täglichen Leben. Jeder Erfolg, der Auswirkungen auf den Einschränkungsgrad des Patienten hat, also direkte Konsequenzen für sein tägliches und soziales Leben mit sich bringt, ist für den Patienten äußerst motivierend. Daher ist eine Einbeziehung der Gangschulung innerhalb des SEH-Modells (Störung, Einschränkung, Handicap) äußerst sinnvoll.

Wichtig ! Die Gangschulung sollte niemals nur als „trockene" Übungstherapie im Übungssaal betrieben werden.

Prinzipien der motorischen Lerntheorien

In der Gangschulung sollten die Prinzipien der motorischen Entwicklung, der motorischen Lerntheorien und der Bewegungslehre berücksichtigt werden. In Kap. 8 beschreiben wir dies näher am Beispiel der Gangschulung für einen Hemiplegiepatienten. In Abhängigkeit vom Lernvermögen des Patienten umfaßt die Anpassung der Gangschulung folgende Punkte:
- schrittweiser und funktioneller Aufbau (s. Abb. 5.4),
- Art der Instruktion (von einfach bis komplex, je nach Patient),
- individuell auf den Patienten zugeschnittene Übungsschemata,
- eigene Mitarbeit und Selbsthilfevermögen des Patienten,
- Gestaltung der Gehhilfsmittel (von einfach bis komplex, je nach Patient),
- Abbau der Gehhilfsmittel (wenn möglich) und
- Art und Aufbau der notwendigen Schienen und/oder Prothesen.

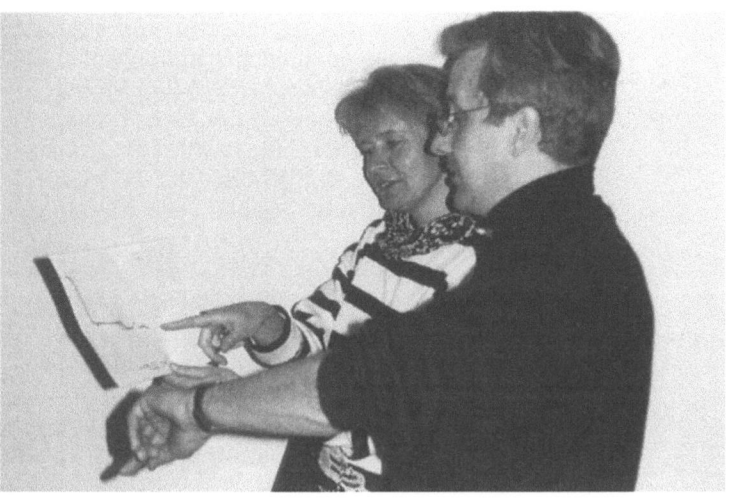

Abb. 5.4.
Grafisch dargestellter schrittweiser Aufbau von Gehstrecke und Geschwindigkeit (als Motivationshilfe für den Patient und den Therapeuten)

Abb. 5.5.
Mit Hilfe eines Rollators alleine zur Toilette gehen

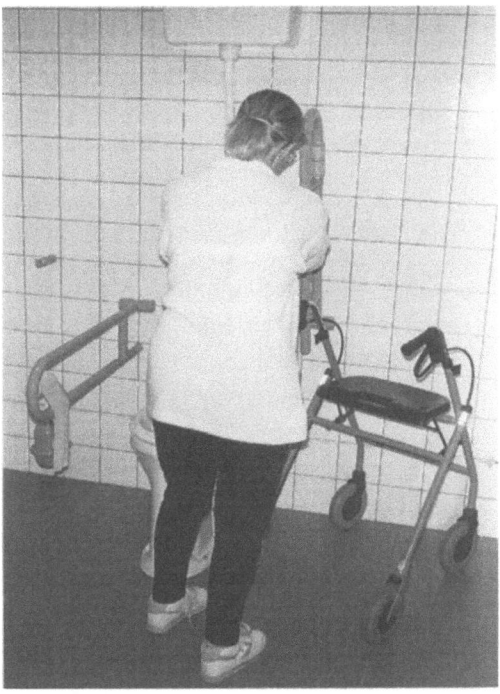

> **Wichtig !**
> Die Einteilung der Gangschulung in die sog. *Anlernphase,* die *Anwendungsphase* und die *Selbständigkeitsphase* erweist sich im praktischen Gebrauch als sehr sinnvoll.

In der *Anlernphase* erlernt der Patient, einen neuen Ausschnitt des Gangmusters zu verbessern (Halfens 1988). In der *Anwendungsphase* versucht der Patient, seine neu erworbenen motorischen Möglichkeiten zu beherrschen. Dies erfolgt u. a. mit einem für ihn eigens erstellten Übungsschema und im Alltag durch den schrittweisen Abbau der Begleitung während des Gehens.

In der *Selbständigkeitsphase* wendet der Patient die neu erworbenen und gefestigten Aktivitäten in verschiedenen Alltagssituationen an, z. B. ohne Begleitung, aber mit Hilfe eines Stokkes zur Toilette gehen (s. Abb. 5.5) oder Treppen zu steigen. Dieser schrittweise Aufbau der neu bzw. wieder zu erwerbenden Fertigkeiten ist für die Erlangung eines guten Therapieresultats äußerst wichtig.

Der motorische Lernprozeß und die Gangschulung können durch einen hoch *motivierten Patienten* weiter unterstützt werden. Der Patient kann z. B. zusätzlich motiviert werden durch:

- die Mitbestimmung der Ziele,
- die Berücksichtigung seiner eigenen Wünsche,
- das gemeinsame Hinarbeiten auf ein für ihn erreichbares Ziel und
- einen intensiven alltags- und berufsnahen Trainingsaufbau.

Wichtig !

In der klinischen Situation ist auch im Hinblick auf eine optimale Gangschulung eine gute Zusammenarbeit zwischen der Physiotherapie, der Ergotherapie und der Pflegeabteilung notwendig. Den individuellen Möglichkeiten bzw. Bedürfnissen entsprechend kann hier auch die Familie des Patienten miteinbezogen werden.

5.3 Ratschläge für verschiedene Übungssituationen

Nachfolgend werden einige praktische Ratschläge erläutert, die bei vielen Gangschulungspatienten angewandt werden können und hilfreich sind:
→ Aufstehen,
→ aktiver Stand,
→ Schwungphase,
→ Trainingsaufbau in Richtung komplexer Übungssituationen,
→ Treppensteigen und
→ Falltraining.

Aufstehen

Der Patient sollte, bevor er das Aufstehen vom Stuhl erlernt und einübt, über eine ausreichend gute Rumpf- und Sitzbalance verfügen. Für den Vorgang des Aufstehens selbst sollte der Patient nah am Stuhlrand sitzen und mit seinen Füßen fest auf dem Boden stehen, so daß die beim Aufstehen stattfindende Gewichtsverlagerung von der Sitzfläche auf die Füße möglich wird. Das Aufstehen kann entweder symmetrisch, mit beiden Füßen nebeneinander, oder asymmetrisch erfolgen, wobei in der Regel das stärkere Bein hinten steht. Darüber hinaus kann das Aufstehen für den Patienten durch die Veränderung der Sitzhöhe und/oder durch die Anwendung bzw. den Abbau der manuellen Fazilitations- und Stützmöglichkeiten den jeweiligen Fertigkeiten angepaßt werden.

Der Therapeut fazilitiert in der Regel den normalen Verlauf der Rumpfbewegung, die Gewichtsverlagerung und die Rumpfflexion. Zusätzlich kann er, je nach Patient und Situation, manuell am Becken und/oder an den Schultern Unterstützung anbieten oder Widerstände (z. B. im Sinne von Bobath und PNF) setzen (s. Abb. 5.6). Hat der Patient Schwierigkeiten, von einem niedri-

Abb. 5.6.
Progressiver Aufbau:
Trotz schmerzhafter,
rheumatischer Gelenke
das Wiedererlernen
von Aufstehen und
Hinsetzen

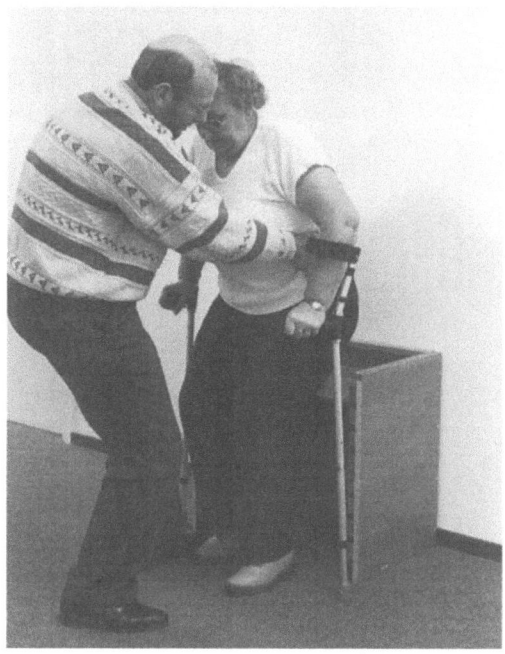

gen Stuhl aufzustehen, beginnt man zunächst von der stehenden Position aus, das Hinsetzen einzuleiten. Dabei nutzt der Therapeut die stärker exzentrisch verlaufenden Bewegungen.

Wichtig !   Mit fortgeschrittenen Patienten kann das Aufstehen von einem niedrigen Stuhl oder Sitz auch in mehr funktionellen Situationen geübt werden, z. B. das Aufstehen von einer Toilette und/oder das Aussteigen aus einem Auto.

Dieses alltagsorientierte Training wird leider in seiner Effektivität allzu häufig unterschätzt und daher auch oftmals zu Therapiezwecken wenig genutzt (siehe auch Kap. 7, „Amputationen" und Kap. 8, „Neurologische Krankheitsbilder").

Aktiver Stand

In Kap. 4 wurde bereits auf die Vorgehensweise zur Diagnostik der korrekten Stehhaltung eingegangen. In der Gangschulung beginnt man zuerst mit dem symmetrischen Stehen und dem Einüben der richtigen Gewichtsverteilung; dabei stehen die Füße des Patienten auf gleicher Höhe.

Normalerweise nimmt der Patient, wenn eine gewisse Unsicherheit und/oder *Gleichgewichtsprobleme* bestehen, eine breite

Abb. 5.7.
Belastungstraining bis zur vollständigen Belastung des Beins mit 2 Personenwaagen; mit Hilfe der 17-Punkteskala wird einem Patient mit chronischem Schmerzverhalten vermittelt, was „normal belasten" und „normal gehen" bedeutet

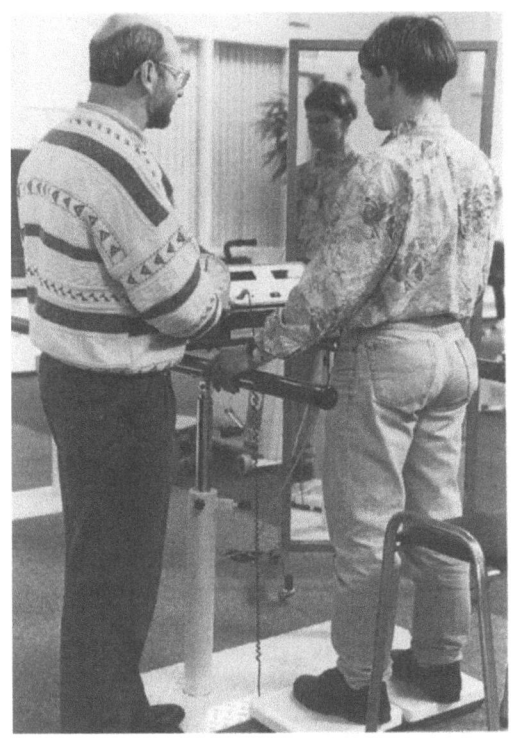

Standbasis ein. Der Therapeut kontrolliert sowohl von vorne (frontale Ebene) als auch von der Seite (sagittale Ebene), ob der Patient gut auf seinen Füßen steht. Hat der Patient Probleme in der Standphase, sollte man zuerst versuchen, das betroffene Bein mehr und mehr zu belasten. Der Patient kann diese *Belastungssteigerung* sehr gut mit Hilfe einer Personenwaage (s. Abb. 5.7) erlernen und/oder durch das Steh- und Gehtraining im Wasser an die Belastungssteigerung herangeführt werden. Insbesondere für Patienten, die z. B. Gelenkschmerzen haben, für Patienten mit eingeschränkter Hautbelastbarkeit im Stumpfbereich oder für Patienten, deren Frakturbereich nur teilbelastet werden darf, eignet sich das ausbaufähige Training mit der *Personenwaage*.

Für Patienten, die nur teilbelasten dürfen, beginnt der Trainingsaufbau in der mittleren Standphase. Beherrscht der Patient die richtige Belastung in der mittleren Standphase, wird das Training auf die anderen Standphasenabschnitte, wie z. B. auf die Stoßdämpfung und die Fersenablösung ausgeweitet.

Auch für Patienten mit *Stabilitätsproblemen im Kniebereich* beginnt man das Training im allgemeinen in der mittleren

Standphase oder noch besser im ersten Teil der Standphase (z. B. bei Hemiplegiepatienten), um dann später den zweiten, schwierigeren Teil der Standphase einzuüben. Eine weitere Steigerung des Schwierigkeitsgrades kann durch den Einsatz von verschiedenartigen Bodenbelägen erreicht werden, die die Instabilität vergrößern.

Liegen die Probleme des Patienten eher im Bereich *mangelnder Hüftstabilität*, z. B. aufgrund von einer Abduktorenschwäche, dann richtet sich das Training auf eine gezielte Kräftigung der Abduktoren und auf den progressiven Abbau des Stützverhaltens des kontralateralen Arms.

Der Einsatz eines Spiegels gibt dem Patienten dabei selbst die Möglichkeit, seine Haltung und Bewegungen visuell zu kontrollieren und korrigieren. Der Spiegel befindet sich vor dem Patienten, wenn die Probleme in der frontalen Ebene liegen, und seitlich vom Patienten, wenn die Probleme in der sagittalen Ebene liegen.

Beherrscht der Patient die einzelnen Phasenabschnitte der Standphase, beginnt man mit dem Verbinden der einzelnen Phasenabschnitte durch die Gewichtsverlagerung; zunächst in Schrittstellung und später durch die Ausführung der Schwungphase auf der nichtbetroffene Seite.

Schwungphase

Zunächst müssen Probleme, die in der Schwungphase auftreten, auf ihre *Ursache* hin analysiert werden. Oftmals basieren sie auf einer *Schwäche der Flexoren* einschließlich der schrägen Bauchmuskulatur. Wenn dies die Ursache ist, werden die schwachen Flexoren in anderen Ausgangspositionen, z. B. im Vierfüßlerstand oder im Wasser, gekräftigt, wo die Schwerkraft keine zusätzlich zu überwindende Kraft ausmacht.

Erschweren *schwache Fußheber* (s. Abb. 5.8) zusätzlich die Gangschulung, so kann der Fuß während der Gangschulung so bandagiert werden, daß die Nullstellung im Sprunggelenk erreicht und während des Gehens beibehalten wird. Eine weitere, zeitlich begrenzt anwendbare Möglichkeit ist die Schuherhöhung auf der nichtbetroffenen Seite. Die Erhöhung kann im oder unter dem Schuh angebracht werden. Durch die Schuherhöhung auf der nichtbetroffenen Seite wird dem betroffenen Bein die Ausführung der Schwungphase erleichtert, der Übungseffekt stellt sich schneller und besser ein. Sich negativ auswirkende Kompensationsmechanismen, wie z. B. die Zirkumduktionsbewegung auf der betroffenen Seite oder die zu frühe Fersenanhebung auf der nichtbetroffenen Seite, können so verhindert werden.

Abb. 5.8.
Schwache Fußheber werden mit Hilfe verschiedener P.N.F.-Techniken gekräftigt

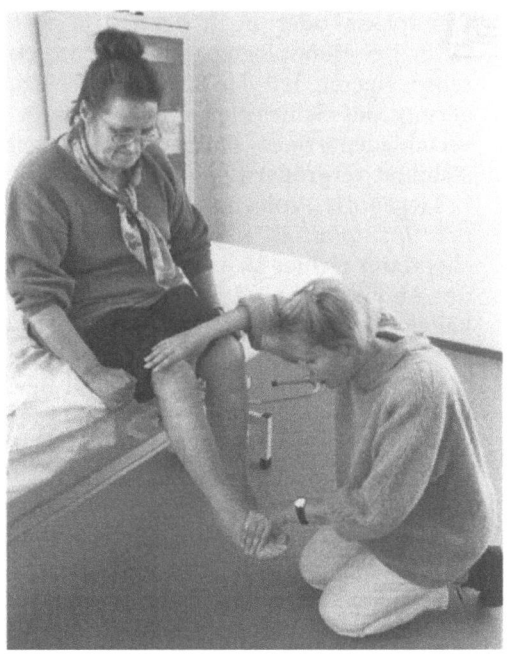

In der folgenden Übungsphase werden die vorher einzeln eingeübten Bewegungsabschnitte aus der Stand- und Schwungphase miteinander verbunden, um einen *flüssigeren Bewegungsverlauf* zu schulen. Gleichzeitig wird die *Anwendung von evtl. genutzten Hilfen* (wie z. B. die manuelle Unterstützung, der Einsatz von Schienen und/oder Orthesen) kritisch beurteilt und, wenn nötig, korrigiert bzw. abgebaut. Das Vorhandensein einer Auswahl verschiedenartiger und unterschiedlich großer Übungsschienen, die dem Patienten zeitlich begrenzt zur Verfügung gestellt werden können, ist im Rahmen einer gut fundierten Gangschulung durchaus wichtig und sinnvoll. Zu den Übungsschienen, die angeboten werden sollten, gehören u. a. ein Kniebrace, das dem Knie Stabilität gibt; Kunststoffbeinschienen, in Erwartung, daß die Kraft in den Beinen zunimmt und Oberschenkelschienenschellenapparate sowie verschieden große Modelle von Sprunggelenk-Fuß-Orthesen (AFO, *a*nkle-*f*oot-*o*rthese) und Übungsprothesen.

Trainingsaufbau in Richtung komplexerer Übungssituationen

Der Therapeut steuert den progressiv angelegten Aufbau der Gangschulung hinsichtlich des Schwierigkeitsgrades, indem er zusammen mit dem Patienten in der Behandlung neue Aktivitä-

5.3 Ratschläge für verschiedene Übungssituationen 83

Abb. 5.9.
Ein Patient mit Polyneuropathie; die Muskelkraft liegt bei 3–4. Der Gehwagen verhindert, daß der Patient fällt, und erleichtert ihm gleichzeitig auch das Gehen

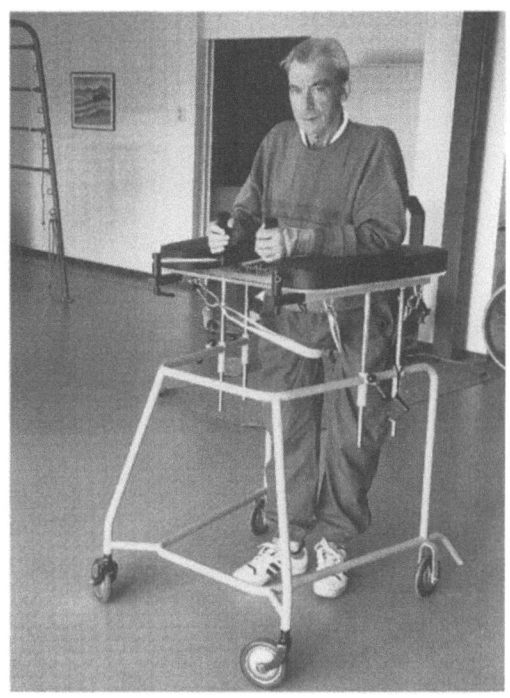

ten einübt und der Patient im täglichen Leben auf einem niedrigeren Schwierigkeitsniveau seine bereits erworbene Gehfunktion nutzt (s. Abb. 5.9). In der Praxis sieht das so aus, daß der Patient im Alltag ein Hilfsmittel nutzt, das ihm mehr Sicherheit und Unabhängigkeit von sonst notwendigen Begleitpersonen bietet.

Ein praktisches Beispiel: Ein Patient mit einer Fußheberschwäche kann auf einem ebenen Untergrund ohne AFO gehen. Möchte er jedoch außerhalb von Gebäuden gehen, nutzt er – vor allem für längere Wegstrecken – einen AFO und zwei Unterarmgehstützen. So kann der Patient seine bereits erworbenen Fertigkeiten in einer für ihn sicheren Umgebung (innerhalb von Gebäuden) weiter trainieren und zusätzlich durch die Spaziergänge draußen seine Kondition sowie seine gesamte Beinmuskulatur ohne erhöhtes Sturzrisiko und in einer für ihn angenehmen und abwechslungsreichen Weise stärken.

Funktionelles Gehen   Sobald der Patient seine neu erworbenen Gehfähigkeiten sicher beherrscht, sollte er aufgefordert werden, die neu erworbenen Gehfähigkeiten auch in seinen *täglichen Aktivitäten* umzusetzen. Während der Therapie sollte der Therapeut stets „neue Ziele und Aktivitäten" anstreben, wobei er beim progressiven Ausbau der Gehstrecke die *Belastbarkeit* des Patienten berücksichtigen muß. Mit gut motivierten Patienten hat man damit im allgemeinen keine Probleme, sie muß man eher ein wenig bremsen.

Abb. 5.10.
Die erworbene Gehfunktion wird zu Hause genutzt; in diesem Bereich ist die ergotherapeutische Arbeit besonders wichtig

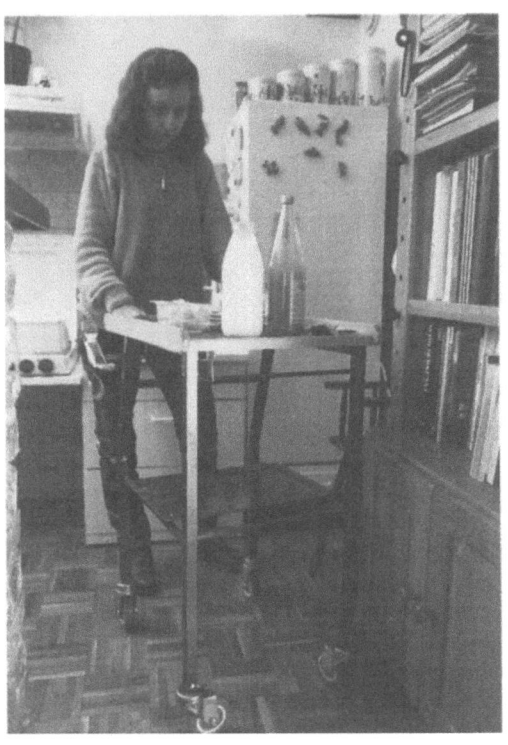

Wichtig !

Ist die Gangschulung z. B. für Patienten *mit Schmerzen und/oder Schmerzverhalten* bestimmt, so ist ein straffer, genau festgelegter schrittweiser Aufbau der Gangschulung zum Erlernen eines neuen Gangmusters und zur Erweiterung der Gehstrecke wichtig und notwendig.

In Hoensbroek nutzen wir mit gutem Erfolg ein 17-Punkte-Schema, das verhaltenstherapeutische Prinzipien beinhaltet (Oosterveld und Pelt, 1993, Vlaeyen et al. 1996, Thomassen 1996).

Um die Gehfunktion für die Aktivitäten des täglichen Lebens nutzbar zu machen, ist in manchen Fällen der *Einsatz von angepaßten Hilfsmitteln* erforderlich. So kann z. B. die normalerweise vom Patienten zu bewältigende Gehstrecke deutlich erweitert werden, indem er einen Rollator mit Sitzgelegenheit erhält: Er kann sich, wenn nötig, zwischendurch ausruhen.

Ein anderes Beispiel für den funktionellen Einsatz des Gehens ist die Nutzung eines auf die Bedürfnisse des einzelnen Patienten angepaßten Teewagens (s. Abb. 5.10), mit dem vor allem Patienten mit Gleichgewichtsproblemen oder mit einer eingeschränkten Belastbarkeit verschiedene Gegenstände im Haus-

Abb. 5.11.
Eine Patientin mit einer bilateralen Unterschenkelamputation übt das Öffnen und Schließen von Türen

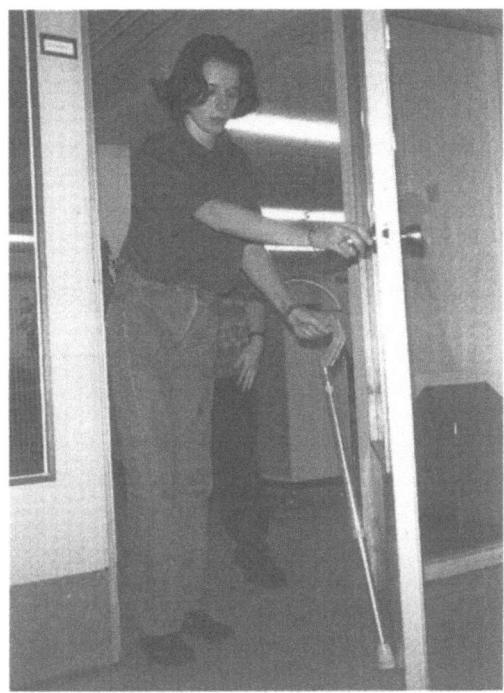

halt hin und her bewegen können. Der Effekt der Gangschulung wird, sobald der Patient seine Gehfunktion im täglichen Leben motiviert einsetzen kann, deutlich zunehmen.

Wichtig ! In der Gangschule sollten auch *funktionelle Alltagsaktivitäten* integriert werden, so daß der Patient lernt, gleichzeitig zu gehen und Gegenstände etc. zu tragen oder an eine andere Stelle zu befördern.

Zusätzlich können auch andere Aktivitäten, wie z. B. Ballspiele oder Hüpfen und Springen auf zwei oder einem Bein oder auch Tanzen, mit der Gangschulung kombiniert werden und zur Verbesserung des Gangmusters beitragen.

Rückwärts und seitwärts gehen

Beim Rückwärtsgehen muß der Patient seine Schritte mit Hilfe seines Gefühls kontrollieren; seine Augen kann er hierbei, anders als beim Vorwärtsgehen, nur begrenzt einsetzen. Im täglichen Leben kommt das reine Rückwärtsgehen nicht so oft vor, aber beispielsweise beim Öffnen und Schließen von Türen (s. Abb. 5.11) muß man (unter Umständen gleichzeitig mit einer Drehung) einige Schritte rückwärts gehen. Das Rückwärtsgehen bietet dem Patienten ebenso wie das Seitwärtsgehen einige Variationsmöglichkeiten des funktionellen Gehens.

Wichtig ! Das Rückwärts- und das Seitwärtsgehen sind wichtige Fertigkeiten, um Korrekturschritte und/oder Schutzschritte einsetzen zu können.

Zuerst erlernt der Patient das Rückwärts- und Seitwärtsgehen mit einem Anstellschritt; später kommt dann die alternierende Ausführungsweise hinzu. Das gleiche Prinzip wird auch angewandt, wenn der Patient lernt, über ein Hindernis zu gehen.

Unebene Flächen Ebenso wichtig wie das Erlernen des Stehens auf einer unebenen oder auf einer mobilen Fläche (z. B. Therapiekreisel) ist es, daß der Patient das Gehen auf unebenen Flächen erlernt. Zu dem Gehen auf unebenen Flächen gehört das Gehen bei Gefälle oder Steigungen, das Gehen auf verschiedenen Bodenbelägen, wie z. B. auf einem hochflorigen Teppich, auf einem glatten Fußboden oder außer Haus auf Kieselsteinen, Gras und Sand etc.

Wichtig ! Nur eine *variationsreiche Auswahl* an Geherfahrungen wird dem Patienten genügend Sicherheit und Selbstvertrauen geben, seine Gehqualitäten im täglichen Leben optimal einzusetzen.

Auch das Gehen in der Stadt oder in einem Kaufhaus zwischen all den anderen Menschen gehört zur Gangschule.

Umdrehen Der Patient sollte auch das Umdrehen bzw. das Drehen auf der Stelle erlernen. Patienten mit Hüftrotationseinschränkungen oder mit Gleichgewichtsproblemen benötigen viel mehr Schritte als andere, um sich um die eigene Achse zu drehen. In der Regel wählen sie auch den sichersten Weg, um sich zu drehen: Sie setzen den ersten Schritt in Abduktion und Außenrotation. Dies ist viel sicherer und einfacher als der überkreuzte Schritt, bei dem der erste Schritt in Adduktion-Innenrotation gesetzt wird. Das Umdrehen sollte sowohl rechtsherum als auch linksherum mit so wenig Schritten wie möglich erlernt werden. Fortgeschrittene Patienten können darüber hinaus noch das Drehen auf dem Vorfuß, ähnlich der Pirouettbewegung beim Tanzen, erlernen.

Treppensteigen

Das Treppensteigen kann bereits im Gehbarren ansatzweise trainiert werden. Hierfür läßt man den Patienten eine kleine Erhöhung hinauf- und hinabsteigen. Gelingt dies, kann das Treppensteigen an einer Übungstreppe oder an einer normalen Treppe weiter verbessert werden (s. Abb. 5.12).

Abb. 5.12.
Vorbereitende
Übungen zum
Treppensteigen: Patient
mit M. Bechterew

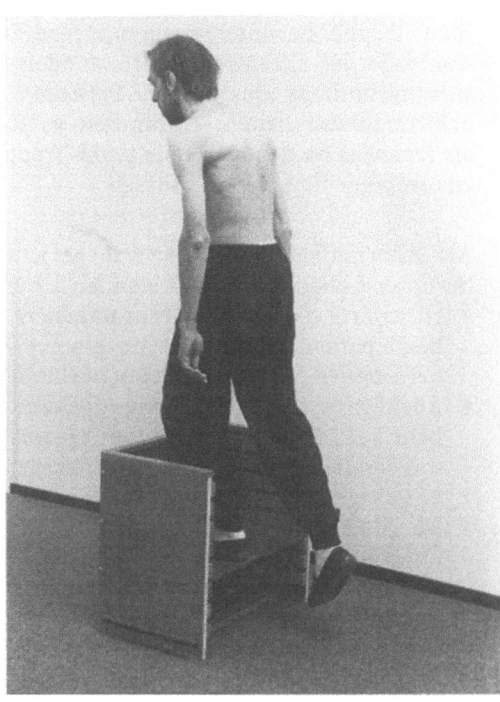

Treppaufwärts gehen

Normalerweise versucht der Patient die Treppe mit dem Gesicht zur Treppe gerichtet (also vorwärts) hochzugehen. Der Therapeut steht entweder hinter dem Patienten oder seitlich von ihm. Am Anfang erlernt der Patient das Treppengehen mit einem Anstellschritt; später, wenn er diese Art und Weise des Treppengehens gut beherrscht und seine Kraft und/oder Mobilität es zulassen, erlernt er alternierend treppauf zu gehen.

Patienten, die Probleme in der Schwungphase haben, setzen in der Regel das stärkere Bein zuerst eine Stufe weiter und stellen den anderen Fuß bei. Ebenso wird verfahren, wenn der Patient Probleme in der Standphase hat. Aufgrund der eingeschränkten Extension und der verminderten Stützfunktion erlernen auch diese Patienten, zuerst das stärkere Bein auf die nächste Stufe zu stellen und das andere beizusetzen. Sobald es dem Patienten möglich ist, u. a. durch Kraft- und/oder Mobilitätsgewinn, die Treppe alternierend zu besteigen, erhält diese Art und Weise des Treppengehens den eindeutigen Vorzug gegenüber der Anstellschritt-Technik. Je nach Erkrankung bzw. der Nutzung von Prothesen oder Orthesen kann es auch sein, daß man die Anstellschritt-Technik beibehalten muß.

Treppabwärts gehen

Eine Treppe herunterzugehen erfordert eine gut ausgeprägte Kontrolle der exzentrisch verlaufenden Kontraktion der Extensionsmuskulatur des Beins. Patienten, die Probleme in der Schwungphase haben, empfinden es daher einfacher, treppab als treppauf zu gehen, da sie beim Treppabgehen das Bein weitaus weniger hochheben müssen.

Als Alternativen zum vorwärts gerichteten Treppe-hoch-und-herunter-Gehen sind die folgenden Übungen zu empfehlen:
- rückwärts die Treppe heruntergehen; dies ist u. a. für Hemiplegiepatienten, die nur auf einer Seite (z. B. auf der nichtbetroffenen Seite) ein Treppengeländer haben, nützlich.
- Rückwärts die Treppe hinaufgehen; diese Methode ermöglicht z. B. Patienten mit einer Querschnittslähmung, die sich mit langen Beinschienen fortbewegen, alleine die Treppe zu bewältigen.
- Im Sitzen die Treppe hinauf- und heruntergehen; hierbei nutzt der Patient zum Hochdrücken und Herunterlassen seines Rumpfes die Arme und wenn möglich ein oder beide Beine.
- Seitwärts die Treppe hinauf- und heruntergehen; diese Art des Treppengehens wird Patienten gelehrt, deren Stützmöglichkeiten im Armbereich auf dem Treppengeländer eingeschränkt sind und die auf diese Weise sicher eine Treppe hoch- und heruntergehen können. Sie wird u. a. von Hemiplegiepatienten und Patienten mit bilateraler Beinschwäche (z. B. aufgrund von Muskeldystrophieerkrankungen oder aufgrund von einer beidseitigen Oberschenkelamputation) benutzt. Die Alternative hierzu wäre die Installation eines Treppengeländers auf beiden Seiten.

Weitere diagnosegruppenspezifische Ratschläge finden sich in Kap. 7, „Amputationen" und Kap. 8, „Neurologische Krankheitsbilder".

Fortgeschrittene Patienten

Der weitere Aufbau des Trainings zum Treppensteigen richtet sich an die fortgeschrittenen Patienten. Diese sollten, wenn es krankheitsbedingt möglich ist, das Treppengehen auch ohne Benutzung des Geländers erlernen. Darüber hinaus sollte das Training mit den jüngeren Patienten (aus der fortgeschrittenen Gruppe) solange fortgeführt werden, bis sie eine Treppe – 2 Stufen gleichzeitig nehmend – herauf- und herunterlaufen können.

Das Treppengehen kann noch funktioneller gestaltet werden, indem man den Patienten kleinere oder auch größere Gegenstände die Treppe hinauf- und heruntertragen läßt. Hierzu gehört auch das Ausprobieren verschiedener Trageweisen bzw. -möglichkeiten (z. B. mit Hilfe eines Rucksacks).

Falltraining

> **Wichtig !** Sowohl das Falltraining als auch das Training des Zubodengehens und Wiederaufstehens helfen dem Patienten in idealer Weise, sein Selbstvertrauen zurückzugewinnen.

Vom Stand aus *auf den Boden* zu gehen kann, gestützt oder ungestützt, über den Einbeinkniestand oder über den Bärenstand erfolgen. Die Bärenstand-Variante wird vor allem bei Patienten eingesetzt, deren Beine schwach sind. Ebenso wie man dies bei kleinen Kindern und auch bei älteren Menschen sieht, lehrt man dem Patienten, sich mit seinen Händen zunächst auf den Knien abzustützen, um dann von der gebückten Position aus eine Hand zum Boden zu führen und von da aus in den Vierfüßlerstand zu gelangen. Das Aufstehen über den Bärenstand erfolgt in umgekehrter Reihenfolge.

Das Zubodengehen vom Einbeinkniestand aus verläuft über den Kniestand und von da aus in die Vierfüßlerposition. Zum Einüben des Zubodengehens und Wiederaufstehens über den Einbeinkniestand können verschiedene Hilfsmittel, wie z. B. eine niedrige Holzgymnastikbank, ein stabiler Stuhl, die Behandlungsbank oder auch die Sprossenwand, genutzt werden.

Darüber hinaus sollte das Hoch- und Herunterkommen auch mit Hilfe der vom Patienten genutzten Gehhilfsmittel (Stock, Stützen etc.) trainiert werden, so daß der Patient, wenn ihm z. B. mal sein Stock aus der Hand gleitet und zu Boden fällt, diesen auch alleine wieder aufheben kann.

Gelingt dem Patienten das *Aufstehen* vom Boden nicht, z. B. aufgrund von zu schwachen Beinen, dann müssen ihm Alternativen angeboten werden, so daß der Patient sich in solchen Situationen noch selbst helfen kann. Hierzu gehört z. B. das selbständige Aufsetzen am Boden, um dann von da aus mit Hilfe der stärkeren Armmuskulatur in den Rollstuhl oder auf einen Stuhl zu gelangen.

Das *Falltraining* hingegen vermittelt dem Patienten nicht nur, wie er in Notsituationen am besten zu fallen hat, sondern der Patient lernt dabei auch, seine Auffangreaktion zu schulen und Auffangschritte gezielt einzusetzen. Gerade für Patienten, die große Angst haben zu fallen und wenig Selbstvertrauen besitzen, ist das Falltraining ein wichtiger Bestandteil der Gangschulung. In der Regel beginnt man das Falltraining mit einer dicken Matte, auf die der Patient sich vorwärts fallen läßt und sich mit den Händen auffängt. Wenn der Patient das Vorwärts-

Abb. 5.13.
Falltraining: die
Mattenhöhe wird
langsam abgebaut

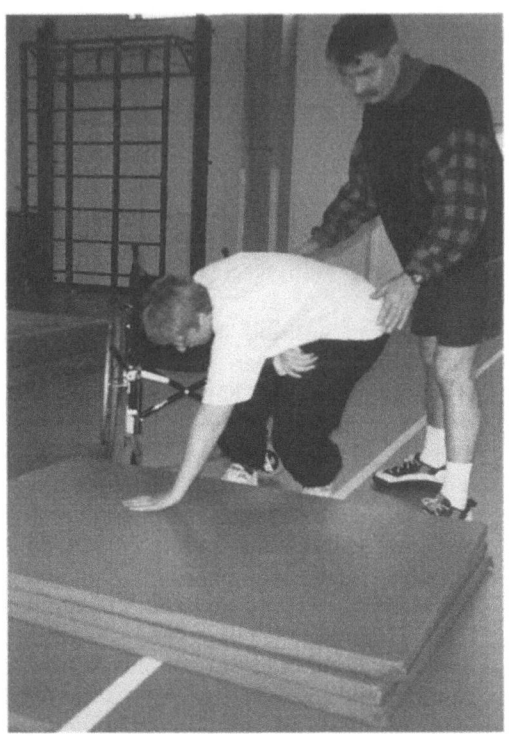

fallen beherrscht, wird auch das Seitwärts- und das Rückwärtsfallen trainiert (s. Abb. 5.13).

Der Patient sollte stets versuchen, den Sturz mit Hilfe der Arme (mit leicht flektierten Ellbogen) aufzufangen und, wenn möglich, durch eine Abrollbewegung Blessuren bzw. Verletzungen zu verhindern. Beherrscht der Patient die verschiedenen Fallmöglichkeiten auf der dicken Matte, wird die Mattendicke Stück für Stück vermindert und das Training solange fortgeführt, bis der Patient letztendlich das Fallen auf den Boden korrekt beherrscht.

5.4
Spezielle Aspekte der Analyse und Behandlung bei häufig vorkommenden Gangbildabweichungen

Eine vollständige und alles umfassende Darstellung aller *möglichen* Gangbildabweichungen und ihrer Problematik würde den Rahmen des vorliegenden Buches, das als Basiswerk verstanden werden sollte, sprengen. Wir haben deshalb versucht, hier in aller Kürze auf die *wichtigsten* und am *häufigsten* anzutreffenden Gangbildabweichungen und ihre möglichen Ursachen einzugehen.

Maßnahmen, die während der Gangschulung eingesetzt werden sollen, sind von dem Ergebnis der Problemanalyse abhängig. Meist läßt sich relativ rasch sagen, *daß* der Patient eine Abweichung aufweist, aber man muß klären, ob es sich bei dieser Abweichung um ein *Symptom* der vorliegenden Krankheit oder um eine *Kompensationsbewegung* handelt: so ist z. B. ein Fallfuß (schwache Fußheber) ein Symptom. Die daraus folgende Kompensationsbewegung, z. B. eine Zirkumduktion des betroffenen Beins, wäre nicht notwendig und kann verhindert werden.

Nachfolgend werden die *am häufigsten vorkommenden Gangbildabweichungen* vorgestellt, die mit Hilfe genauer Beobachtung analysiert und anschließend mit dem Einsatz der adäquaten Maßnahmen während der Gangschulung behandelt werden können, wobei wir uns auf die Erkenntnisse und Beschreibungen von Whittle stützen (Whittle 1991, Smidt 1990):
→ Seitwärtsneigung des Rumpfes (S. 91),
→ Zirkumduktion während der Schwungphase (S. 92),
→ zu große Schrittbreite (S. 93),
→ abweichende laterale oder mediale Fußbelastung (S. 93),
→ zuviel Hüftbeugung während der Schwungphase (S. 93),
→ vermehrte Vorwärtsneigung des Rumpfes (S. 94),
→ vermehrte Rückwärtsneigung des Rumpfes (S. 95),
→ Hyperlordose (S. 96),
→ Hyperextension im Knie (S. 96),
→ Instabilität im Knie (S. 97),
→ Instabilitätsprobleme im Hüftbereich (S. 97),
→ Abweichungen während der Dorsalextension und/oder der Plantarflexion des Fußes (S. 97).

Seitwärtsneigung des Rumpfes

Ursachen

Eine Rumpfseitneigung, die sowohl einseitig als auch beidseitig vorkommen kann, entsteht meistens während eines Schrittes. Eine mögliche Ursache für die Seitwärtsneigung des Rumpfes sind zu schwache Abduktoren; der Rumpf wird dann während der Schwungphase zur Standbeinseite geneigt. Weitere Ursachen sind Beinlängendifferenzen, Wirbelsäulenabweichungen oder Schmerzen bei Belastung. Auch eine zu große Schrittbreite oder eine zu breite Standbasis kann ein Absinken des Beckens auf der kontralateralen Seite bzw. eine Rumpfseitneigung verursachen.

Analyse

Der Therapeut muß zunächst analysieren, ob es sich um eine Kompensationsbewegung oder um eine *Entlastungsbewegung*

Abb. 5.14.
Lateralflexion zur Standbeinseite hin: Duchenne positiv, u. a. Ausfall der Abduktoren links; Patient mit Poliomyelitis

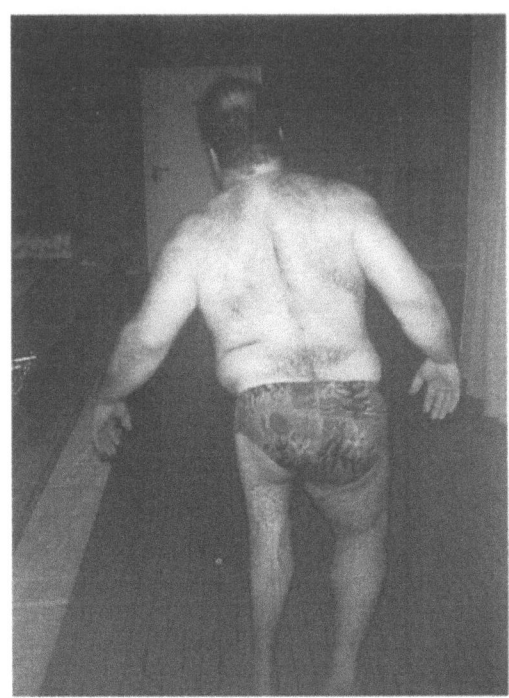

handelt. Manche Patienten führen die Seitneigung zur Standbeinseite aus, um ihre schwachen Abduktoren zu entlasten (*Duchenne*, s. Abb. 5.14). Sie kann auch aufgrund einer schlecht ausgerichteten Prothese auftreten.

Behandlung

Die Behandlung sollte in erster Linie auf die Abweichung und ihre Ursache gerichtet sein und des weiteren ein normales Gangmuster unter Zuhilfenahme des richtigen Gehhilfsmitteleinsatzes auf der nichtbetroffenen Seite anstreben.

Zirkumduktion während der Schwungphase

Analyse

Liegt dieses Problem vor, sollte man bei der *Problemanalyse* vor allem beachten:
- einen evtl. vorliegenden Beinlängenunterschied,
- eine Schwäche der Hüftflexoren,
- eine zu lang angepaßte Prothese,
- eine Mobilitätseinschränkung im Knie- oder Sprunggelenk oder
- eine verminderte Dorsalextensionsbewegung im Fuß (wie sie z. B. bei Hemiplegiepatienten vorkommt).

Zu große Schrittbreite

Ursache Die Ursache für eine zu große Schrittbreite können z. B. ein vermindertes Gleichgewichtsgefühl, Koordinationsstörungen oder eine schlechte Ausrichtung der Prothese bzw. Orthese sein.

Analyse In der Regel sieht man ein unsicheres Gangmuster, bei dem zusätzlich eine Verkürzung der Stand- und der Schwungphase auffällt. Die Verkürzung der Stand- und Schwungphase führt zu einer Verringerung der Schrittlänge und kann sowohl uni- als auch bilateral vorkommen. Diese Abweichung kann auch bei Patienten beobachtet werden, die Fallneigungen oder große Angst haben zu fallen, oder bei Patienten, die Gelenkabweichungen aufweisen (z. B. zu viel Abduktion in den Hüften oder ein Valgusstand der Knie).

Behandlung Im Rahmen der *Gangschulung* sollte zunächst analysiert werden, inwieweit die Schrittbreite technisch oder biomechanisch verringert werden kann. Gleichzeitig kann das Gleichgewicht auf der Matte mit Hilfe von einfachen und stabileren Positionen sensomotorisch geschult und verbessert werden. Stabile und gut sitzende Schuhe sind hierbei sehr wichtig.

Abweichende laterale oder mediale Fußbelastung

Ursache Diese Abweichungen entstehen häufig infolge einer Schwäche oder andersartig bedingter Abweichung der Fußmuskulatur. Gelenkabweichungen, wie z. B. eine Varus- oder Valgusstellung des Fußes (s. Abb. 5.15) oder auch der Fuß-, Knie- und Hüftgelenke, können ebenfalls eine Fußfehlbelastung hervorrufen.

Behandlung Prothesen- und Orthesenträgern bietet die perfekte Ausrichtung ihrer Prothese bzw. Orthese einen Schutz vor der Entstehung von Fußfehlbelastungen.

Bei *neurologischen Krankheitsbildern* müssen direkte Maßnahmen ergriffen werden, um den Fuß-Boden-Kontakt zu normalisieren. Gelingt dies nicht, müssen geeignete Kompensationsmechanismen gesucht werden. Eine in der Praxis oft angewandte Kompensationsmöglichkeit ist z. B. die laterale Schuhrandverbreiterung, die bei einer vermehrten lateralen Fußbelastung das Umknicken des Fußes verhindert.

Zuviel Hüftbeugung während der Schwungphase

Analyse Patienten mit schwachen Fußhebern kompensieren diese Schwäche z. B., indem sie während der für sie schwierig auszu-

Abb. 5.15.
Patient mit Valgus-
neigung an beiden
Füßen

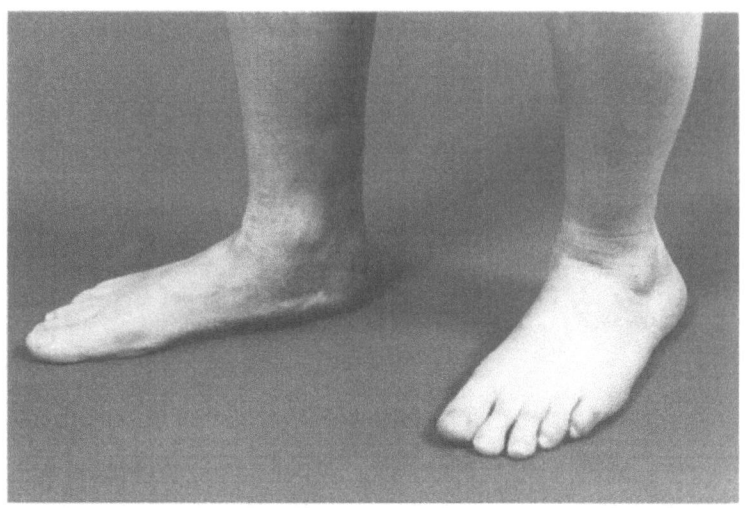

führenden Schwungphase auf der betroffenen Seite die Hüfte übertrieben anbeugen. Diese Abweichung tritt auch häufig beim sog. „Hahnentritt" auf.

Behandlung Im Rahmen der *Gangschulung* sollten die schwachen Fußheber besonders trainiert werden und, falls nötig, sollten Gehhilfsmittel bzw. eine adäquate Schienenversorgung zur Kompensation des Problems eingesetzt werden.

Vermehrte Vorwärtsneigung des Rumpfes

Ursache Eine zu stark ausgeprägte Rumpfflexion entsteht oft während der Standphase. Die Ursachen hierfür sind vielfältig; so können z. B. lokale Wirbelsäulenprobleme, bei denen vor allem die Extensionsbewegung des Rumpfes Schmerzen verursacht (s. Abb. 5.16), ebenso wie generalisierte Wirbelsäulenprobleme (wie sie z. B. beim Morbus Bechterew vorkommen) das Einnehmen der vermehrten Rumpfflexion auslösen. Darüber hinaus können auch neurologische Krankheitsbilder (wie z. B. der Morbus Parkinson) zu einer Verstärkung der Rumpfflexion führen.

Analyse Manche Patienten nutzen die vermehrte Rumpfflexion als Kompensationstechnik, um in der Standphase eine bessere Kniestreckung erreichen zu können. Diese Kompensationstechnik wenden u. a. Patienten mit einer Schwäche des M. quadriceps an. Auch führt eine Verkürzung der Wadenmuskulatur (z. B.

Abb. 5.16.
Patient mit verstärkter Flexion in Beinen und Rumpf; Hüftflexionskontraktur auf der amputierten Seite (links)

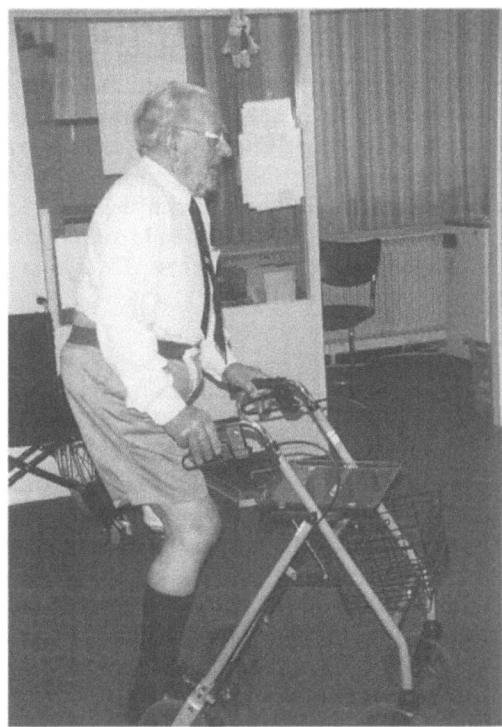

bei Hemiplegiepatienten und Patienten mit spinalen Erkrankungen) dazu, daß das Knie in Hyperextension gezwungen wird und somit vom Patienten selbst über die Rumpf- und Hüftflexion besser zu kontrollieren ist.

Ein adäquates Analysieren und Korrigieren dieser Abweichung ist im Rahmen der Gangschulung notwendig.

Vermehrte Rückwärtsneigung des Rumpfes

Ursachen und Analyse

Die Neigung zur vermehrten oder übertriebenen Rumpfextension während des Gehens kann in 2 Phasen auftreten: in der Standphase oder zu Beginn der Schwungphase.
- Kann die übertriebene Rumpfextension *am Anfang der Schwungphase* beobachtet werden, so sind in der Regel zu schwache Flexoren die Ursache. Der Patient kompensiert seine Schwäche, indem er das jeweils betroffene Bein mit Hilfe der Rumpfextension nach vorne bewegt. Auch eine erhöhte Spastizität der Hüftextensoren oder eine Ankylose der Hüfte kann die übertriebene Rumpfextension bewirken. In

diesen Fällen versucht der Patient ebenfalls, die Schwungphase mit Hilfe der Rumpfextension und der Extension des Standbeins einzuleiten und auszuführen.
- *Während der Standphase* kann die Ausführung der Rumpfextension die Hüftextension erleichtern. Dies sieht man u. a. bei Patienten mit schwacher Glutealmuskulatur (wie z. B. bei Patienten mit Querschnittslähmungen), die während der Standphase ihre Schwäche durch die Einnahme der bei ihnen maximal möglichen Extension in Rumpf und Hüften kompensieren.

Hyperlordose

Ursache und Analyse

Eine übertriebene Lordose tritt in der Regel am Ende der Standphase auf und ist häufig auf verkürzte Hüftbeuger zurückzuführen. Eine eingeschränkte oder schmerzhafte Hüftextension sowie sehr schwache untere Bauchmuskeln können für das Auftreten der Hyperlordose verantwortlich sein.

Behandlung

Die *Gangschulung* sollte sich primär auf die Korrektur der Haltung und insbesondere auf die Stellung des Beckens richten.

Hyperextension im Knie

Ursachen und Analyse

Die Hyperextension im Knie kann häufig von der mittleren Standphase an bis zum Ende der Standphase beobachtet werden. In der Regel basiert sie auf einem weniger gut koordinierten Zusammenspiel zwischen den Streckern (M. quadriceps femoris) und den Beugern (Ischiokrurale). Weitere *Ursachen*, die für die Entstehung der Hyperextension im Knie verantwortlich sein können, sind:
- Muskelschwäche des M. quadriceps femoris (z. B. bei Poliomyelitispatienten oder bei Muskeldystrophieerkrankungen),
- verkürzte Wadenmuskulatur,
- vermehrte Vorfußbelastung (z. B. bei Hemiplegiepatienten) oder
- arthrogene Probleme.

Gelenkveränderungen, die u. a. zu Hypermobilität und Instabilität im Kniegelenk führen, werden vom Patienten kompensiert, indem er in der Überstreckung des Knies Sicherheit sucht.

Instabilität im Knie

Ursachen

Instabilitätsprobleme im Knie können sowohl bei neurologischen als auch bei orthopädischen Erkrankungen auftreten. *Kniebandverletzungen* können ebenso wie *Verletzungen des*

Kreuzbands Instabilitätsprobleme hervorrufen und damit zu einer verminderten und verkürzten Standphase führen.
Bei *Kontrakturen der Hüft-* und *Knieflexoren* hingegen geht der Patient meist mit vermehrter Knieflexion. Eine deutliche *Kontraktur der Wadenmuskulatur* ruft eine Hyperextension im Knie hervor.

Stabilitätsprobleme im Hüftbereich

Ursachen

Eine vermehrte Hüftextension in der Standphase und auch ein abweichendes Rotationsverhalten in der Hüfte können zurückgeführt werden auf Probleme
- im Bereich des Hüftgelenks,
- Instabilitätsprobleme im Kniebereich,
- eine Schwäche der Hüftflexoren oder
- eine Dysbalance zwischen den Außen- und Innenrotatoren der Hüfte.

Behandlung

Primär wichtig ist eine gezielte Behandlung der problembereitenden Hüftmuskulatur (s. Abb. 5.17).

Abweichungen während der Dorsalextension und/oder der Plantarflexion des Fußes

Ursachen

Diese Abweichungen können häufig bei *neurologisch erkrankten Patienten* beobachtet werden. Bei ihnen kann die Dorsalextension sowohl aufgrund einer schlaffen Lähmung der Fußhebermuskulatur als auch aufgrund einer erhöhten Hypertonie der Plantarflexoren eingeschränkt sein. Im *orthopädischen Bereich* können die Verkürzung der Wadenmuskulatur oder die Verletzung von Bändern im Sprunggelenkbereich eine pathologische Fußbewegung mit den dementsprechenden Folgeerscheinungen hervorrufen.

Behandlung

Eine gezielte Behandlung der Ursachen und der Einsatz einer evtl. zeitlich begrenzten oder einer bleibenden Kompensationsmöglichkeit (z. B. Peronäusschiene) kann dem Patienten die Ausführung der Schwungphase während des Gehens erleichtern:
- Liegen die Probleme des Patienten eher in der *Abstoßphase* (terminal stance), können dafür eine schmerzhafte und daher nur eingeschränkt ausführbare Vorfußbelastung, eine zu schwache Wadenmuskulatur oder eine Mobilitätseinschränkung im Sprunggelenk die Ursache sein.
- Eine *zu frühe* oder *vermehrte Fersenanhebung* hingegen kann auf eine Beinlängendifferenz oder auf eine Verkürzung des M. triceps surae hinweisen. Der Patient nutzt bei einer Beinlängendifferenz die Fersenanhebung dann z. B. als Kom-

Abb. 5.17.
Patient mit einer
Paraparese in der
sakral innervierten
Muskulatur; Training
der Hüftmuskulatur
rechts

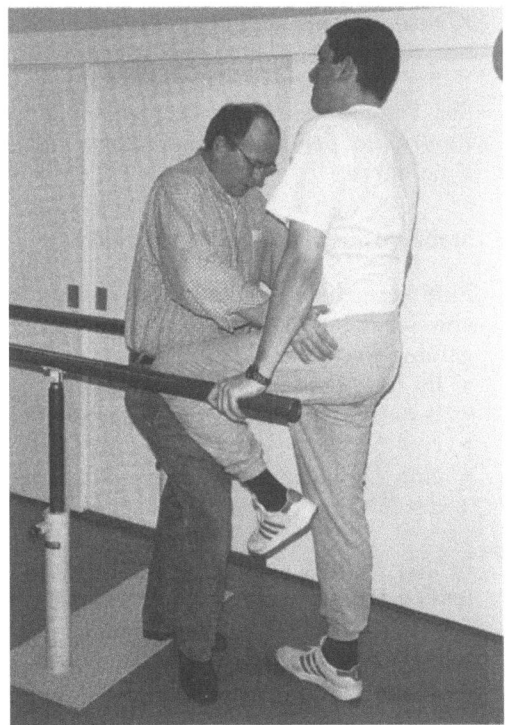

pensationstechnik, um sich die Schwungphase auf der anderen Seite zu erleichtern (s. Abb. 5.18).

Gangrhythmusstörungen

Ursachen

Rhythmusstörungen können sowohl asymmetrisch als auch symmetrisch auftreten. Man sieht sie häufiger bei *neurologisch erkrankten* Patienten, deren Gangmuster aufgrund von Tremoren, Athetosen und Rigidität etc. negativ beeinflußt wird. Das Gangmuster eines Parkinson-Patienten ist hierfür ein typisches Beispiel. Darüber hinaus können auch abnormale Bewegungen des Kopfes, der Arme und der Beine (die z. B. auf *psychiatrisch bedingten* Erkrankungen basieren) zu Veränderungen des Gangmusters führen.

Aufgrund von langanhaltenden und/oder bleibenden Erkrankungen können sich Patienten ein hinsichtlich des Gangrhythmus verändertes Gehverhalten aneignen. Dies betrifft z. B. auch Patienten mit psychosomatischen Beschwerden: sie zeigen oft im somatischen Bereich Gangbildabweichungen, die aber auf ein für sie nicht zufriedenstellendes psychosoziales Leben zurückzuführen sind.

Abb. 5.18.
Schädelhirntraumapatient mit vorherrschendem Extensionstonus; im Zehengang

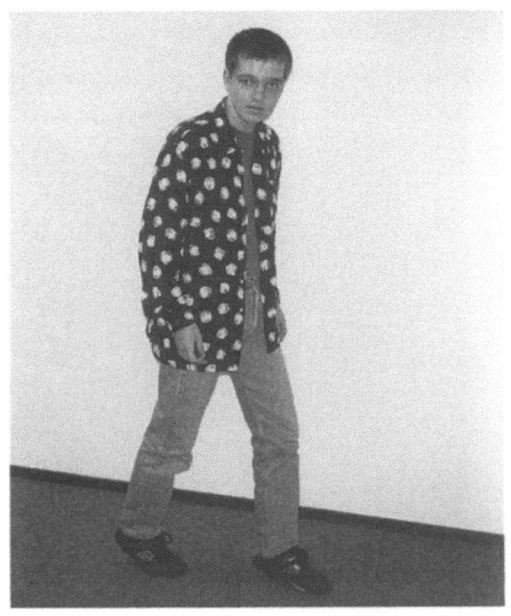

5.5 Teamarbeit

Die korrekte *biomechanische Analyse* der jeweils vorliegenden Problematik ist eine Grundvoraussetzung für die Durchführung einer *gezielten Behandlung*. Gleichzeitig zeichnet sich eine gute Behandlung aber auch durch *das Miteinbeziehen* des Patienten als eigenständiger Person mit eigenen psychosozialen Belangen aus. Damit ist u. a. die individuelle Begleitung des Patienten durch den Therapeuten gemeint, bei der der Therapeut die Selbständigkeit des Patienten in dessen eigenem Umfeld fördert, so daß er seine neu erworbenen Fertigkeiten in sein tägliches Leben, in seine Arbeit und in seine Freizeitaktivitäten integrieren kann.

Wichtig !

Ein adäquater Trainingsaufbau und die richtige Auswahl der geeigneten Schienen, Schuhe und Gehhilfsmittel kann nur im Rahmen einer guten Zusammenarbeit im Team erfolgen; das betrifft einerseits die Zusammenarbeit zwischen Therapeut und Patient und andererseits das Zusammenwirken von Therapeut und Patient mit anderen Fachkundigen [wie dem Arzt, dem orthopädischen Schuh- und Instrumentenmacher und dem Ergotherapeuten (s. Abb. 5.19)].

Abb. 5.19.
Teamarbeit ist
unentbehrlich

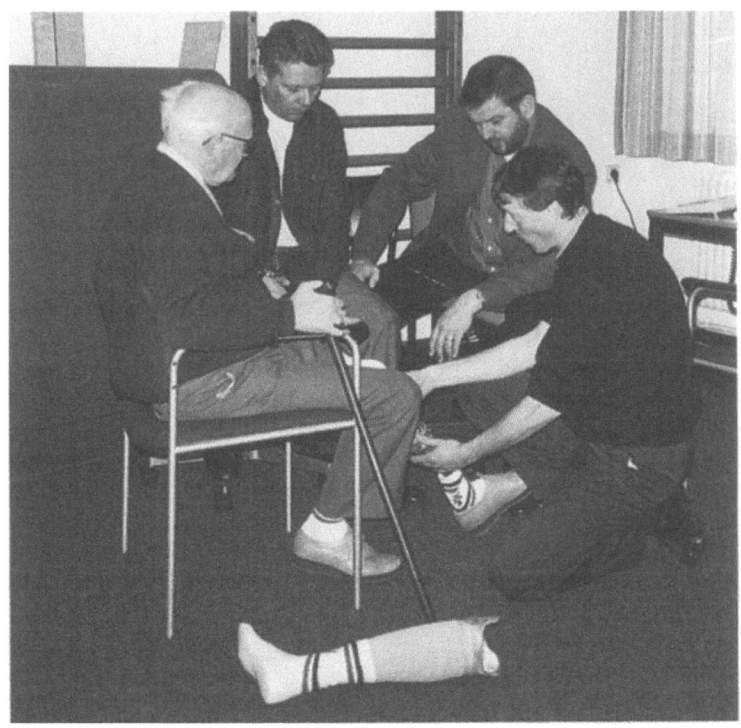

Literatur

Beckers D, Buck M, Adler S (1996) PNF in der Praxis. 3. Aufl. Springer, Berlin Heidelberg New York
Bernards A (1994) Het meerdimensionaal belastingsbelastbaarheidsmodel. Issue 2:12–16
Halfens J (1988) De behandeling van de hemiplegiepatiënt op basis van het NDT-concept. Nederlands Tijdschrift voor Fysiotherapie 98/4:70–73
Oosterveld F, Pelt R (1993) Fysiotherapie bij reumatische aandoeningen. Bunge, Utrecht, 1993
Smidt G (1990) Gait in rehabilitation. Churchill Livingstone, New York
Thomassen J (1996) Chronische pijnproblematiek: gedragsgeoriënteerde behandelmogelijkheden. Hoensbroek
Vlaeyen J et al (1996) Chronische pijn en revalidatie. Bohn Stafleu Van Loghum, Houten
Whittle M (1991) Gait analysis. An introduction. Butterworth-Heinemann, Oxford

6 Orthopädische Gelenkveränderungen

Die nachfolgende Darstellung von Gangbildabweichungen beschränkt sich auf die Betrachtung der verschiedenen orthopädischen Krankheitsbilder der einzelnen *Gelenke*. Die einzelnen Krankheitsbilder bzw. die vorhandenen Abweichungen können einen Teil eines *mehr oder weniger komplexen Gesamtkrankheitsbildes* ausmachen. Die Beinlängendifferenz beispielsweise kommt bei mehreren unterschiedlich geprägten Krankheitsbildern als ein mehr oder weniger stark auffallendes Symptom vor.

6.1 Beinlängendifferenz

Ursachen

Beinlängendifferenzen können angeboren oder erworben sein. Es muß zwischen einer echten *(anatomischen)* und einer scheinbaren *(funktionellen)* Beinlängendifferenz unterschieden werden. Die Beinlängendifferenz bedingt einen Beckenschiefstand und eine Seitwärtsneigung des Rumpfes (Skoliose). Die erworbenen Beinlängendifferenzen können u. a. durch Frakturen und/oder durch rheumatisch bedingte Gelenkveränderungen hervorgerufen werden. Selbst Gelenkkontrakturen können relative Beinlängenunterschiede verursachen.

Analyse

Während der Schwungphase des längeren Beins kann auf der Standbeinseite häufig eine Beckenkippung mit gleichzeitiger Rumpfflexion beobachtet werden. Die Bewegungskombination Beckenkippung mit Rumpfflexion hat ihr größtes Ausmaß in der mittleren Standbeinphase des kürzeren Beins bzw. in dem Moment, in dem sich das längere Bein in der mittleren Schwungbeinphase befindet. Im Moment des Fersenkontakts des längeren Beins ist das Knie in der Regel bereits flektiert und der Fuß wird direkt in der Fußsohlenbodenkontaktposition aufgesetzt. Im Anschluß daran werden Knie und Hüfte gestreckt. Mit Beginn der Fersenablösung findet im Hüft- und Kniegelenk eine größere Flexionsbewegung statt, wodurch dem kürzeren Bein die Ausführung des Fersenkontakts besser ermöglicht wird. Danach, also in dem Moment, in dem das Körpergewicht auf das kürzere Bein verlagert wird, bewegt sich das längere Bein erneut in die Extension. Zu Beginn der Standphase kommt es auf der kürzeren Seite zu einem vermehrten Absinken des Beckens, gleichzeitig findet eine Außenrotation im Hüftgelenk auf der kürzeren Seite und eine Innenrotation im Hüftgelenk auf der längeren Seite statt. Die Standphase des kürzeren Beins geht in der Regel mit weniger Knieflexion einher. Hierdurch kann die Beckenanhebung auf der Schwungseite, die den Durchschwung des längeren Beins ermöglicht, geringer ausfallen. Der Patient wird auf die Nachfrage, wie er das Gehen wahrnimmt, antworten, daß er das Gefühl habe eine Treppe hinaufgehen zu müssen. Eine Beinlängendifferenz von mehr als 3 cm kompensiert der Patient, indem er auf der kürzeren Seite einen Spitzfußstand einnimmt.

Meßverfahren

Das Ausmessen eines Beinlängenunterschiedes ist relativ einfach (s. Abb. 6.1 a–c). Der Patient sollte dafür aufrecht, mit den Füßen 10 cm auseinander und einer gleichmäßigen Gewichtsverteilung auf beiden Füßen stehen. Bestehen berechtigte Zweifel an der gleichmäßigen Gewichtsverteilung, sollte man den Patienten bitten, sich auf 2 nebeneinander plazierte Personenwaagen zu stellen um mit Hilfe der Personenwaagen eine gleichmäßige Gewichtsverteilung zu erlangen. Danach sollte der Therapeut gut darauf achten, daß sowohl die Hüften als auch beide Knie im gleichen Maße gestreckt sind. Nun palpiert der Therapeut beide Beckenkämme und legt auf die Beckenkämme eine Beckenwaage. Mit diesem Gerät kann er kontrol-

Abb. 6.1.
a Ausmessen einer vorhandenen Beinlängendifferenz.
b Korrigieren der Beinlängendifferenz; Patient nach einer Trümmerfraktur mit Fixateur externe.
c Die Beinlängendifferenz wurde mit Hilfe einer Schuherhöhung kompensiert

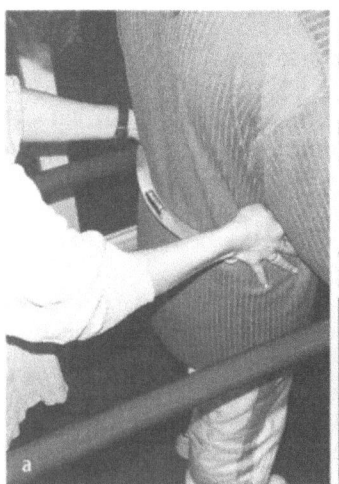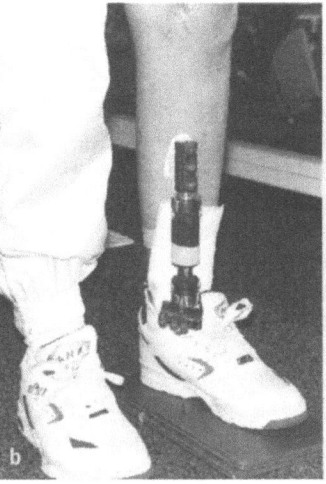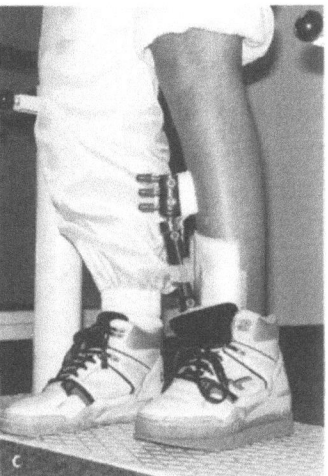

lieren, ob beide Beckenkämme auf einer waagerecht verlaufenden Linie liegen. Verläuft die Linie nicht waagerecht, sondern schräg, werden unter das kürzere Bein so lange verschieden dicke Holzbrettchen gelegt, bis beide Beckenkämme auf einer gemeinsamen, waagerecht verlaufenden Linie liegen. Diese einfache Meßmethode kann jedoch nur bei Patienten mit normal entwickeltem Becken angewandt werden.

Bei Patienten mit kongenitalen Erkrankungen beispielsweise kommt es durchaus vor, daß eine der beiden Beckenhälften geringer bzw. anders ausgebildet ist. Patienten, die eine Beckenfraktur erlitten haben, weisen nicht selten einen frakturbedingten Beckenschiefstand auf. In solchen Fällen sind die Beckenkämme nicht als Referenzpunkte geeignet; statt dessen können dann z. B. die Trochanti als Referenzpunkte zur Bestimmung der anatomischen Beinlänge genutzt werden. Eine weitere, allerdings schwieriger zu bewertende Meßmethode ist das visuelle Ausloten der Wirbelsäule.

Neben diesen mehr funktionellen Messungen kann die Beinlänge auf beiden Seiten auch mit Hilfe der *klinischen Beinlängenmessung* bestimmt werden. Ist man sich nach einer der funktionellen Messungen nicht vollkommen sicher, ob man die richtige Holzbrettchenstärke ermittelt hat, sollte man den Patienten auf einer längeren Holzlatte mit der ermittelten Stärke gehen lassen. So erhält der Patient selbst die Möglichkeit, den Unterschied – mit bzw. ohne Ausgleich gehen – zu erfahren, und der Therapeut selbst kann Veränderungen oder Verbesserungen im Gangmuster deutlicher erkennen. Etwas funktioneller und „therapieraumunabhängiger" ist das Anbringen einer provisorischen Fersenerhöhung am Schuh. Die aus Kork bestehende Fersenerhöhung kann schnell, mit wenig Aufwand und geringen Kosten angebracht werden.

Behandlung Es ist wichtig, bereits kleine Beinlängenunterschiede (ab 1 cm aufwärts) zu behandeln, nicht nur aufgrund des negativen Einflusses auf die Wirbelsäulenstatik und die dadurch bedingten Rückenbeschwerden, sondern auch aufgrund des erhöhten Energieverbrauchs, der durch die zusätzliche, nach ventrokranial gerichtete Verlagerung des Schwerpunkts entsteht.

Kleine Beinlängenunterschiede (bis zu 2 cm) können mit einer reinen Fersenerhöhung auf der kürzeren Seite ausgeglichen werden. Die Fersenerhöhung kann zum Teil extern und zum Teil intern angebracht werden (s. Kap. 10). Größere Beinlängenunterschiede erfordern in der Regel eine umfassendere Versorgung. Hierzu gehört z. B. das Anbringen einer durchgehenden Sohlen-Fersen-Erhöhung ebenso wie die Anfertigung von orthopädischen Schuhen mit intern und extern eingebauter Erhöhung und extern angebrachter Abrollhilfe.

6.2 Orthopädische Veränderungen im Sprunggelenks- und Fußbereich

Die häufigsten orthopädischen Abweichungen oder Krankheitsbilder im Sprunggelenks- und Fußbereich werden im folgenden erläutert:
- → Pes equinus (Spitzfuß),
- → Pes calcaneus (Hackenfuß),
- → Pes planus (Plattfuß),
- → Pes equinovarus (Klumpfuß),
- → Instabilität des Fußgelenks,
- → Podalgie und
- → Stampffuß.

Pes equinus (Spitzfuß) (s. Abb. 6.2)

Analyse

Patienten mit einer Spitzfußstellung, also mit einer (relativen) Fixierung des Sprunggelenks in Plantarflexion, berühren den Boden in der ersten Phase des Gangzyklus (beim Fersenkontakt) direkt mit den Caputi metatarsalia. Daher spricht man hier auch eher von einem „primary toe strike"; das Abrollen des Fußes findet nicht statt. Da die Abdruckphase auch hier nur über die Großzehe erfolgt, kommt es im Bereich der Großzehe aufgrund der beim Abstoß entstehenden starken Kraftentwicklung zu einer hohen Gesamtbelastung. Dabei entwickelt

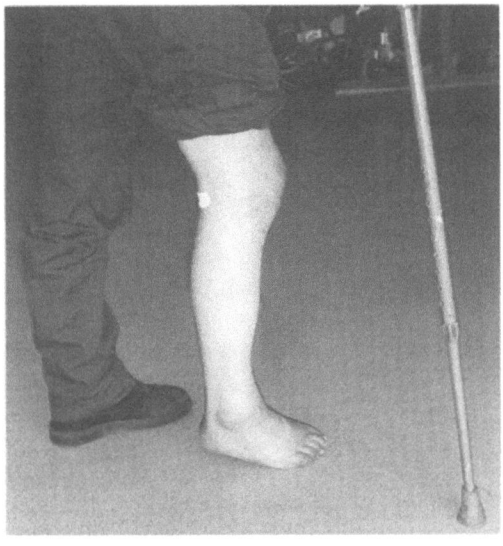

Abb. 6.2.
Pes equinus durch die vorherrschende Extensionsspastik: auch auf der linken Seite führt die verkürzte Wadenmuskulatur zu einer Hyperextensionsbewegung im Knie; Patient mit Syringomyelie

sich ein großer Druck, der auf dem Quergewölbe im Vorfußbereich lastet. Dies alles bewirkt eine Vorverlagerung der Reaktionslinie, wodurch ein Extensionsmoment im Kniegelenk entsteht. Während der Schwungphase wird das (relativ) zu lange Bein durch eine vermehrte Hüft- und Knieflexion verkürzt.

Behandlung

Dieses Problem ließe sich durch eine externe und/oder interne Fersen- oder Fußsohlenerhöhung lösen. Die Fersenerhöhung auf der betroffenen Seite „gleicht" den Spitzfußstand etwas aus, und auf der nichtbetroffenen Seite trägt sie zur Nivellierung des Beinlängenunterschiedes bei.

Bei einem extremen Spitzfußstand reicht eine gewöhnliche Fersenerhöhung nicht aus. In diesen Fällen sollte der Fuß mit einem halbhohen orthopädischen Schuh versorgt werden, der gleichzeitig das Sprunggelenk gut unterstützt und den Druck über die gesamte Schuhsohle verteilt sowie eine externe Abrollhilfe beinhaltet.

Als weitere Möglichkeit bei konservativ therapieresistenter (extremer) Spitzfußstellung stehen einige orthopädisch-chirurgische Korrekturverfahren zur Verfügung.

Pes calcaneus (Hackenfuß)

Analyse

Bei Patienten mit einem Hackenfuß bildet die Ferse auch noch zu Beginn der Standphase bzw. von da ab fortlaufend bis zur mittleren Standphasenposition den einzigen Kontaktpunkt zum Boden. Im Anschluß an die mittlere Standphase findet die Abrollphase deutlich schneller statt als normal. Bei einem ausgeprägten Kontrakturstand findet überhaupt kein Vorfußkontakt mehr statt. Der Verlust der aktiven Plantarflexion wird durch eine größere Schrittausführung auf der kontralateralen Seite kompensiert. Die Schwungphase hingegen ist kaum gestört (s. Abb. 6.3).

Behandlung

Das unzureichende und zu schnelle Abrollen, das im Anschluß an die mittlere Standphase stattfindet, kann mit Hilfe einer Abrollverzögerung, die unter dem Schuh befestigt wird, vermindert werden.

Pes planus (Plattfuß)

Analyse

Diese Fußabweichung ist durch ein eingefallenes mediales Fußgewölbe gekennzeichnet. Aufgrund des eingefallenen Fußgewölbes kommt es zu einer erhöhten Fußinnenrandbelastung, die auf Dauer zu einer Valgusstellung im darüberliegenden Kniegelenk führt, und dies hat wiederum eine Zunahme der Schrittbreite zur Folge.

Abb. 6.3.
Hackenfuß: der M. triceps surae ist gelähmt – die Aktivität der Fußheber überwiegt

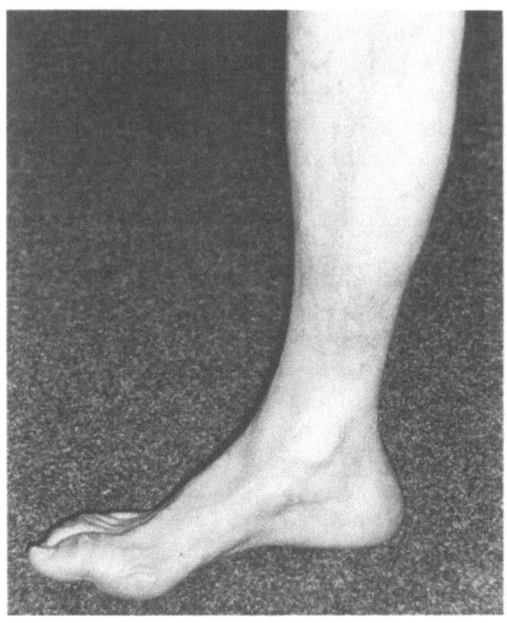

Pes equinovarus (Klumpfuß)

Analyse

Der Equinostand kommt oft in Verbindung mit einer Varusstellung vor. Die größte Belastung, die durch diese Fußabweichung entsteht, lastet auf dem Außenrand des Vorfußes. Wird diese Fußabweichung nicht rechtzeitig behandelt, kann sich im Laufe der Zeit eine Außenrotationsstellung der Tibia entwickeln. In der frontalen Ebene entsteht ein Genu valgum und in der sagittalen Ebene ein Genu recurvatum.

Behandlung

Patienten mit dieser Fußabweichung sollten mit einem hoch gearbeiteten orthopädischen Schuh versorgt werden, der neben der Fersenerhöhung auch eine nach lateral gerichtete, zusätzlich verstärkte Verlagerung der Stützfläche aufweist.

Instabilität des Sprunggelenks

Analyse und Behandlung

Beim spastischen Equinofuß kann man am häufigsten Instabilitätszustände im Sprunggelenk beobachten. Diese Instabilität kann am besten durch die Versorgung mit einem halbhohen orthopädischen Schuh, der das Sprunggelenk gut unterstützt und gleichzeitig den Equinostand mindert, behoben worden.

Abb. 6.4.
Ein rheumatischer Fuß benötigt Unterstützung; mit Hilfe orthopädisch gefertigter Schuhe erreicht man einen besseren Sprunggelenksstand

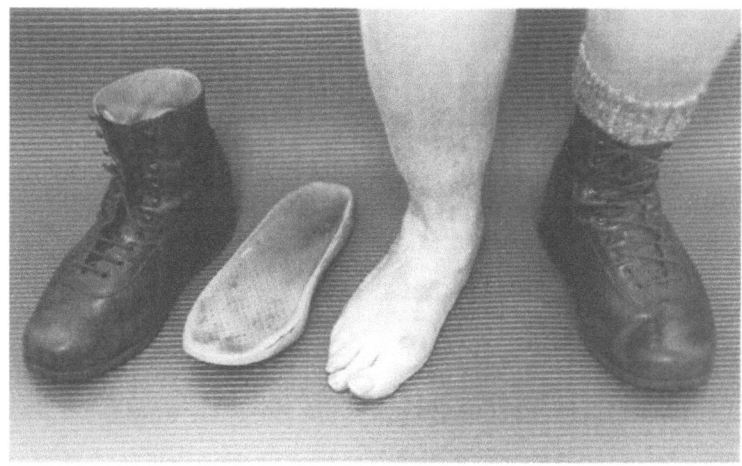

Besteht lediglich eine *reine Instabilität* des Fußgelenks *ohne zusätzliche Abweichungen,* kann auch die Versorgung mit einer bilateralen Unterschenkelschiene in Erwägung gezogen werden.

Handelt es sich dagegen nur um eine *geringfügige Instabilität,* genügt oftmals die Seitenranderhöhung nach medial oder lateral, je nachdem in welche Richtung das Sprunggelenk instabil ist.

Podalgie

Analyse

Die Ausprägung der Abweichung ist von der Lokalisation des schmerzhaften Fußbereichs abhängig (s. Abb. 6.4). Die Patienten setzen den Fuß in der Regel so auf, daß der schmerzhafte Bereich nicht belastet wird. So kann ein Calcaneusstand bei einem schmerzhaften Vorfuß und ein Equinusstand bei einer schmerzhaften Ferse beobachtet werden. Der Patient wird bei Schmerzen im lateralen Bereich eher den medialen Fußrandbereich und bei Schmerzen im medialen Fußrandbereich eher den lateralen Fußrand belasten. Je schmerzhafter der Fuß ist, desto kürzer ist die Standphase auf der betroffenen Seite. Patienten mit einem schmerzhaften Fußgelenk belasten den Fuß eher in einem Equinusstand. Dadurch sind sie in der Lage, den beim Aufsetzen entstehenden Druck federnd aufzufangen.

Stampffuß

Analyse

Die Abweichung entsteht durch einen Sensibilitätsverlust im Fußbereich, wie dies z. B. beim *Tabes dorsalis* vorkommt. Der Patient erhält sein Feedback über den Bodenkontakt durch die bei jedem Schritt (der beim Aufsetzen des Fußes mit einem „Klapp" einhergeht) hervorgerufenen Vibrationen.

Lähmungen im Bereich des Fußes

Analyse

In der Regel kommen Paralysen der *Dorsalextensoren* häufiger vor als Paralysen der *Plantarflexoren*. Besteht eine Lähmung der Plantarflexoren entstehen insbesondere am Ende der Standphase Probleme. Ausführlicher wird darauf in Kap. 8 „Neurologische Krankheitsbilder" und in Kap. 9 „Orthesiologie – Gangbildabweichungen und Schienenversorgung" eingegangen.

6.3 Orthopädische Veränderungen im Kniegelenk

Das Kniegelenk ist das größte Gelenk des menschlichen Körpers. Im Laufe des Lebens ist es fortwährend Flexions-, Extensions- und Rotationskräften ausgesetzt. Die Anatomie und die Biomechanik des Kniegelenks ist, im Vergleich zu den anderen Gelenken des menschlichen Körpers, recht komplex. Die Ursachen für die am häufigsten vorkommenden Knieprobleme können in 2 große Gruppen eingeteilt werden:
- *strukturelle Instabilität* (wie z. B. bei Arthrose oder bei Kreuzbandverletzungen); hier nimmt der Halt der passiven Strukturen ab;
- *aktive Insuffizienz* (wie z. B. bei Lähmungserscheinungen oder Muskelverletzungen); eine ausreichende aktive Kontrolle fehlt.

Anhand der Einteilung in *aktive* und *passive* Instabilität können die folgenden Erkrankungen näher beschrieben werden:
→ Genu valgum und varum,
→ Genu recurvatum und
→ andere Veränderungen im Kniegelenk.

Während des Wachstums und/oder infolge von Traumen und Frakturen können Veränderungen der äußeren und inneren Knochenstruktur entstehen. Darüber hinaus können auch rheumatische Erkrankungen und Überbelastung Gelenkveränderungen hervorrufen, die Instabilitätsprobleme während der Standphase zur Folge haben.

Genu valgum und varum

Analyse

Beim Genu valgum (s. Abb. 6.5) besteht ein Verlust der medialen und beim Genu varum ein Verlust der lateralen Stabilität. Die Ursache für die Entstehung eines Genu valgum oder varum kann z. B. auf einer Wachstumsstörung, einer (massiven) Band-

Abb. 6.5.
Patientin mit beidseitiger Endoprotheseversorgung der Knie: der Eingriff wurde aufgrund von arthrotischen Veränderungen und zur Korrektur der Genu-valgum-Stellung vorgenommen

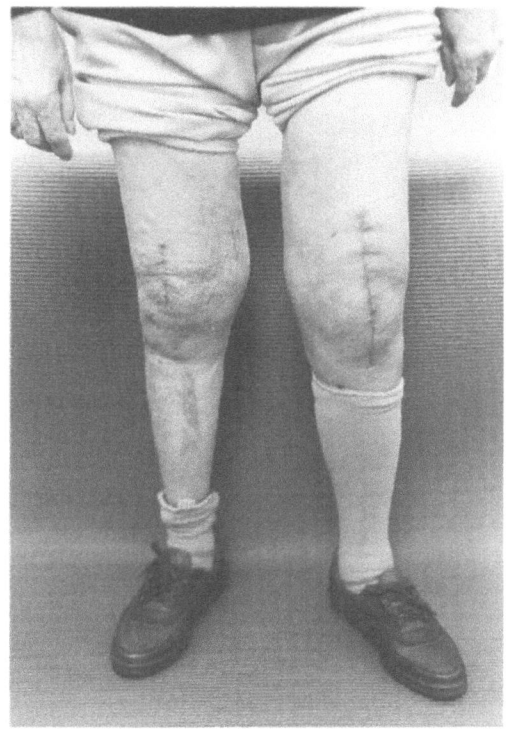

verletzung oder einer langjährigen Überbelastung aufgrund einer schlechten Gelenkausrichtung, basieren.

Während der Standphase weicht ein Knie mit einer Valgusstellung nach medial und ein Knie mit einer Varusstellung nach lateral aus. Befindet sich das Knie in einer Valgusstellung, wird automatisch die Innenseite des Fußes stärker belastet, und es kommt zu einer ausgeprägten Eversionsstellung des Sprunggelenks während der Standphase. Befindet sich das Knie in einer sehr ausgeprägten Varusstellung, verschwindet während der Standphase die anatomische Adduktion in der Hüfte. Aufgrund des Vorspannungsverlusts, insbesondere im M. gluteus medius, kommt es zu einer Duchenne-Symptomatik.

Genu recurvatum

Die Überstreckung des Kniegelenks (s. Abb. 6.6) wird vor allem von den kollateralen und hinteren Gelenkbändern, den Kreuzbändern sowie dem hinteren Anteil der Gelenkkapsel, also von den passiven Strukturen, die um das Gelenk herum liegen, verhindert. In der Standphase verhindert auch das fein abge-

Abb. 6.6.
Genu recurvatum

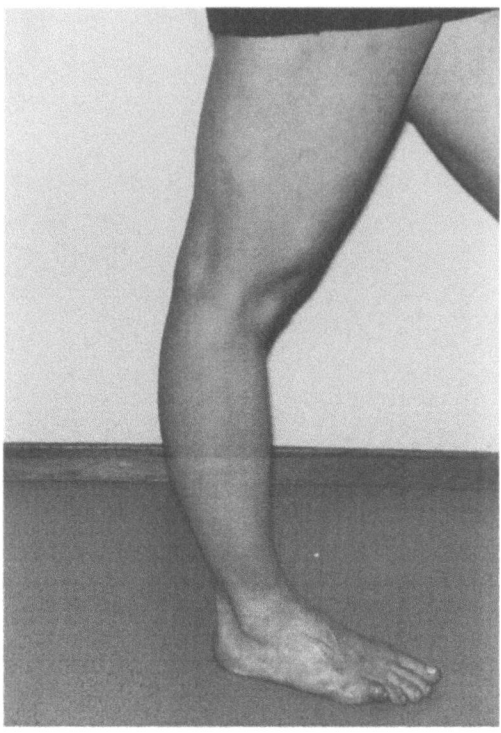

Analyse

stimmte sensomotorische Zusammenspiel zwischen den Ischiokruralen, dem M. quadriceps femoris und dem M. gastrocnemius die Überstreckung des Kniegelenks.

Wie wichtig das sensomotorische Zusammenspiel der verschiedenen Muskelgruppen ist, zeigt sich u. a. bei vielen *neurologischen* Krankheitsbildern, bei denen es häufig aufgrund einer sensomotorischen Störung zum unkontrollierten Auftreten der Hyperextension im Kniegelenk kommt. Die Hyperextensionsbewegung kann sehr gut in den Gangmustern von Hemiplegiepatienten beobachtet werden. Das Knie eines Patienten, das in seiner Struktur rheumatisch bedingt verändert ist, wird am Anfang zunächst nur eine nach lateral oder medial gerichtete Instabilität aufweisen, z. B. in die Valgusrichtung. Im fortgeschritteneren Stadium können eine anterior-posteriore Instabilität und eine Hyperextensionsneigung hinzukommen.

Neben der bereits erwähnten Instabilität führen auch *Schmerzen* oftmals zu Gangbildabweichungen. Bei der Gangbildanalyse können dann eine verkürzte Standphase, eine verminderte Knieflexionsbewegung und eine verringerte Schrittlänge beobachtet werden.

Weitere Veränderungen im Kniegelenk

Die in diesem Abschnitt erwähnten Symptome sind auch häufig nach Traumen bzw. Sportverletzungen zu beobachten.

Wichtig ! Eine ausführliche Untersuchung des betroffenen Kniegelenks, d. h. mit den dazugehörigen Stabilitätstests (Schubladenphänomen, Rotations- und Meniskustest), ist vor einer zielgerichteten Behandlung wichtig.

Knieluxationen stellen im Vergleich zu den Patellaluxationen und anderen Verletzungen, die weitaus häufiger vorkommen, eher eine Seltenheit dar. Ebenso wie z. B. bei den Meniskusverletzungen kann bei den *Patellaluxationen* häufig die unvollständige Ausführung der Knieextension während der Standphase beobachtet werden.

Analyse In der Regel ist die Knieflexion bei einer vorliegenden Patellaluxation während der Schwungphase vermindert, die Schrittlänge verkürzt, und das Knie wird in der Standphase entlastet.

Schmerzen, die durch verschiedene Traumata, Rupturen und/oder Entzündungen etc. hervorgerufen werden, verhindern die sonst fließend verlaufenden Kniebewegungen und können auf Dauer zu Kontrakturen führen. *Flexionskontrakturen* verursachen beispielsweise eine relative Beinlängenverkürzung und erfordern so eine größere Muskelaktivität vom M. quadriceps femoris und der Wadenmuskulatur. *Extensionskontrakturen* hingegen erschweren den leichten Verlauf der Schwungphase und führen daher oft zu folgenden Kompensationsbewegungen: Zirkumduktion, übertriebene Fersenanhebung und vermehrte Seitwärtsneigung zur nichtbetroffenen Seite.

Behandlung Orthopädische Abweichungen und Paralysen in Höhe des Kniegelenks erfordern oftmals eine gute Schienenversorgung. Darauf wird in Kap. 8 „Neurologische Krankheitsbilder" und in Kap. 9 „Orthesiologie" ausführlicher eingegangen.

6.4 Orthopädische Veränderungen im Hüft- und Oberschenkelbereich

In diesem Bereich sind vor allem
→ Kontrakturen (Flexions-, Abduktions-, Außenrotations- und Adduktionskontrakturen) und Ankylosen,
→ Instabilitäten und
→ Coxalgien
zu berücksichtigen.

Kontrakturen und Ankylosen

Mechanisch betrachtet besteht zwischen einer Kontraktur (periartikulär) und einer Ankylose bzw. Arthrodese (intra-artikulär) kein Unterschied; unter kinesiologischen Gesichtspunkten ist jedoch zwischen beiden ein großer Unterschied zu verzeichnen: Bei einer Ankylose/Arthrodese sind, im Gegensatz zu einem Kontrakturzustand, *alle* Bewegungen bzw. Bewegungsrichtungen in ihrem Ausmaß eingeschränkt. Als Folgen ergeben sich daraus
- zum einen eine absolute oder relative Beinlängendifferenz und
- zum anderen eine Einschränkung der Bewegungsmöglichkeiten des Rumpfes (Propulsion) aufgrund der vermehrten Rumpfflexionshaltung.

Flexionskontrakturen

Analyse

Die *Flexionskontraktur* (s. Abb. 6.7) verursacht eine relative Beinlängenverkürzung (s. Abschn. 6.1). In der *Standphase* kann der Patient dies auf unterschiedliche Weise kompensieren. Zunächst kommt es in der Regel immer zu einer kompensatorisch

Abb. 6.7.
Die bestehende Flexionskontraktur in der Hüfte zwingt auch das Knie in die Flexion

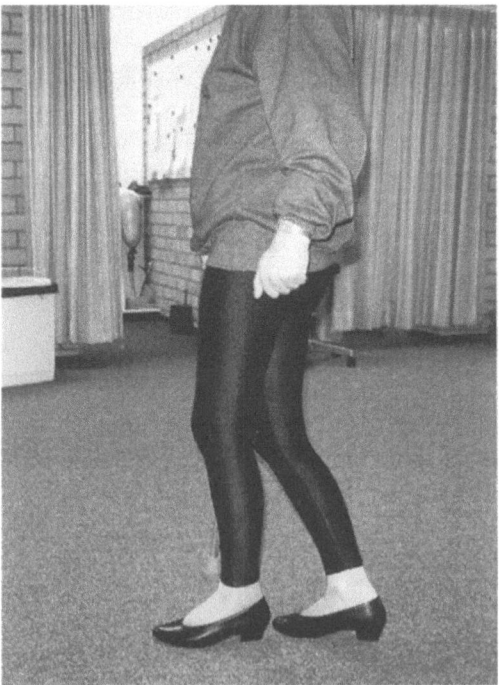

ausgeführten Knieflexion; sie erfordert eine zusätzliche Anspannung der Glutealmuskulatur, des M. quadriceps femoris und des M. soleus. Häufig kann bei extremen Kontrakturen auf der kontralateralen Seite eine kompensatorisch ausgeführte, gleichgroße Hüft- und Knieflexion beobachtet werden. Bei weniger stark ausgeprägten Kontrakturen wird der Fuß der Kontrakturseite im Stand vor den kontralateralen Fuß gestellt, wodurch das Becken leicht absinkt und eine Skoliose entsteht. Während des Gehens können deutliche Gangbildabweichungen wahrgenommen werden.

Ein Patient mit einer *Ankylose* muß, um sein betroffenes Bein in der *Schwungphase* nach vorne bewegen zu können, eine größere Extensionsbewegung in der kontralateralen Hüfte ausführen. Um im Anschluß daran das kontralaterale Bein nach vorne bewegen zu können, müssen eine Hyperlordosierung im Lendenwirbelbereich und eine verfrühte Knieflexion auf der betroffenen Seite stattfinden.

Behandlung

Wie bei allen Kontrakturen ist die Muskeldehnung sowohl manuell als auch mit Geräten (z. B. Schlingentisch) indiziert. Wichtig ist auch die Lagerung im Sitzen und die Schlafhaltung (z. B. Bauchlage).

Abduktionskontrakturen

Analyse

Die Abduktionskontraktur verursacht ebenfalls eine relative Beinlängenverkürzung (s. Abschn. 6.1). Im *Stand* kann ein Beckenschiefstand und eine dadurch bedingte Skoliosehaltung wahrgenommen werden. Das *Gangmuster* weist eine größere Schrittbreite auf, und der Patient hat keine Möglichkeit, mit Hilfe einer Beckenbewegung seinen Körperschwerpunkt auf die Standbeinseite zu verlagern. Daher erfolgt die Schwerpunktverlagerung durch die Rumpfseitneigung zur betroffenen Seite, die oft mit einer gleichzeitig zur betroffenen Seite gerichteten Armbewegung einhergeht. Die Standphase ist kurz, da der Patient auf die nichtbetroffene Seite zurückfällt. In einigen Fällen versucht der Patient selbst, die Schrittbreite zu verringern. Hierfür setzt er mit Hilfe einer Adduktions-Innenrotationsbewegung der Hüfte das kontralaterale Bein zum betroffenen Bein. Der folgende Schritt des betroffenen Beins muß jedoch notgedrungen wieder in Abduktion ausgeführt werden. Dies führt zu einem diagonalen Gehwegverlauf; der Patient wird, obwohl er versucht geradeaus zu gehen, einen schrägen, zur betroffenen Beinseite gerichteten Weg zurücklegen.

Behandlung

Solange die Kontraktur besteht, sollte der Patient einen Stock auf der kontralateralen Seite nutzen. Sowohl energetisch als auch kosmetisch wird hierdurch eine deutliche Verbesserung des Gangbildes erreicht. Durch den Stockeinsatz muß der Patient seinen Körperschwerpunkt nicht mehr mit Hilfe der Seitwärtsneigung des Rumpfs und der Armabduktionsbewegung zur betroffenen Seite verlagern, und die Schwungphase des kontralateralen Beins muß nicht mehr verkürzt ausgeführt werden. Bei einer extremen und irreversiblen Kontraktur sollte evtl. eine schräg von medial nach lateral verlaufende Schuherhöhung in Erwägung gezogen werden.

Außenrotationskontrakturen

Analyse

Die Hüftrotation ist notwendig, um das Kniegelenk in die sagittale Ebene zu bringen. Ein Patient mit einer Außenrotationskontraktur wird jedoch eine Rotation auf dem Fußballen ausführen müssen, um das andere Bein nach vorne bewegen zu können. Dies führt zu einer erhöhten Rotationsbelastung des Knie- und Fußgelenks auf der betroffenen Seite.

Adduktionskontrakturen

Analyse

Bei dieser Kontrakturstellung ist vor allem die *Schwungphase* problematisch. Der Patient muß, um das betroffene Bein nach vorne bewegen zu können, eine Rumpfverkürzung auf der betroffenen Seite ausführen, was eine zusätzliche Anspannung der Abduktoren auf der nichtbetroffenen Seite erfordert. Das nichtbetroffene Bein wird mit einer leichten Zirkumduktion am betroffenen Bein vorbeigebracht.

Behandlung

Dem Patienten kann die Anwendung eines Stocks auf der kontralateralen Seite helfen, das betroffene Bein während der *Schwungphase* leichter nach vorne zu bewegen, und entlastet darüber hinaus die Abduktoren der nichtbetroffenen Seite. Dasselbe Bild sieht man oft *bilateral* bei einer Adduktorenhypertonie.

Instabilität des Hüftgelenks

Analyse

Liegt ein Instabilitätszustand im Hüftgelenk vor, sind die Abduktoren und die Rotatoren des betroffenen Beins nicht in der Lage, das Becken auf dem betroffenen Bein in der Standbeinphase zu fixieren. Dies führt während der Standphase des betroffenen Beins zu einem Absinken des Beckens auf die nichtbetroffene Seite. Man spricht hier von einer *positiven Trendelenburg-Symptomatik*.

Die Ursache für die Insuffizienz kann auf einer Abduktorenparese oder auf einem Hochstand des Trochanter majors (der u. a.

bei einer Coxa vara, einer kongenitalen Hüftdysplasie oder einer Coxarthrose vorkommt) basieren.

Coxalgie

Die Belastung, die sich im Hüftgelenk während des Gehens aufbaut, liegt ungefähr bei dem 3fachen des Körpergewichts der jeweiligen Person. Die Belastung im Hüftgelenk kann auf das 3,3- bis 3,5fache des Körpergewichts während des normalen Gehens und bis auf das 5fache des Körpergewichts während des Laufens/Rennens ansteigen (Rydell 1973, Brand 1980).

Analyse

Im allgemeinen veranlassen Gelenkschmerzen zum Einnehmen einer schmerzfreieren Haltung, mit der der Druck im Gelenk soweit wie möglich reduziert wird. Oftmals findet der Betroffene durch die Einnahme einer leichten Flexionshaltung eine Erleichterung, oder er versucht, die Belastung so weit wie möglich abzubauen, indem er im *Stand* das betroffene Bein entlastet und das nichtbetroffene Bein dementsprechend mehr bzw. letztendlich überbelastet.

Während des Gehens versucht der Patient die Belastungsphase so kurz wie möglich zu gestalten, wodurch die Standphase des betroffenen Beins und die Schwungphase sowie die Schrittlänge des nichtbetroffenen Beins kürzer werden. Gleichzeitig bemühen sich die meisten Patienten *während der Standphase* auf dem betroffenen Bein mit Hilfe einer verstärkten Anspannung des M. gluteus medius, die auf sie zukommende Gelenkbelastung so niedrig wie möglich zu halten. Der Patient verlagert hierfür mit Hilfe einer Rumpfseitneigung zur betroffenen Seite seinen Körperschwerpunkt über das Standbein (er geht „mit einem *positiven Duchenne*").

Behandlung

Nutzt der Patient zum Gehen einen *Stock* auf der kontralateralen Seite, so kann die Kraft, die normalerweise auf das Hüftgelenk einwirkt, um 30% verringert werden. Aufgrund des langen Lastarms wird die Hüfte deutlich entlastet (s. Kap. 2).

Darüber hinaus ist auch die *Reduzierung des Körpergewichts* bei Coxalgiebeschwerden besonders wichtig, da jede Gewichtsabnahme eine entsprechende Verminderung der Hüftbelastung um den Faktor 3 bedeutet.

Möchte bzw. muß der Patient mit Coxalgiebeschwerden etwas *tragen*, so sollte er dies je nach Größe und Gewicht entweder (z. B. für längere Wegstrecken und den Einkauf) auf dem Rücken mittels Rucksack transportieren oder auf der betroffenen (ipsilateralen) Seite, da er so mit der heterolateralen Hand weiterhin den Stock nutzen kann und die betroffene Hüfte weit weniger belastet wird, als wenn er ohne Stock und mit dem zu tragenden Gegenstand in der heterolateralen Hand gehen würde (Neumann 1989).

6.5
Rumpf- und Wirbelsäulenprobleme

Die am häufigsten vorkommenden Rumpf- und Wirbelsäulenprobleme sind:
- allgemeine Rückenbeschwerden,
- arthrotische Veränderungen im Wirbelsäulenbereich,
- Wirbelverletzungen und/oder
- rheumatisch bedingte Wirbelsäulenerkrankungen (z. B. Bandscheibenprotrusionen/-prolaps, Wirbelblockaden, M. Bechterew; s. Abb. 6.8). Die u. a. dadurch bedingten Haltungsabweichungen der Wirbelsäule können ebenso wie die haltungsverändernden Skoliosen zu einer Veränderung des Gangmusters führen. Eine ausführliche Beschreibung all dieser Beschwerdebilder würde an dieser Stelle zu weit führen, daher möchten wir uns auf die nachfolgende Kurzbeschreibung beschränken.

In der Regel führen die erwähnten Beschwerden früher oder später zu schmerzhaften oder schmerzlosen Bewegungseinschränkungen. Bei der Gangbildanalyse kann eine *verminderte*

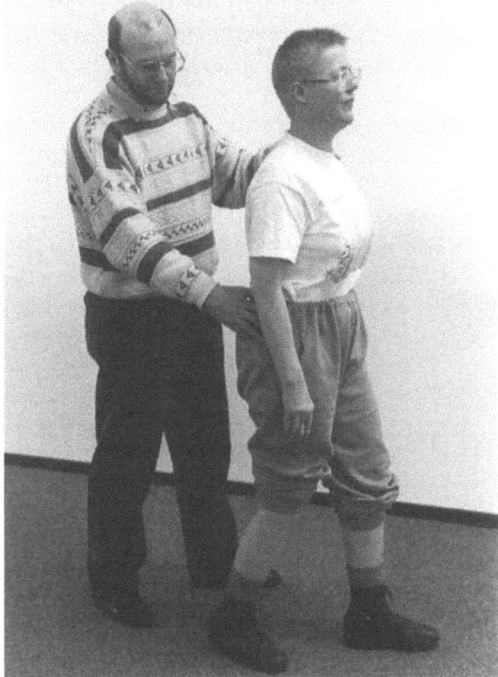

Abb. 6.8.
Der Therapeut fazilitiert die Rumpf- und Hüftextension; Patientin mit rheumatoider Arthritis

Rumpfbeweglichkeit, insbesondere der *Rumpfrotation*, wahrgenommen werden. Diese Bewegungsverminderung führt
- zu einem koordinativ eingeschränkten Gangmuster,
- zu einem höheren Energieverbrauch während des Gehens und
- häufig zu von den Extremitäten ausgehenden Kompensationsbewegungen.

Die gerade erwähnten Auffälligkeiten können auch bei Patienten, die aus verschiedenen Gründen ein *Korsett* tragen müssen, festgestellt werden, da das Bewegungsspiel zwischen Schulter- und Beckengürtel und der Wirbelsäule durch das Korsett verhindert wird.

Literatur

Bos JC (1994) De invloed van de benaderingswijze van de heup op de loopfunctie na een totale heupplastiek. Uniprint, Amsterdam

Brand RA (1980) The effect of cane use on hip contact force. Clin Orthop 147:181–184

Inman VT et al (1981) Human Walking. Williams and Wilkins, Baltimore

Neuman DA (1989) Biomechanical analysis of selected principles of hip joint protection. Arthritis care S 146–155

Rydell N (1973) Biomechanics of the hip joint. Clin Orthop 92:6–15

Perry I (1992) Gait analysis. Slack, Thorofare

Whittle M (1991) Gait analysis: An introduction. Butterworth-Heinemann, Oxford

Winter D (1989) The biomechanics and motor control of human gait. University of Waterloo, Waterloo

7 Amputationen

7.1
Einleitung

Da eine ausführliche Besprechung aller in Abb. 7.1 aufgeführten Amputationshöhen über die Zielsetzung dieses Buches hinausgehen würde, werden wir uns im folgenden Kapitel auf die *allgemeine* Beschreibung der Unterschenkel- und Oberschenkelamputation beschränken.

Abb. 7.1.
Verschiedene Amputationshöhen

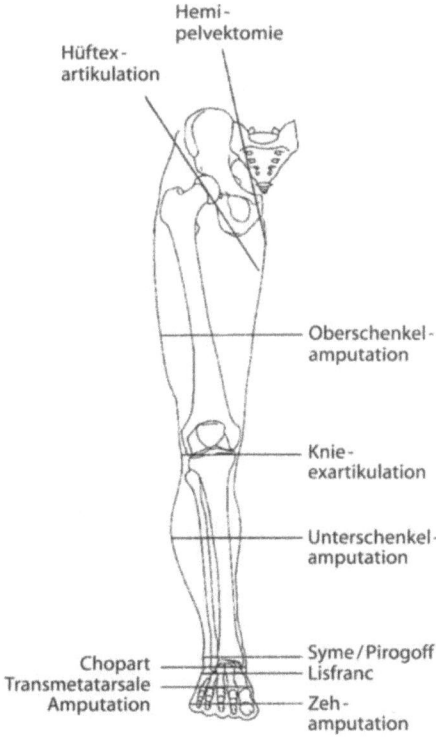

Wichtig	**!**	Je höher das Amputationsniveau liegt, desto umfassender gestalten sich die Probleme hinsichtlich der Gangbildabweichungen.

Die Prothese muß sowohl in der Standphase als auch in der Schwungphase den dann auftretenden Belastungen standhalten. In der *Schwungphase* beispielsweise darf die Prothese nicht vom Stumpf abrutschen, weshalb verschiedene Aufhangsysteme entwickelt wurden. Jedes System erzeugt selbst wieder Kräfte, die die Prothese vom Stumpf ziehen können (z. B. Schwerkraft und Zentrifugalkraft). „Die Kraft, die zwischen Stumpf und Köcher auftritt, kann in der Schwungphase um den Faktor 2 größer sein, als aufgrund des Gewichts der Prothese erwartet würde" (P. van de Veen 1995).

In der *Standphase* muß der Abstoß des Körpers über den Stumpf und die Prothese erfolgen, wodurch sich im Stumpfbereich Normal- und Reibungskräfte entwickeln, die fortlaufend während der verschiedenen Phasen der Standphase ihre Größe und ihre Richtung verändern.

Die verschiedenen *Prothesenbestandteile*, die die normalen anatomischen Strukturen ersetzen sollen, weisen ferner *spezielle Eigenschaften* auf, die das Gangbild unweigerlich mehr oder weniger beeinflussen. Zum Beispiel ist kein einziger Prothesenfuß imstande, in der letzten Phase der Standphase eine aktive Plantarflexion auszuführen, so daß das Gangbild eines Prothesenträgers in dieser Phase des Gangzyklus im Vergleich mit dem normalen Gangmuster gestört ist.

Die Gangbildabweichungen sind inhärent zur Amputationshöhe und zur Prothese.

Die Gangbildabweichungen werden in den Abschnitten „Das normale Gangbild eines unterschenkelamputierten Prothesenträgers" (s. S. 129) und „Das normale Gangbild eines oberschenkelamputierten Prothesenträgers" (s. S. 137) erläutert. In den darauffolgenden Abschnitten werden die zu den einzelnen Amputationshöhen zugehörigen Gangbildabweichungen besprochen.

7.2
Transtibiales Amputationsniveau

Die Amputation

Wichtig	**!**	Die ideale Stumpflänge liegt bei transtibialen Amputationen bei 15–20 cm; allerdings können heute, im Gegensatz zu früher, auch 7–8 cm kurze Stümpfe gut mit einer Prothese versorgt werden (s. Abb. 7.2).

Abb. 7.2.
Röntgenbildausschnitt eines unterschenkelamputierten Beins; *lateral* ist eine Gefäßplastik zu sehen

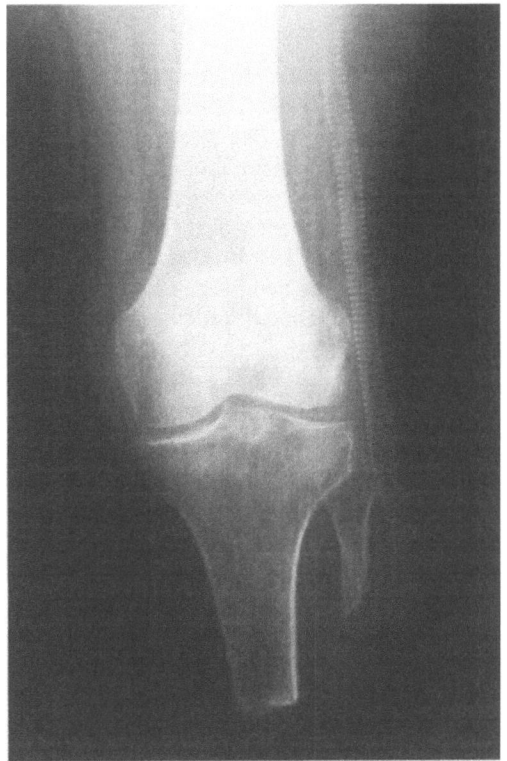

Häufig werden die Amputationen so durchgeführt, daß ein langer Hinterlappen erhalten bleibt, der später zur Stumpfpolsterung genutzt wird. Hierfür wird der M. soleus frei präpariert und selektiv entfernt; die oberflächlich liegende Wadenmuskulatur (M. gastrocnemius) reicht zur Polsterung des Stumpfes vollkommen aus. Die Tibia wird an der Vorderseite schräg abgeflacht und die Fibula etwas mehr als die Tibia gekürzt. Dadurch erhält man einen möglichst runden konisch geformten Stumpf, ohne scharfe Kanten. Das Stumpfende des Unterschenkelstumpfs kann nur teilweise (±30%) belastet werden. Daher muß zusätzlich eine indirekte Unterstützung in Höhe des Kniegelenks gesucht werden, was den Einsatz einer indirekten Kraftübertragung zwischen Stumpf und Prothesenschaft zur Folge hat. Liegt das Amputationsniveau dagegen in Höhe des Sprunggelenks, wie dies bei der Syme-Amputation der Fall ist, kann der Patient das Stumpfende voll belasten.

Die Prothese

Konventionelle Unterschenkelprothese

Bis 1963 war für das transtibiale Amputationsniveau lediglich die konventionelle Unterschenkelprothese als Versorgungsmaßnahme bekannt. Die Prothese bestand aus einem Unterschenkelschaft und einer Oberschenkelmanschette, die durch ein einachsiges Kniescharniergelenk verbunden waren. Diese Prothese wurde gegen Ende des 17. Jahrhunderts von dem Niederländer Verduin entwickelt (s. Abb. 7.3 b). Heutzutage wird diese Prothesenkonstruktion nur noch vereinzelt bei sehr schlecht belastbaren Stümpfen und/oder bei massiven Instabilitätsproblemen bzw. deutlichem Kraftverlust im Bereich des Kniegelenks eingesetzt. Die Oberschenkelmanschette hat 2 Funktionen:
- Sie fungiert als Aufhangsystem, das speziell während der Schwungphase von Bedeutung ist, und
- sie vergrößert in der Standphase die Stützfläche.

Wichtig

Die Vergrößerung der Stützfläche vermindert den Druck pro Stützflächeneinheit (Druck = Kraft/Stützfläche).

PTB-Prothese

1963 entwickelte Rathcliff an der Universität von Kalifornien die PTB-Prothese (PTB, *Patella Tendon Bearing*) (s. Abb. 7.3 c), die in Höhe des Ligamentum patellae unterstützt wird. Das Ligamentum patellae hat eine feste, leicht federnde, eindrückbare Struktur und liegt in einer Region, deren Hautoberfläche zusätzlich gut belastbar ist. Patienten, die die PTB-Prothese nutzen, benötigen für die Belastung einen Gegendruck, der auf der Rückseite in Höhe der Kniekehle liegt. Ein Abrutschen der Prothese während der Schwungphase wird mit Hilfe eines suprapatellären, teils aus Leder, teils aus einem elastischen Material bestehenden Band verhindert, das um den gesamten Oberschenkel direkt über der Kniescheibe befestigt wird.

KPM-Prothese

Neuere Entwicklungen. Im Laufe der Jahre haben verschiedene Wissenschaftler versucht, das PTB-Prinzip (und hier insbesondere das Aufhangsystem) zu verbessern. Eine der bekanntesten Varianten der PTB-Prothese ist die *KBM-Prothese* (*K*ondylen-*B*ettung-*M*ünster) (s. Abb. 7.3 d). Bei dieser Prothesenkonstruktion wurde das Patellaband der PTB-Prothese durch einen Prothesenschaftaufbau ersetzt, der sowohl medial als auch lateral vorgenommen wurde. Die höher gezogene, leicht federnde Oberschenkelummantelung reicht bis über die Kondylen des Femurs und verhindert das Abrutschen der Prothese während der Schwungphase.

Abb. 7.3 a.
Syme-Prothese nach Hanssen

Abb. 7.3 b.
Konventionelle Unterschenkelprothese

Abb. 7.3 c.
PTB (*P*atella *T*endon *B*earing)-Prothese

Abb. 7.3 d.
KBM (*K*ondylen *B*ettung *M*ünster)-Prothese

Abb. 7.3 e.
Silikoninnenschaft für eine Beinprothese

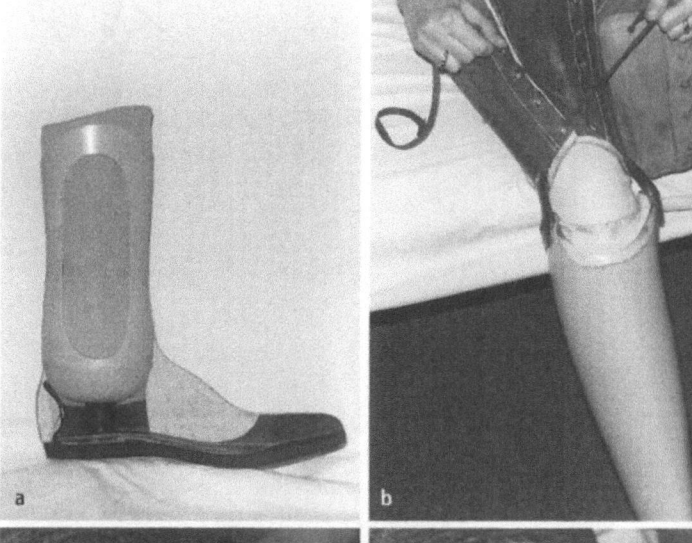
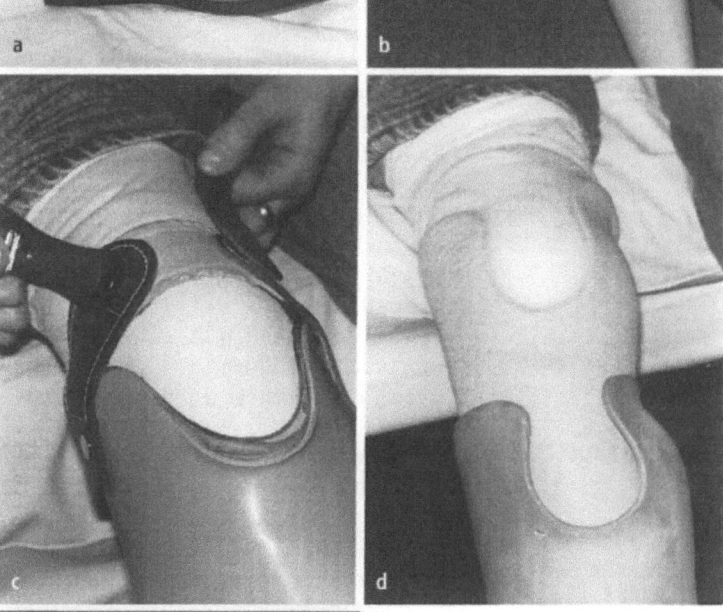
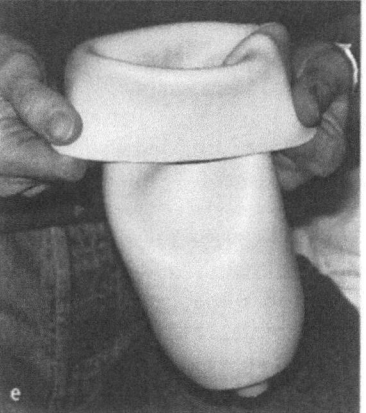

Abb. 7.4.
PTB (*Patella Tendon Bearing*)-Unterstützung

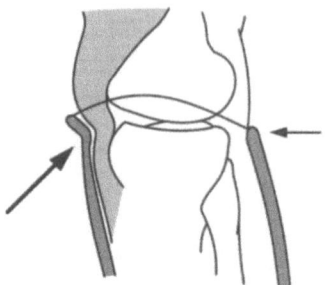

Eine der neuesten Entwicklungen auf dem Gebiet der Prothesenschäfte ist der *Silikoninnenschaft.* Es gibt Silikoninnenschaftsysteme, die sich v. a. auf die Aufhängung der Prothese am Stumpf richten und Systeme, die für eine bessere Druckverteilung sorgen. Letztere nutzen während der Belastungsphasen eine größere Stumpfoberfläche, wodurch sich der Druck, d. h. die Kraft pro Stützflächeneinheit, verringert. Silikonschaftsysteme, die auf eine verbesserte Aufhängung ausgerichtet sind, verhindern fast vollständig die normalerweise auftretende Reibung zwischen Stumpf und Köcher. Normalerweise kommt es während der Schwungphase zweimal zu Reibungsmomenten (Pumpeffekt):
1. Wenn der Schaft u. a. aufgrund der Schwerkraft vom Stumpf abrutschen will und
2. wenn die Prothese wieder belastet wird.

Prothesenfüße

Im folgenden Abschnitt wird die Bedeutung des Prothesenfußes auf das Gangbild im allgemeinen behandelt (s. Abb. 7.5).

Kniestabilität. Der Prothesenfuß hat in der Phase des Fersen-Bodenkontakts einen ungünstigen Einfluß auf die Kniestabilität, da die Belastungslinie dorsal vom Kniegelenk verläuft. Auch der Beginn der Schwungphase ist schwieriger, da dann die Belastungslinie ventral des Kniegelenks verläuft und ein Extensionsmoment verursacht, während ein Flexionsmoment wünschenswert wäre. Vom Patienten wird eine zusätzliche Anstrengung gefordert, um den Prothesenfuß so normal wie möglich abrollen zu lassen.

Seitliche Stabilität. Neben der Kniestabilität sollte auch die seitwärts gerichtete Stabilität der Prothesenfüße beachtet werden. Ein Prothesenfuß ohne jegliche Pronations- und Supinationsmöglichkeiten bildet zwar eine stabile Belastungsbasis, gibt dem Patienten also sehr viel Sicherheit, sie schränkt ihn aber

Abb. 7.5.
Verschiedene
Prothesenfüße
1 Quantumfuß,
2 Seattlefuß,
3 dynamischer Fuß

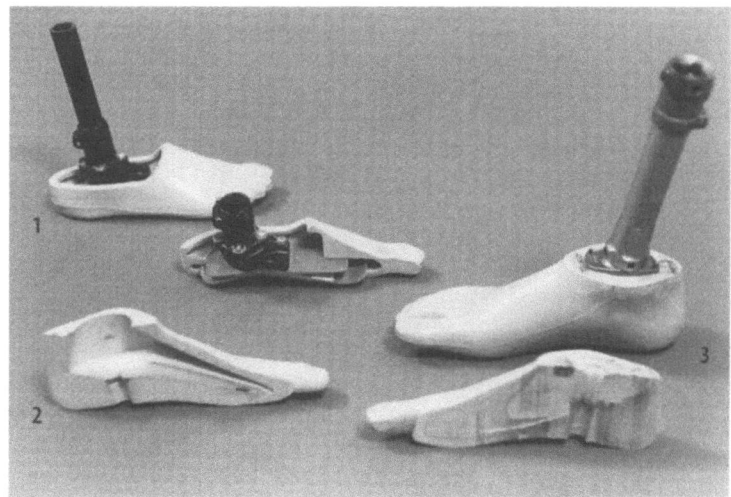

gleichzeitig in seiner Bewegungsfreiheit in mediolateraler Richtung ein. Die „Energy storing"-Prothesenfüße haben hier eine Blattfeder, die während der Abrollphase eingedrückt wird und am Ende der Standphase zurückfedert, was den Einsatz der Schwungphase erleichtert. Allerdings kann auch diese Prothesenfußkonstruktion (so wie alle anderen auch) keine aktive Plantarflexion ausführen bzw. ersetzen.

Gewicht. Das Gewicht des Prothesenfußes hat aufgrund seiner Lage (am Ende der Prothese) einen erheblichen Einfluß auf die sich entwickelnden Kräfte, die fortwährend versuchen, die Prothese vom Stumpf zu ziehen. Deshalb sollten, unter Einhaltung der sonstigen gewünschten Eigenschaften, der vom Gewicht her leichteste Prothesenfuß für den Patienten ausgewählt werden, ebenso wie der Schuh, der am Prothesenfuß getragen werden soll.

Ausrichtung der Prothese

Neben den Eigenschaften des ausgewählten Prothesenfußes kann auch die Ausrichtung der Prothese das Gangbild des Patienten beeinflussen.

Wichtig !

Mit dem Begriff „Ausrichtung der Prothese" ist die aufeinander ausgerichtete Einstellung von Prothesenfuß und Schaft gemeint.

Nachfolgend werden einige Ausrichtungsprobleme, die bei unterschenkelamputierten Patienten auftreten können, näher erläutert.

Schaft-Fuß-Relation in der sagittalen Ebene. Es können hier folgende Ausrichtungsprobleme auftreten:
→ 1. Der Schaft ist zu weit vorn.
→ 2. Der Schaft ist zu weit hinten.
→ 3. Der Fuß steht in Dorsalextension.
→ 4. Der Fuß steht in Plantarflexion.

1. Der Schaft ist zu weit vorne (s. Abb. 7.6 a):
- Der Schaft steht im Verhältnis zum Prothesenfuß zu weit nach vorne oder der Prothesenfuß steht zu weit nach hinten;
- die Belastungslinie verläuft ventral vom Zentrum der Stützfläche und verursacht ein Knieflexionsmoment;
- der Vorfußhebel ist kürzer; dies forciert die Knieflexion und sorgt so für eine schnellere Bewegung des Prothesenfußes vom Fersenkontakt bis zur mittleren Standphasenposition;
- der Stumpf ist posteroproximal und anterodistal einer höheren Druckbelastung ausgesetzt.

2. Der Schaft ist zu weit hinten (s. Abb. 7.6 b):
- Der Schaft steht im Verhältnis zum Prothesenfuß zu weit nach hinten oder der Prothesenfuß steht zu weit nach vorne;
- die Belastungslinie verläuft dorsal vom Zentrum der Stützfläche und verursacht eine Hyperextension im Knie;
- der Vorfußhebel ist länger; dies führt zu einer Verzögerung der Phase von der mittleren Standphase bis zur Zehenablösung, die Knieflexion wird schwieriger;
- der Stumpf ist anteroproximal und posterodistal einer höheren Druckbelastung ausgesetzt.

3. Der Fuß steht in Dorsalextension (s. Abb. 7.6 c):
- Die Belastungslinie verläuft ventral vom Zentrum der Stützfläche und drückt das Knie in die Flexion;
- die Fußabrollung von der mittleren Standphase bis zur Zehenablösung verläuft schneller; es entsteht der Eindruck, als sei die Prothese zu kurz, was auf der vermehrten Knieflexion beruht, die mit einer übertrieben ausgeführten Hüftflexion kombiniert wird;
- der Stumpf ist posteroproximal und anterodistal einer erhöhten Druckbelastung ausgesetzt.

4. Der Fuß steht in Plantarflexion (s. Abb. 7.6 d):
- Die Belastungslinie verläuft dorsal vom Zentrum der Stützfläche und drückt das Knie in die Extension;
- die Fußabrollung von der mittleren Standphase bis zur Zehenablösung verläuft langsamer; es entsteht der Eindruck, als sei die Prothese zu lang, was auf der vermehrten Knieextension beruht;

7.2 Transtibiales Amputationsniveau 127

Abb. 7.6 a.
Der Schaft ist zu weit vorne

Abb. 7.6 b.
Der Schaft ist zu weit hinten

Abb. 7.6 c.
Der Fuß steht in Dorsalextension

Abb. 7.6 d.
Der Fuß steht in Plantarflexion

Abb. 7.6 e.
Der Fuß befindet sich zu weit medial

Abb. 7.6. f.
Der Fuß befindet sich zu weit lateral

Abb. 7.6 g.
Der Fuß steht in Supination

Abb. 7.6 h.
Der Fuß steht in Pronation

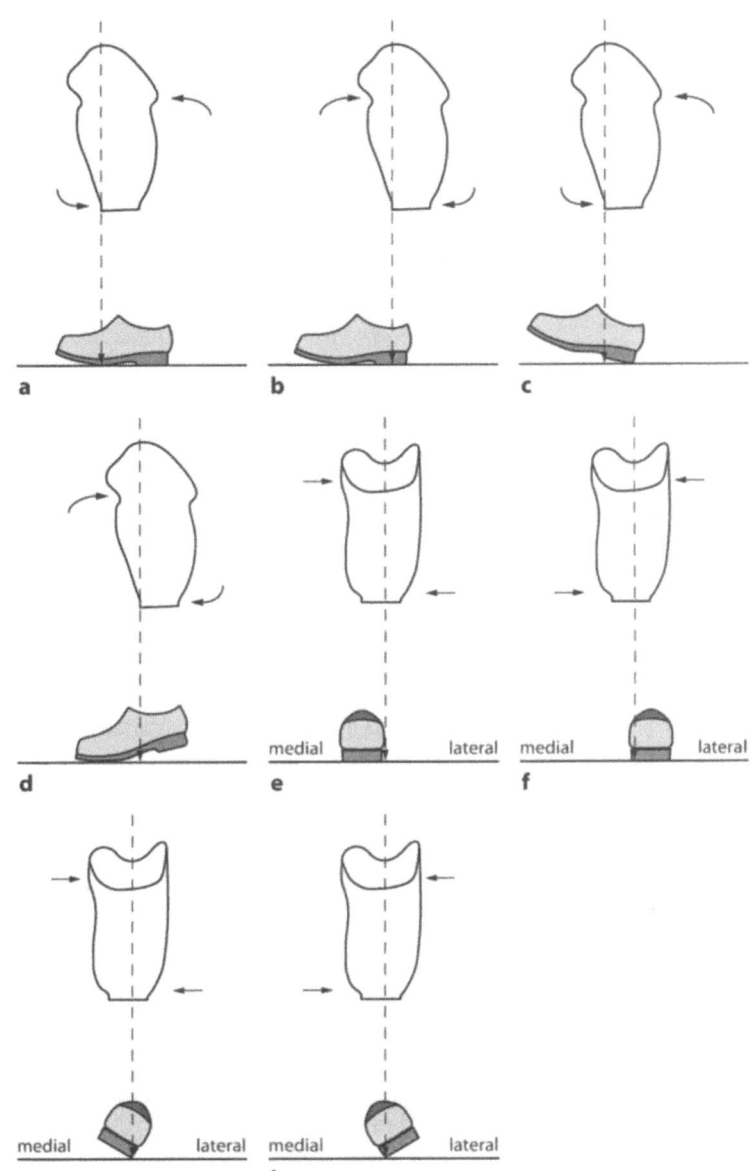

- der Stumpf ist anteroproximal und posterodistal einer erhöhten Druckbelastung ausgesetzt;
- der Patient abduziert und außenrotiert das Bein, um den Druck, der sonst auf dem Stumpf zusätzlich lasten würde, zu vermeiden. Als weitere Entlastungsmöglichkeiten kann er aber auch mittels Fersenanhebung auf der nichtbetroffenen Seite oder durch eine Beckenanhebung auf der betroffenen Seite dem erhöhten Druck ausweichen.

Die Schaft-Fuß-Relation in der frontalen Ebene. Als Ausrichtungsprobleme werden hier unterschieden:
→ 1. Der Fuß steht zu weit medial.
→ 2. Der Fuß steht zu weit lateral.
→ 3. Der Fuß steht mehr in Supination.
→ 4. Der Fuß steht mehr in Pronation.

1. Der Fuß steht zu weit medial (s. Abb. 7.6 e):
- Die Belastungslinie verläuft lateral vom Zentrum der Stützfläche und drückt das Knie in die Varusposition;
- der Stumpf ist medioproximal und laterodistal einer erhöhten Druckbelastung ausgesetzt;
- die Schrittbreite nimmt ab;
- es entsteht während des Gehens eine laterale Instabilität. Sie erfordert (u. a. zur Erhaltung der Balance und zur Verminderung der Druckbelastung auf den Stumpf) eine vermehrte Aktivität der Hüftabduktoren.

2. Der Fuß steht zu weit lateral (s. Abb. 7.6 f):
- Die Belastungslinie verläuft medial vom Zentrum der Stützfläche und drückt das Knie in die Valgusposition;
- der Stumpf ist lateroproximal und mediodistal einer erhöhten Druckbelastung ausgesetzt;
- die Schrittbreite nimmt zu;
- die Hüftadduktoren werden mehr gefordert; dies kann auch von einer Rumpfseitneigung zur betroffenen Seite begleitet werden.

3. Der Fuß steht mehr in Supination (s. Abb. 7.6 g):
- Die Supinationsstellung des Fußes führt dazu, daß der Patient auf dem Fußaußenrand geht und er aufgrund der dadurch verringerten Stützfläche mehr Mühe hat, die Balance zu halten;
- die Belastungslinie verläuft lateral vom Zentrum der Stützfläche und verursacht ein Varusmoment;
- der Stumpf ist medioproximal und laterodistal einer erhöhten Druckbelastung ausgesetzt.

4. Der Fuß steht mehr in Pronation (s. Abb. 7.6 h):
- Die Pronationsstellung des Fußes führt dazu, daß der Patient auf dem Fußinnenrand geht und er wegen der verringerten Stützfläche mehr Mühe hat, die Balance zu halten;
- die Belastungslinie verläuft medial vom Zentrum der Stützfläche und verursacht ein Valgusmoment;
- der Stumpf ist lateral-proximal und medial-distal einer erhöhten Druckbelastung ausgesetzt.

Das normale Gangbild eines unterschenkelamputierten Prothesenträgers

Das für einen unterschenkelamputierten Patienten „normale" Gangbild weicht in einigen Punkten von dem in Kap. 3 beschriebenen normalen Gangbild eines *Gesunden* ab. Bei der Betrachtung des Gangbildes suchen wir nach *Kriterien*, die auf ein gutes Gangmuster hinweisen, wie z. B.:
- keine festzustellende Valgus- oder Varusabweichung in der mittleren Standphase,
- keine auffälligen Lateralbewegungen vom Knie,
- keine übertriebene Rumpfseitneigungen und
- eine gute Kniekontrolle während der gesamten Standphase.

Fersenkontakt

In dem Moment, in dem die Ferse des Prothesenfußes aufgesetzt wird (Fersenkontakt), sollte unmittelbar eine gute Belastung auf der Ferse des Prothesenfußes bestehen, da hiermit die Grundlage für eine gute Stabilisierung zum Boden geschaffen wird.

Fußsohlen-Boden-Kontakt

Abhängig vom Typ des Prothesenfußes kann der Fußsohlenbodenkontakt etwas später stattfinden, als dies beim normalen Gangmuster geschieht. Der Prothesenträger muß in dieser Phase den Vastus medialis des M. quadriceps anspannen, um dem Flexionsmoment entgegenzuwirken bzw. um das Prothesenbein unter Kontrolle zu halten. Reicht die Kraft des Vastus medialis nicht aus oder hat der Prothesenträger Angst, so wird er versuchen das Knie in dieser Position gestreckt zu halten. Wenn dies nicht möglich ist, wird der Prothesenfuß unter dem Einfluß des Flexionsmomentes in die Fußsohlenbodenkontaktposition klappen und so eine heftige Knieflexion verursachen. Die Fußabrollung vom Fußsohlenbodenkontakt bis zur Fersenablösung läuft über den Prothesenfuß; die Kraft für diese Fußabrollung kommt von dem nichtbetroffenen Bein.

Fersenablösung

Das Knie auf der Prothesenseite wird, kurz bevor die Fersenablösungsphase beginnt, durch den dann wirkenden Vorfußhebel in die Extension gedrückt. Die aktive Plantarflexion, die nun normalerweise beginnt und gleichzeitig mit der Knieextension die Schwungphase des anderen Beins unterstützt, findet beim Prothesenträger nicht statt. Daher endet die Schwungphase des anderen Beins früher als normal. Hierdurch verkürzen sich Schwungdauer und Schrittlänge auf der nichtbetroffenen Seite.

Schwungphase

Mit der Zehenablösung wird die Schwungphase des Prothesenbeins eingeleitet. Der Beginn der Schwungphase kann positiv beeinflußt werden, indem ein Prothesenfuß genutzt wird, der mit einer Blattfeder („Energy storing") ausgerüstet ist, die nach der Zehenablösung direkt in den Normalstand zurückfedert.

Gangbildabweichungen

Wichtig !

Für die Bestimmung der Ursache einer Abweichung ist es wichtig, daß man visuell erkennen kann, in welcher Phase der Fußabrollung die Abweichung auftritt.

Zur Erleichterung der Diagnostik von Gangbildabweichungen werden die Phasen der *Standphase* aufgeteilt in:
→ Phase 1: erster Fersenkontakt bis zum Beginn der mittleren Standphase;
→ Phase 2: mittlere Standphase;
→ Phase 3: Ende der mittleren Standphase bis zur Zehenablösung.

Erster Fersenkontakt bis Beginn der mittleren Standphase

Übertriebene Knieflexion. Beim normalen Gangmuster befindet sich das Knie während des ersten Fersenkontaktes fast vollständig in Extension. Unmittelbar danach beginnt die Knieflexion, die sich solange fortsetzt, bis der Fuß flach auf dem Boden aufliegt. Nach dem Fersenbodenkontakt liegt das Maximum an Flexion (bei einer normalen Gehgeschwindigkeit von 90–130 Schritten pro Minute) bei ungefähr 15–20°. Der unterschenkelamputierte Prothesenträger kann aus folgenden Gründen eine höhere Gradzahl an Flexion erreichen:
- Vermehrte Dorsalextension des Prothesenfußes oder vermehrte Vorwärtsneigung des Schaftes. (Normalerweise resultiert der Bodenkontakt des Fußes, nach dem ersten Fersenkontakt, auf der Fuß- und Knieflexion. Wenn der Prothesenfuß zu weit in Dorsalextension steht oder der Schaft mehr als 5° nach vorne geneigt ist, dann benötigt der Prothesenträger die vermehrte Knieflexion, um den Fuß-Bodenkontakt nach dem ersten Fersenkontakt zu ermöglichen.)
- Zu steifer Fersenabsatz. (Liegt dieser Zustand vor, muß das Knie ebenfalls mehr flektiert werden, um die gesamte Fußfläche flach auf dem Boden aufliegen zu lassen.)

- Der Schaft steht zu weit vorn. (Der Abstand zwischen der Aktionswirklinie der Kräfte und dem Stützpunkt der Ferse am Boden wird größer. Das Kraftmoment, das die Rotation um den Stützpunkt verursacht, wird größer, wenn der Schaft weiter nach vorne plaziert wird.)
- Flexionskontraktur.

Insuffizienz bzw. nicht vorhandene Knieflexion. Beim normalen Gangmuster kommt es nach dem ersten Fersenkontakt zu einer geringfügigen Knieflexion, nach der sich der Fuß flach auf dem Boden befindet. Wenn der Prothesenfuß nun zu weit in Plantarflexion steht, liegt der Fuß zu früh flach auf dem Boden auf. Hierdurch kann die normalerweise nach dem ersten Fersenkontakt stattfindende Knieflexion nicht erfolgen. Als weitere wichtige Gründe für eine nicht vorhandene Knieflexion können genannt werden:
- Zu weicher Fersenabsatz. (Hierdurch kommt es zu einer verfrühten Plantarflexion und einem verfrühten Bodenkontakt, so daß das Ausmaß der Knieflexion geringer ausfällt.)
- Der Schaft steht im Verhältnis zum Prothesenfuß zu weit nach hinten, was ein Extensionsmoment im Knie verursacht.
- Verminderter Tragekomfort des Schaftes im anterodistalen Bereich. (Das Körpergewicht des Prothesenträgers kann nur vom flektiertem Knie getragen werden, wenn der M. quadriceps das Ausmaß der Flexion mit einer ausreichenden Anspannung kontrolliert. Durch die Anspannung des M. quadriceps kommt es zu einer ausgeprägten Druckerhöhung im anterodistalen Bereich zwischen Stumpf und Schaft. Um dem dabei entstehenden Schmerz zu entgehen, versucht der Patient mit gestrecktem, statt gebeugtem Knie zu gehen.)
- Die Kraft des M. quadriceps reicht nicht aus. (In diesen Fällen setzt der Prothesenträger denselben Kompensationsmechanismus ein. Er wird sein Knie in die Extension drücken und so die Anspannung des M. quadriceps verringern.)
- Gewohnheitshaltung. (Patienten, die lange Zeit eine konventionelle Prothese mit Oberschenkelkorsett getragen haben, haben bei dem Wechsel auf eine „kurze" Prothese zunächst Probleme.)

Mittlere Standphase *Vermehrte laterale Abweichung der Prothese.* Wenn eine vermehrte laterale Abweichung der Prothese vorliegt, dann drückt der mediale Schaftrand gegen den Stumpf, und auf der lateralen Seite entsteht eine Lücke. Eine geringfügige, nach lateral gerichtete Abweichung ist normal. Klagt der Prothesenträger jedoch über eine starke Druckbelastung auf der medialen Seite, dann ist das Ausmaß der nach lateral gerichteten Abweichung zu groß

und muß behoben werden, da sonst die Gefahr einer Bänderüberdehnung im Kniebereich besteht. Mögliche Ursachen:
- Ein zu weit nach medial plazierter Prothesenfuß. (Hierdurch entsteht ein Kraftmoment mit dem oben erwähnten Resultat. In der Regel kann mit Hilfe einer Verschiebung des Prothesenfußes nach lateral Besserung erreicht werden.)
- Mediolaterale Kippung des Schaftes.

Befindet sich der Schaft in Abduktion, so neigt sich die Prothese nach lateral, wodurch sich die Druckbelastung auf den medialen Fußrand erhöht. Diese einseitige Druckbelastung kann durch eine Plazierung des Schaftes in Richtung Adduktion vermindert werden.

Ende der mittleren Standphase bis zur Zehenablösung

Zu früh einsetzende Knieflexion (drop-off). Beim normalen Gangmuster wird direkt vor der Fersenablösung das Knie gestreckt und mit Beginn der Fersenablösung das Knie flektiert. Diese Bewegungsumkehr findet in dem Moment statt, in dem der Körperschwerpunkt über die Metatarsophalangealen hinweg verlagert wird. Geschieht dies zu früh, dann findet die Knieflexion auch verfrüht statt. Als mögliche Ursachen kommen hierfür in Frage:
- Der Schaft steht im Verhältnis zum Prothesenfuß zu weit vorne. (Je weiter der Schaft nach vorne plaziert ist, desto dichter liegt die Kraftlinie in der Nähe des Abrollungspunktes des Fußes.)
- Der Abrollungspunkt des Prothesenfußes liegt zu weit hinten.
- Der Prothesenfuß steht zu weit in Dorsalextension oder der Schaft neigt sich zu weit nach vorne.
- Der Dorsalextensionsabsatz ist zu weich.

Zu spät einsetzende Knieflexion. Ablauf und Ursachen der zu spät einsetzenden Knieflexion entsprechen dem genauen Gegensatz der oben beschriebenen zu früh einsetzenden Knieflexionen.

7.3
Transfemorale Amputationen

Amputation (s. Abb. 7.7)

Normalerweise kann das Stumpfende eines Oberschenkelstumpfes nur teilweise belastet werden. Es ergeben sich dabei dieselben Belastungsprobleme, die bereits in den Abschnitten über die Unterschenkelamputation aufgeführt wurden.

Die optimale Versorgung des Femurendes mit der noch verbleibenden Muskulatur ist für die später angestrebte Funktio-

Abb. 7.7.
Ein kurzer
Oberschenkelstumpf

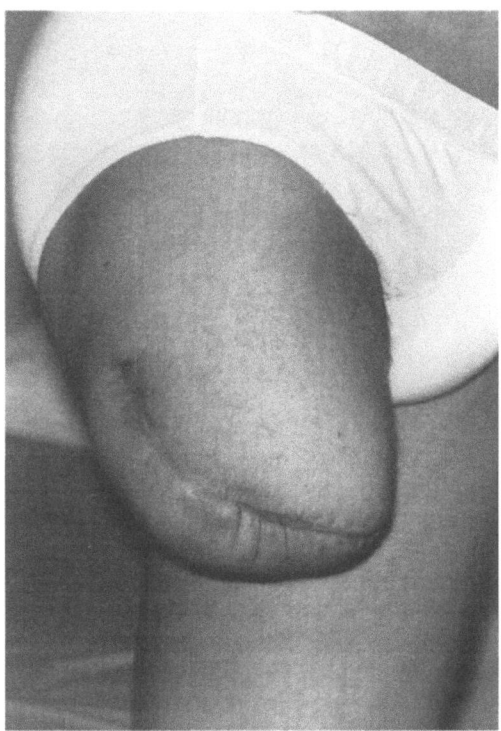

nalität von großer Bedeutung. Hierfür werden die verschiedenen Muskelgruppen über das Femurende gelegt und aneinander befestigt. Mit dieser Myoplastik erreicht man eine gute Weichteilpolsterung und schafft neue Ansatzpunkte für die gekürzte Muskulatur, so daß die Möglichkeit Kontraktionen auszuführen erhalten bleibt. Die Kontraktionsmöglichkeit wird während der Schwungphase zur Stabilisierung der Prothese genutzt; sie unterstützt zusätzlich das eingesetzte Aufhangsystem.

Bei einer Knieexartikulation wird das Ligamentum patellae an den Ansatzpunkten der Kreuzbändern befestigt, so daß das entstehende Stumpfende vollständig belastet werden kann. Die dadurch entstehende direkte Kraftübertragung ermöglicht eine wesentlich einfachere Prothesenschaftkonstruktion.

Prothese

Schaft

Trompetenschaft. Bis in die 50er Jahre hinein gab es für oberschenkelamputierte Patienten lediglich ein Schaftmodell; den sog. Trompetenschaft. In diese Schaftkonstruktion ließ der Pa-

Abb. 7.8.
Quadrilateraler Schaft.
Das Fehlen der
knöchernen Blockade
verursacht beim
quadrilateralen Schaft
eine distale
Druckerhöhung

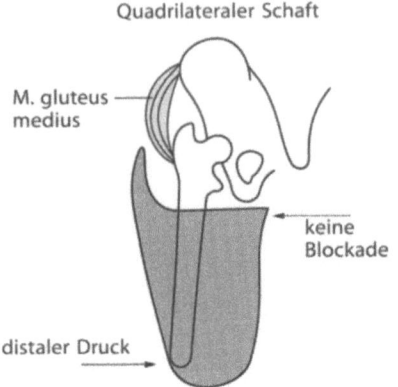

tient seinen Stumpf so weit hineingleiten, bis der Stumpf nicht mehr weiter gleiten konnte bzw. bis der Stumpf fest saß. Das hatte zur Folge, daß die Haut im Stumpfbereich einer sehr hohen Druckbelastung ausgesetzt war, da in dieser Schaftkonstruktion keine zur Schwerkraft senkrecht stehende Fläche vorhanden war, über die die Kraft direkt übertragen werden konnte.

Quadrilateraler Schaft. Im Jahre 1954 stellte Radcliff (zusammen mit Inman, Eberhart und Wilson) das Prinzip des „Quadrilateralen Schaftes" vor. Die Idee hierzu wurde bereits 1949 von einem Deutschen veröffentlicht. Folgende Prinzipien werden bei der Konstruktion des quadrilateralen Schaftes berücksichtigt (s. Abb. 7.8):
- Das Körpergewicht wird über eine größtmögliche Oberfläche verteilt,
- in Höhe des Tuber ossis ischii wird eine horizontale Fläche geschaffen,
- ein Teil des Gewichts wird von dem komprimierten Weichteilgewebe getragen,
- die Schaftform ermöglicht der Muskulatur zu kontrahieren,
- der Schaft steht von Anfang an etwas in Flexion und Adduktion.

Als Nachteile des quadrilateralen Schaftes können genannt werden:
1. Der Femur bewegt sich wie ein Klöppel in den Weichteilen, was zu einer Druckerhöhung im lateralen-distalen Femurbereich führt. Der Prothesenträger versucht den Druck zu verringern, indem er sich zur Seite neigt.

2. Aufgrund der Abduktionsstellung des Femurs verkürzt sich der M. gluteus medius und verliert an Kraft. Es gibt keine Blockierung und kein Kräftegleichgewicht um die Femurverschiebung zu verhindern. Das Tuber ischiadicum verhält sich wie ein Drehpunkt.
3. Um den Tuber auf dem Tuberrand der Prothese zu halten, muß die anteroposteriore Abmessung des Schaftes eng sein. Dadurch erhöht sich die Druckbelastung in einem empfindlichen Gebiet und vermindert somit u. a. den Sitzkomfort.

IRC-Schaft. Die gerade erwähnten Nachteile des quadrilateralen Schaftes wurden bei der Konstruktion des IRC-(*I*schial *R*amus *C*ontainment-)Schaftes zum größten Teil beseitigt (s. Abb. 7.9). Der Femur wurde mediolateral im Schaft, durch die Miteinbeziehung des Trochanter majors und des Ramus durch den sich dadurch ergebenden Keileffekt, stabilisiert. Darüber hinaus wurde auch das Tuber ischiadicum vollständig in den Schaft mit aufgenommen, wodurch sich eine 3-Punktfixation ergibt. Durch den eng anliegenden Köcher befinden sich die belastungstragenden Schaftabschnitte direkt an den belastungsübertragenden Skeletteilen. Dies vermindert den Umfang und das Ausmaß an Bewegungen, die sonst zwischen den dort liegenden Weichteilen entstehen würden (s. Abb. 7.10).

Damit die Prothese während der Schwungphase nicht vom Stumpf abrutscht, wird sie mittels einer Saugaufhängung am Stumpf befestigt, die sich aufgrund des zwischen Stumpf und Prothese geschaffenen Vakuums hält. Falls die Benutzung der Saugaufhängung nicht möglich ist, muß die Prothese mit einem Beckengurt (externe Aufhängung) am Stumpf befestigt werden.

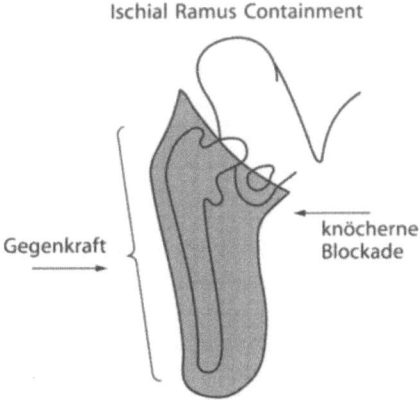

Abb. 7.9.
IRC-Schaft mit knöcherner Blockade in Höhe des Ramus pubis

Abb. 7.10.
IRC-Schaft mit
Ramusblockade

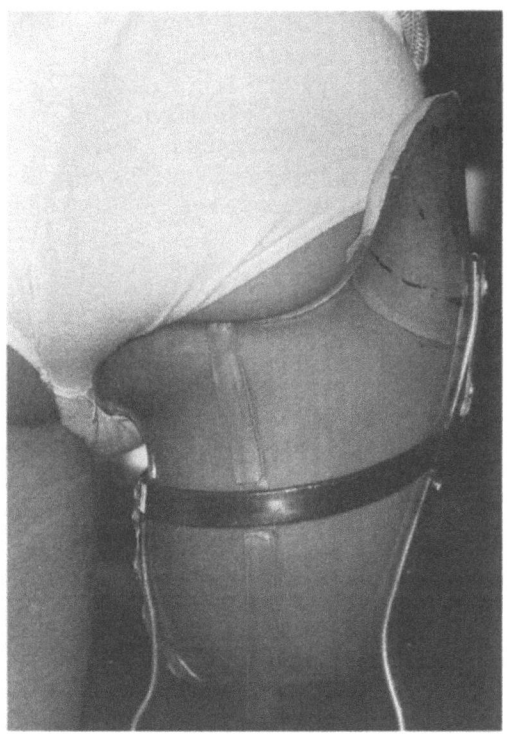

Prothesenknie

Das menschliche Kniegelenk hat mehrere *Funktionen:* Die zu Beginn beim Aufsetzen der Ferse vorhandene Flexion im Kniegelenk sorgt zusammen mit der Plantarflexion im Fußgelenk für den *Stoßdämpfungseffekt.* Der während der Standphase stattfindende Wechsel von Flexion und Extension sorgt dafür, daß der Körperschwerpunkt so wenig wie möglich gegen die Schwerkraft bewegt werden muß und der *Energieverbrauch* so niedrig wie möglich bleibt.

Die ab der Fersenablösungsphase vorliegende Knieextension bewirkt zusammen mit der Plantarflexion des Fußgelenks eine Vorverlagerung des Körpers. Während der Schwungphase wird dann eine so große Flexion ausgeführt und das Bein soweit verkürzt, daß es *ohne zusätzliche Beckenanhebung* unter dem Körper durchschwingen kann. Durch die Flexion verkürzt sich auch die effektive Pendellänge des gesamten Beins, wodurch sich die Gesamtpendelzeit wiederum verkürzt.

Die Ausführung der verschiedenen Funktionen erfordert neben einer im ausreichenden Maße vorhandenen Mobilität v. a. Muskelkraft. Die Muskulatur muß in der Lage sein, sowohl stabilisierende als auch exzentrische und konzentrische Kontrak-

tionen auszuführen. Die beschriebenen Funktionen können bis heute noch nicht in einem Kunstkniegelenk (s. Abb. 7.11 a–e) kombiniert werden. Eine kontrolliert verlaufende *Knieflexion während der Standphase* ist lediglich in 2 Kunstgelenken möglich:
- Prothesekinie 3R60 der Firma Otto Bock (15°) und
- „total knee" (4°) von Century Innovations.

Eine *Stabilität in der Standphase* kann durch den Einbau von bremsenden Systemen in das Kniegelenk und/oder durch die Mehrachsigkeit des Gelenks erreicht werden, so daß der virtuelle Drehpunkt des Kniegelenks durch den Stand der Achsen untereinander hinter die Belastungslinie fällt.

Die *Schwungphase* kann mittlerweile weitgehend kontrolliert werden. Alle modernen Prothesenknietypen sind mit pneumatischen oder hydraulischen Schwungphasenreglern ausgerüstet. Bei den meisten kann jedoch nur eine Gehgeschwindigkeit eingestellt werden. In diesem Bereich finden fortwährend technische Veränderungen und Neuerungen statt: Das IP-Knie (*Intelligent Prothesis*) der Firma Endolite beispielsweise verfügt über einen programmierbaren Computerchip, mit dessen Hilfe verschiedene, an den Prothesenträger angepaßte Gehgeschwindigkeiten eingestellt werden können. Dieses Knie registriert, während sich der Prothesenträger fortbewegt, die Geschwindigkeitsveränderungen und paßt die Schwunggeschwindigkeit automatisch an die Geschwindigkeitsveränderung an.

Das normale Gangbild eines oberschenkelamputierten Prothesenträgers

Fersenkontakt

Ebenso wie bei Unterschenkelamputierten muß auch der oberschenkelamputierte Prothesenträger zur Erlangung einer guten Stabilität beim ersten Fersenkontakt die Ferse des Prothesenfußes unmittelbar belasten.

Fußsohlen-Boden-Kontakt

Abhängig vom Typ des Prothesenfußes findet der Fußsohlenbodenkontakt geringfügig später statt als beim normalen Gangbild. Die meisten Prothesenknietypen bleiben während der gesamten Standphase gestreckt, lediglich die Prothesenknietypen mit kontrollierter Flexionsmöglichkeit beugen sich dementsprechend. Die Stabilisation der Prothesenkniestreckung wird durch die mehrachsige Prothesenkonstruktion und/oder durch das zusätzlich eingebaute Bremssystem gewährleistet. Prothesenträger, deren Kniegelenk in der Standphase nicht gebeugt werden kann, müssen ihren Körperschwerpunkt mehr in ventrokraniale Richtung verlagern als dies beim normalen Gangbild der Fall ist.

Abb. 7.11 a.
7achsiges Prothesenknie mit Schwungphasenregler und Stabilisierung in der Standphase („total knee")

Abb. 7.11 b.
4achsiges Prothesenknie mit Schwungphasenregler

Abb. 7.11 c.
Rückseite eines Prothesenknies mit Schwungphasenregler und Standphasenkontrolle

Abb. 7.11 d.
Stabiles 4achsiges Prothesenknie mit Schwungphasenregler (TEH-LIN)

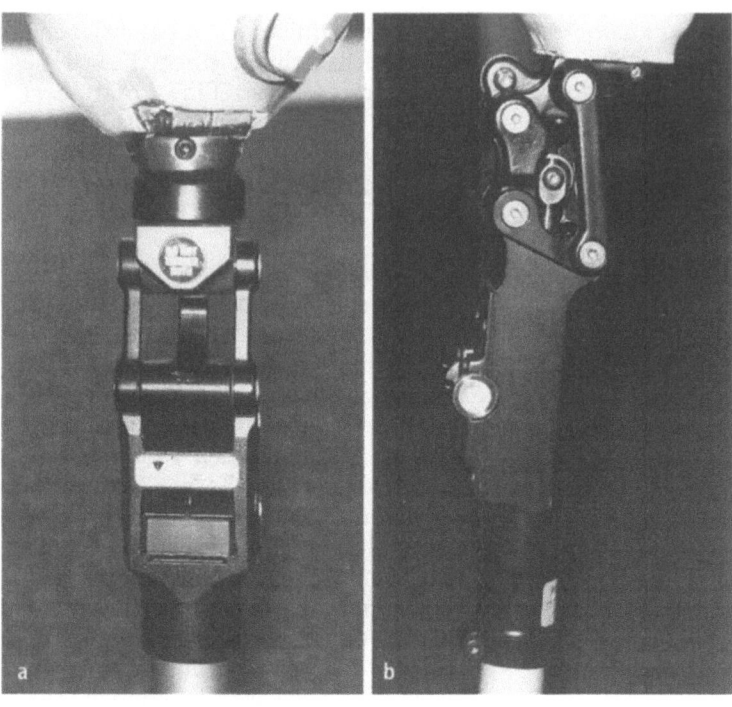
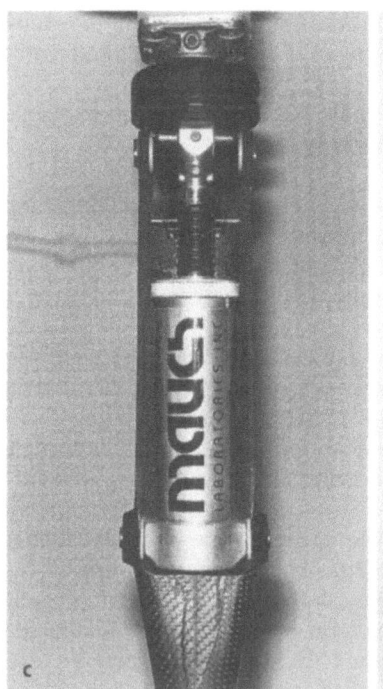
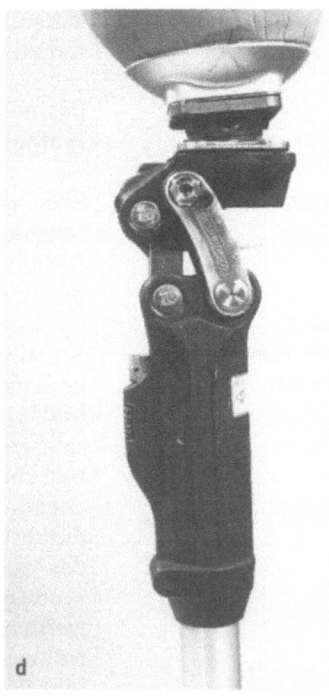

Abb. 7.11 e.
Einachsiges Prothesenknie mit Bremsvorrichtung in der Standphase (Endolite)

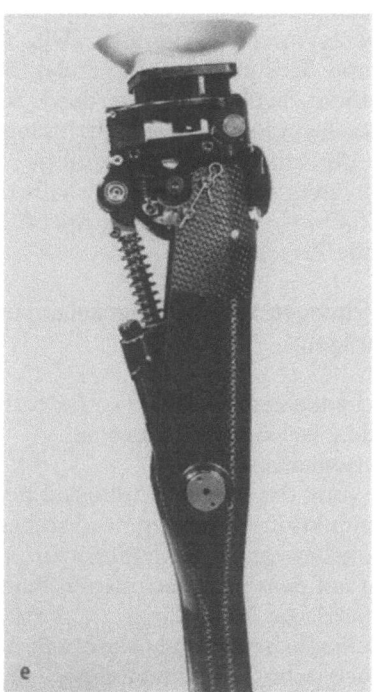

Schwungphase

Da die im normalen Gangbild vorkommende kombinierte Aktivität von Knieextension und Fußplantarflexion am Ende der Standphase auf der Prothesenseite nicht stattfinden kann, verkürzt sich sowohl die Schwungphasendauer als auch die Schrittlänge auf der nichtbetroffenen Seite; der Schritt fällt noch kürzer aus, als dies beim unterschenkelamputierten Prothesenträger der Fall ist. Da die Abstoßung fehlt, muß die Kraft, mit der der Körperschwerpunkt auf das nichtbetroffene Bein verlagert wird, von der Glutealmuskulatur der nichtbetroffenen Seite aufgebracht werden. Normalerweise ist die Schwungphasendauer des Prothesenbeins aufgrund der eingestellten Geschwindigkeit festgelegt; es findet also keine Geschwindigkeitsanpassung an das Fortbewegungstempo des Prothesenträgers statt, wie dies bei dem IP-Prothesenknie der Fall ist. Da ferner der Schwerpunkt einer Oberschenkelprothese ungefähr auf der Hälfte bzw. häufig mehr in Richtung des Prothesenfußes liegt (normalerweise liegt der Schwerpunkt von der Leiste ausgehend in Höhe des Übergangs vom ersten zum zweiten Drittel des Beins), fällt die Pendelzeit des Prothesenbeins immer größer aus als die des nichtbetroffenen Beins (van de Veen 1995).

Asymmetrie Bei oberschenkelamputierten Prothesenträgern kann die aufkommende Asymmetrie, die sich zwischen dem nichtbetroffenen Bein und dem prothesentragenden Bein entwickelt, besonders deutlich beobachtet werden; v. a. hinsichtlich der Schwunggeschwindigkeit, der Schrittlänge und der Standphasendauer. Der oberschenkelamputierte Prothesenträger wird, um seinen Energieverbrauch innerhalb der normalen Grenzen zu halten („Comfortable Walking Speed"), langsamer gehen als eine gesunde Person.

Gangabweichungen bei oberschenkelamputierten Prothesenträgern

Bei oberschenkelamputierten Prothesenträgern können folgende Gangbildabweichungen auftreten:
→ Abduktionsmuster,
→ Seitneigung des Rumpfes während der Standphase,
→ Zirkumduktionsbewegung des Prothesenbeins,
→ Rotationsbewegung des Fußes beim Aufsetzen der Ferse,
→ Federn auf dem nichtbetroffenen Bein,
→ asymmetrische Schrittlänge,
→ unterschiedliche Standphasendauer,
→ asymmetrische Armbewegungen,
→ lumbale Lordose,
→ vorwärts gebeugte Haltung,
→ der Rumpf fällt nach vorn,
→ Instabilität des Prothesenknies,
→ ungleiche Knieflexion auf der Prothesenseite,
→ Rotationsbewegungen der Ferse während der Schwungphase,
→ zu schneller Endanschlag.

Abduktionsmuster Der Patient geht mit einer breiten Schrittbreite (s. Abb. 7.12). Der Prothesenfuß wird weiter von der Mittellinie entfernt aufgesetzt. Das Becken bewegt sich deutlich zur nichtbetroffenen Seite, und es kommt zu einer Seitneigung des Rumpfes zur Prothesenseite hin. Zur Diagnostik sollte eine Betrachtung von ventral und dorsal während der Prothesenbelastungszeiten erfolgen. Es können patientenbezogene und prothesenbezogene Ursachen voneinander unterschieden werden.

- *Patientenbezogene Ursachen* der Gangabweichung:
  ☐ Abduktionskontraktur im Hüftbereich.
  ☐ Adduktorenmasse oder Irritation (z. B. aufgrund von Hautinfektionen in der Leiste).
  ☐ Gewohnheitsmuster.
- *Prothesenbezogene Ursachen* der Gangabweichung:
  ☐ Die Prothese ist zu lang.

Abb. 7.12.
Abduktionsgang

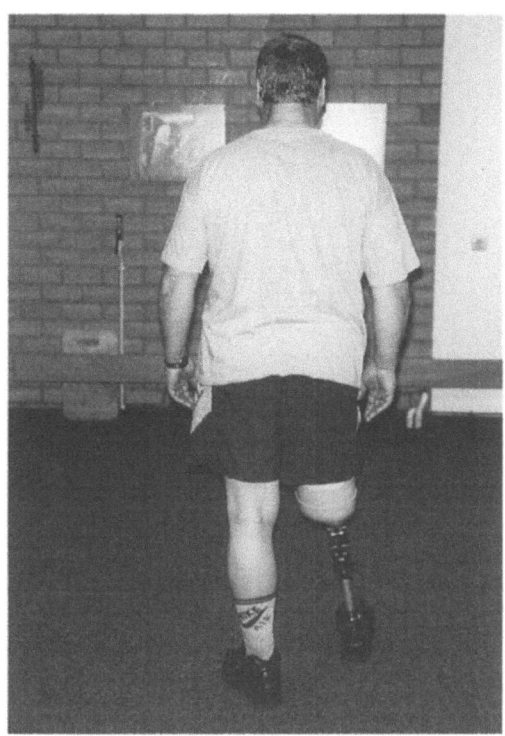

- Der mediale Rand des Prothesenschaftes ist zu hoch, hierdurch erhöht sich die Druckbelastung auf den Ramus pubis.
- Der laterale Wandbereich des Prothesenschaftes bietet zu wenig Unterstützung.
- Insuffizientes Aufhangsystem; rigide Bandagen ziehen den Schaft in die Abduktion oder die Bandagen sind zu stark angezogen.
- Die Prothese ist nicht richtig ausgerichtet; der Schaft steht zuviel in Adduktion, wodurch der Unterschenkel eine Valgusstellung einnimmt.

Seitneigung des Rumpfes während der Standphase (s. Abb. 7.13)

Der Rumpf neigt sich meist während der Standphase *zur Prothesenseite* hin. Hiermit versucht der Prothesenträger seinen Körperschwerpunkt über den Standpunkt zu bringen. Zur Diagnostik sollte eine Betrachtung von ventral und dorsal erfolgen.

- *Patientengebundene Ursachen* der Gangabweichung:
  - Abduktionskontraktur.
  - Der Stumpf ist zu kurz.

Abb. 7.13.
Rumpfneigung und
Armbewegung zur
Prothesenseite hin

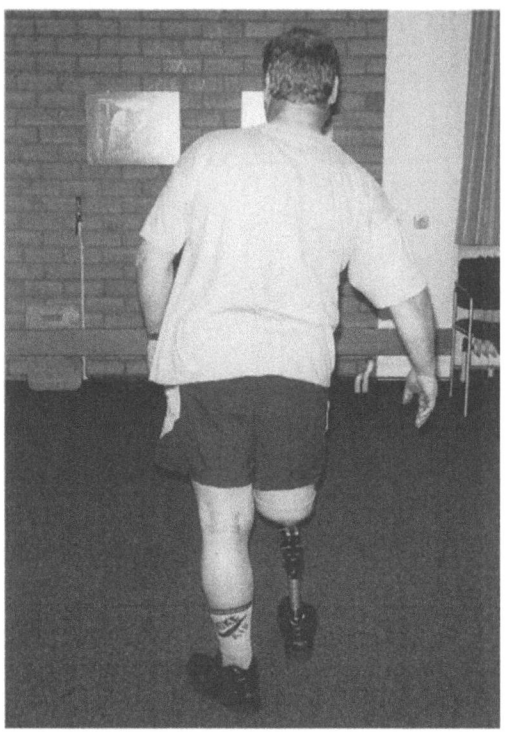

- [ ] Schmerzhafter oder sehr empfindlicher Stumpf.
- [ ] Gewohnheitsmuster.
- *Prothesengebundene Ursachen* der Gangabweichung:
  - [ ] Die laterale Schaftwand bietet zu wenig bzw. nur lokal Unterstützung.
  - [ ] Die Prothese ist zu kurz.
  - [ ] Die Prothese ist nicht richtig ausgerichtet, der Schaft steht zu weit in Abduktion.
  - [ ] Die mediale Schaftwand ist zu hoch gezogen.

Bei Seitneigung des Rumpfes *zur nichtbetroffenen Seite* können folgende Ursachen in Betracht gezogen werden:

- *Patientengebundene Ursachen*:
  - [ ] Die Abduktoren auf der Stumpfseite sind zu schwach.
- *Prothesengebundene Ursachen*:
  - [ ] Die Prothese ist zu lang.
  - [ ] Der Schaft steht in Adduktion.

Zirkumduktions-bewegung des Prothesenbeins (s. Abb. 7.14)

Die Prothese wird in der Schwungphase mit einer kreisförmigen, nach außen verlaufenden Schwungbewegung nach vorne gebracht und anschließend zum Aufsetzen nach innen bewegt. Zur Diagnostik sollte die Betrachtung von ventral und dorsal während der Schwungphase erfolgen.

- *Patientengebundene Ursachen* der Gangabweichung:
  - ☐ Der M. quadratus lumborum und die Adduktoren auf der betroffenen Seite sind zu schwach.
  - ☐ Gewohnheitsmuster.
  - ☐ Mangelndes Vertrauen in die Knieflexion der Prothese.
- *Prothesengebundene Ursachen* der Gangabweichung:
  - ☐ Der Schaft ist entweder zu schmal oder zu lang.
  - ☐ Mangelnde Suspension.
  - ☐ Das Prothesenknie ist zu stabil, die Knieflexion erfordert eine überdurchschnittlich hohe Anstrengung vom Patienten.
  - ☐ Der Prothesenfuß steht in Plantarflexion.

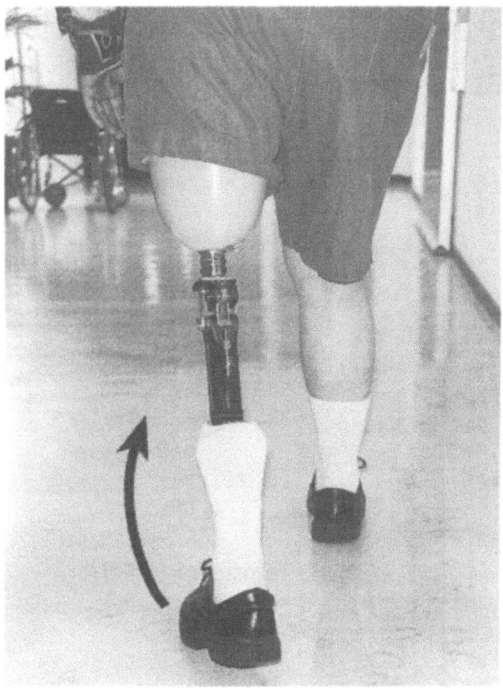

Abb. 7.14. Zirkumduktionsgang

Rotationsbewegung des Fußes beim Aufsetzen der Ferse (s. Abb. 7.15)

In der Regel bewegt sich der Fuß in die Außenrotation. Die diagnostische Betrachtung sollte von ventral erfolgen in dem Moment, indem die Ferse aufgesetzt wird.

- *Patientengebundene Ursachen* der Gangabweichung:
  ☐ Die Muskelkontrolle im Stumpfbereich ist nicht ausreichend.
- *Prothesengebundene Ursachen* der Gangabweichung:
  ☐ Der Plantarflexionsabsatz bzw. der Fersenkeil des Prothesenfußes ist zu hart.
  ☐ Das Schaftfitting ist nicht geeignet.
  ☐ Die Prothese ist nicht richtig ausgerichtet, so daß der Fuß zu viel in Außenrotation steht.

Federn auf dem nicht betroffenen Bein („vaulting"; s. Abb. 7.16)

Während der gesamten Schwungphase des Prothesenbeins federt der Patient auf dem Vorfuß des nichtbetroffenen Beins. Die diagnostische Betrachtung sollte von lateral erfolgen während der Schwungphase des Prothesenbeins.

- *Patientengebundene Ursachen* der Gangabweichung:
  ☐ Der Stumpf ist zu kurz.
  ☐ Der M. quadratus lumborum ist zu schwach.

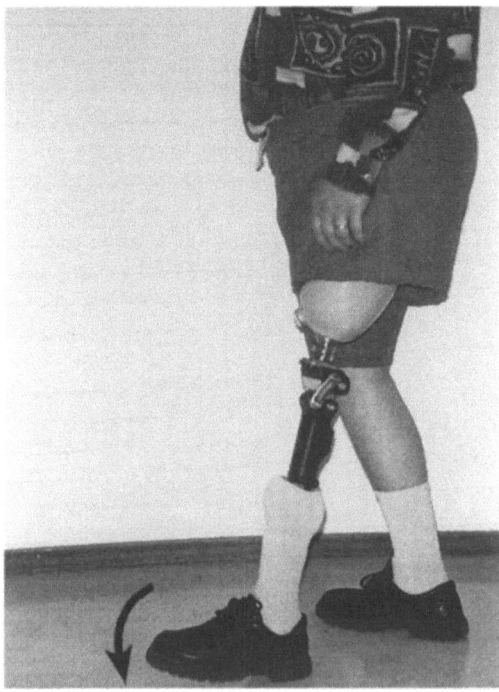

Abb. 7.15. Außenrotation des Prothesenfußes auf der rechten Seite zu Beginn der Standphase

Abb. 7.16.
Der Patient federt während der Schwungphase des Prothesenbeins auf seinem nichtbetroffenen Bein

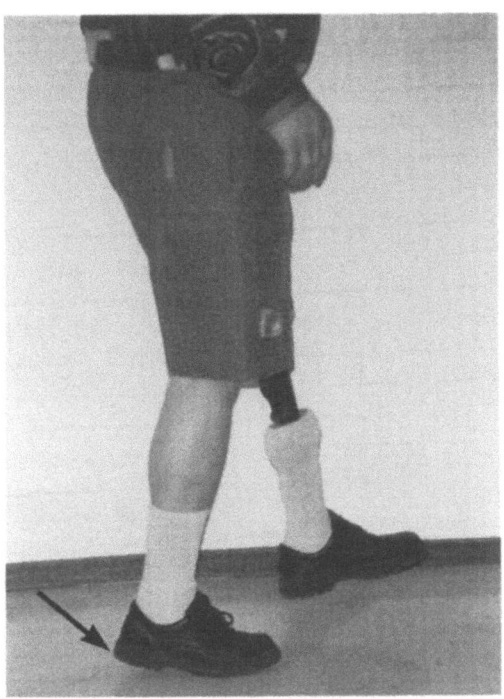

- ☐ Gewohnheitsmuster.
- ☐ Der Patient hat Angst, mit dem Prothesenfuß den Boden zu berühren.
- ☐ Die Hüftflexoren sind zu schwach.
- ☐ Der Patient traut sich nicht, das Prothesenknie zu beugen.
- *Prothesengebundene Ursachen* der Gangabweichung:
  - ☐ Die Prothese ist zu lang.
  - ☐ Die Prothese ist falsch bzw. nicht ausreichend genug aufgehängt.
  - ☐ Das Prothesenknie ist zu stabil.

Unterschiedliche (asymmetrische) Schrittlänge (s. Abb. 7.17)

Zur Diagnostik empfiehlt sich die Betrachtung des gesamten Gangzyklus von lateral. Die unterschiedliche Schrittlänge des Prothesenbeins und des nichtbetroffenen Beins kann zweifach auftreten: Zum einen kann die *Schrittlänge* des Prothesenbeins *verkürzt* oder zum anderen *länger* als die des nichtbetroffenen Beins sein. Einen verlängerten *Schritt* auf der Prothesenbeinseite sieht man oft bei festeingestellten Prothesenknien.

Protheseschritt zu lang

- *Patientengebundene Ursachen* der Gangabweichung:
  - ☐ Der Prothesenträger schafft es nicht, die Hüfte auf der Prothesenseite während der Standphase zu strecken, was

Abb. 7.17.
Ein zu großer
Prothesenbeinschritt

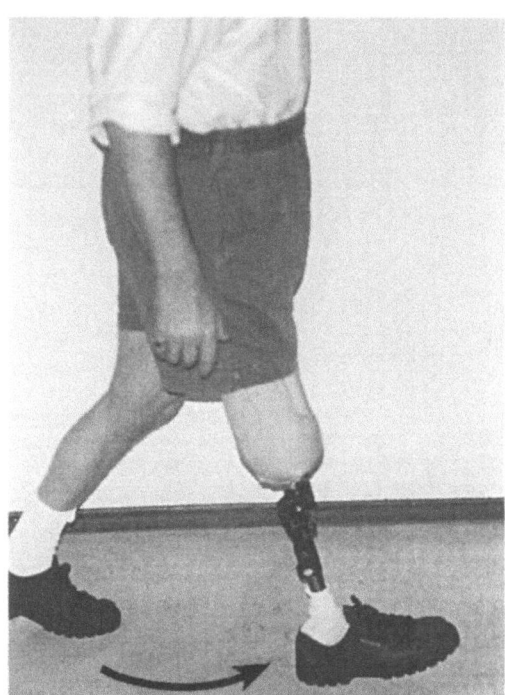

auf einer Flexionskontraktur und/oder auf zu schwachen Hüft- und Rückenstreckern beruhen kann.
  ☐ Mangelndes Vertrauen.
  ☐ Gewohnheitsmuster; um sicher zu sein, daß die Prothese in die Extensionsstellung einrastet.
• *Prothesengebundene Ursachen* der Gangabweichung:
  ☐ Bei der Prothesenanpassung wurde eine bestehende Flexionskontraktur zu wenig berücksichtigt.
  ☐ Die Prothese ist zu lang.

Protheseschritt zu kurz

• *Patientengebundene Ursachen* der Gangabweichung:
  ☐ Mangelndes Vertrauen (der Patient hat Angst, daß ihm das Knie wegknickt).
  ☐ Der Patient hat Schmerzen.
  ☐ Der Patient ist unsicher im Gebrauch mit beweglichen Prothesenknien.
• *Prothesengebundene Ursachen* der Gangabweichung:
  ☐ Das „Socket-fitting" ist nicht richtig.
  ☐ Die Prothese ist nicht richtig ausgerichtet, der Schaft steht zu weit in Flexion.

7.3 Transfemorale Amputationen

    ☐ Das Prothesenknie knickt aufgrund der schlechten Schaftausrichtung leicht in die Flexion (z. B. steht der Schaft zu weit in Flexion).
    ☐ Der Schwungphasenregler ist nicht richtig eingestellt.

Unterschiedliche Standphasendauer

Häufig kann eine sehr kurze Standphase auf der Prothesenseite beobachtet werden. Die diagnostische Betrachtung sollte während einer „längeren" Gehstrecke erfolgen; evtl. mit Hilfe eines Metronoms.

- *Patientengebundene Ursachen* der Gangabweichung:
  ☐ Mangelnde Balance.
  ☐ Mangelndes Vertrauen.
  ☐ Die Muskulatur ist im Stumpfbereich, im Rumpf und im nichtbetroffenen Bein zu schwach.
  ☐ Gewohnheitsmuster.
  ☐ Schmerzen in Höhe des Tuber.
  ☐ Der Patient ist unsicher im Gebrauch mit beweglichen Prothesenknien.
- *Prothesengebundene Ursachen* der Gangabweichung:
  ☐ Aufgrund eines nicht geeigneten Schaftfittings wird der Druck nicht gleichmäßig verteilt, hierdurch erhöht sich die lokale Druckbelastung.
  ☐ Das Prothesenknie knickt aufgrund einer schlechten Ausrichtung ein.

Asymmetrische Armbewegungen

Der Arm auf der Prothesenseite wird dicht am Körper fixiert, so daß der natürliche Armschwung fehlt. Diagnostische Betrachtung sollte während des gesamten Gangzyklus erfolgen.

- *Patientengebundene Ursachen* der Gangabweichung:
  ☐ Mangelnde Balance.
  ☐ Mangelndes Vertrauen.
  ☐ Gewohnheitsmuster.
  ☐ Der Patient ist unsicher beim Gebrauch einer Prothese mit beweglichem Knie.
- *Prothesengebundene Ursachen* der Gangabweichung:
  ☐ Ein schlechtes Schaftfitting führt zu Tragekomforteinbußen.
  ☐ Das Prothesenknie knickt ein.

Wichtig !

Häufig treten bei den Gangabweichungen asymmetrische Schrittlänge, Standphasendauer und Armbewegungen zusammen auf, da sie in der Regel die gleiche Ursache haben.

Lumbale Lordose (s. Abb. 7.18)

Während der Standphase kann eine lumbale Hyperlordose beobachtet werden. Die diagnostische Betrachtung erfolgt von lateral während einer längeren Gangphase.

Abb. 7.18.
Hyperlordose

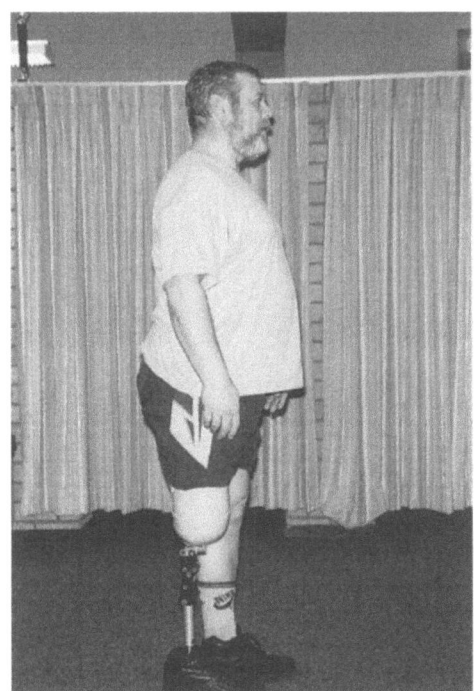

- *Patientengebundene Ursachen der Gangabweichung:*
  ☐ Vorhandene Hüftbeugekontraktur.
  ☐ Die Hüftstrecker sind zu schwach.
  ☐ Die Bauchmuskeln sind zu schwach.
  ☐ Gewohnheitsmuster.
- *Prothesengebundene Ursachen der Gangabweichung:*
  ☐ In der Ausrichtung des Schaftes fehlt die Anfangsflexion.
  ☐ Zu schmerzhafter Druck auf dem Tubersitz.
  ☐ Zu hoher Fersenabsatz.
  ☐ Mangelnde Stabilität im Kniemechanismus.

Vorwärts gebeugte Haltung

- *Patientengebundene Ursachen der Gangabweichung:*
  ☐ Die Hüftstrecker sind zu schwach.
  ☐ Vorhandene Hüftbeugekontraktur.
  ☐ Haltungsschwäche.
  ☐ Vorhandene thorakale Kyphose.
  ☐ Gewohnheitsmuster; der Patient schaut auf seinen Prothesenfuß aus Unsicherheit, aufgrund einer Augenschwäche oder aufgrund eines verminderten Balancegefühls.

- *Prothesengebundene Ursachen* der Gangabweichung:
  ☐ Der Schaft steht nicht richtig in der Anfangsflexion.
  ☐ Der Schaft paßt nicht richtig.
  ☐ Die Kniestabilität ist unzureichend.

Der Rumpf fällt nach vorne

Am Ende der Standphase, wenn sich der Körper nach vorn über die Prothese hinweg bewegt, findet eine charakteristische Flexionsbewegung des Rumpfes statt.

- *Patientengebundene Ursachen* der Gangabweichung:
  ☐ Der Schuhabsatz ist – bezogen auf die Prothesenausrichtung – zu hoch.
- *Prothesengebundene Ursachen* der Gangabweichung:
  ☐ Der dorsale Flexionsabsatz des Prothesenfußes ist zu weich und gibt dadurch nur unzureichend Widerstand, wenn das Körpergewicht auf die Prothese gebracht wird.
  ☐ Der Schaft steht zu weit vorne.

Instabilität des Prothesenknies

Das Prothesenknie kann während der Standphase in die Flexion gehen. Dies tritt häufig bei einachsigen Kniegelenken auf.

- *Patientengebundene Ursachen* der Gangabweichung:
  ☐ Die Hüftstrecker sind zu schwach.
  ☐ Es liegt eine Hüftbeugekontraktur vor.
- *Prothesengebundene Ursachen* der Gangabweichung:
  ☐ Die Ausrichtung des Kniegelenks ist nicht richtig, es liegt ventral der Trochanter major-Malleolus lateralis-Linie.
  ☐ Der Schaft steht nicht in der richtigen Anfangsflexionsstellung.
  ☐ Der Plantarflexionswiderstand ist zu groß.
  ☐ Der Dorsalextensionswiderstand ist zu schwach.

Ungleiche Knieflexion auf der Prothesenseite
(s. Abb. 7.19)

Zur Diagnostik sollte speziell der Beginn der Schwungphase betrachtet werden. Es können hier eine *erhöhte* und eine zu *geringe Knieflexion* unterschieden werden.

Erhöhte Knieflexion
- *Patientengebundene Ursachen* der erhöhten Knieflexion:
  ☐ Der Patient führt eine kräftige Stumpfflexion aus, um sicher zu sein, daß der Unterschenkel beim Aufsetzen der Ferse vollständig gestreckt ist.
- *Prothesengebundene Ursachen* der erhöhten Knieflexion:
  ☐ Das Prothesenknie ist zu locker.
  ☐ Der Flexionswiderstand ist zu locker eingestellt.

Geringe Knieflexion
- *Patientengebundene Ursachen* der verringerten Knieflexion:
  ☐ Der Patient hat Angst.

Abb. 7.19.
Zu große Knieflexion während der mittleren Schwungphase

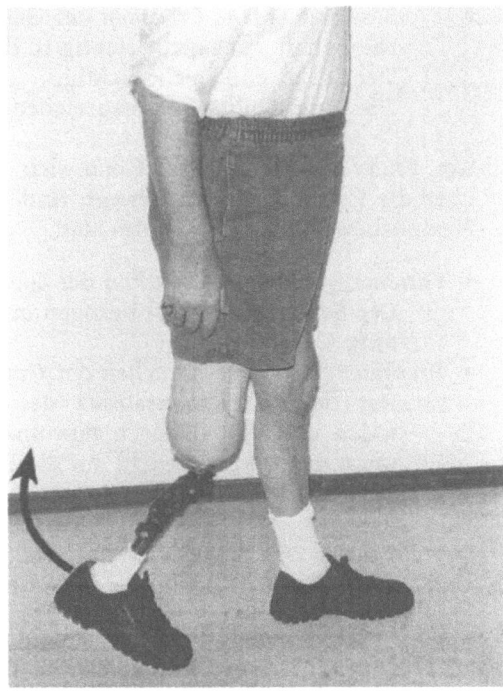

- *Prothesengebundene Ursachen* der verringerten Knieflexion:
  - ☐ Das Prothesenknie ist zu fest eingestellt.
  - ☐ Der Extensions- und/oder der Flexionswiderstand sind zu stark eingestellt.

Rotationsbewegungen der Ferse während der Schwungphase
(s. Abb. 7.20 a, b)

Bei den abweichenden Rotationsbewegungen der Ferse können Bewegungen nach *medial* (die Ferse bewegt sich beim Anheben der Zehen nach medial) und nach *lateral* unterschieden werden.

- *Patientengebundene Ursachen* der Gangabweichung:
  - ☐ Der Stumpf ist nicht komfortabel genug eingebettet oder das nichtbetroffene Bein bereitet dem Patienten Probleme; sowohl die mediale als auch die laterale Rotation betreffend.
- *Prothesengebundene Ursachen* der Gangabweichung:
  - ☐ Übertriebene Außenrotation des Prothesenknies, Rotation nach medial.
  - ☐ Übertriebene Innenrotation des Prothesenknies, Rotation nach lateral.
- *Allgemeine Ursachen* der Gangabweichung:
  - ☐ Der Schaft ist zu eng, so daß der Schaft samt Weichteilen um den Femur rotiert.

7.3 Transfemorale Amputationen 151

Abb. 7.20 a.
Rotation nach lateral

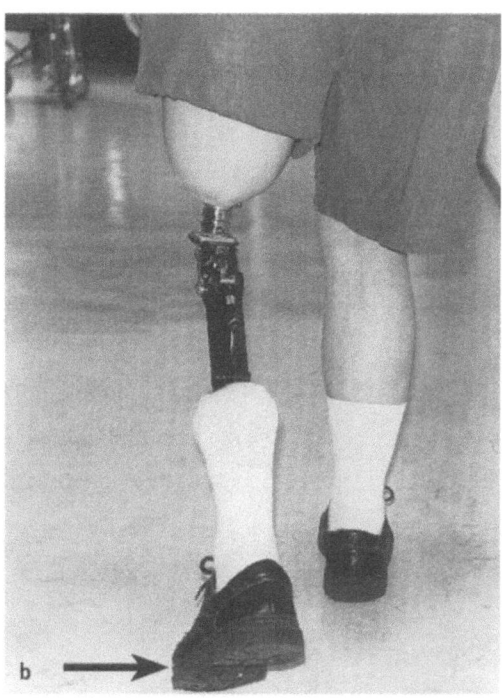

Abb. 7.20 b.
Rotation nach medial

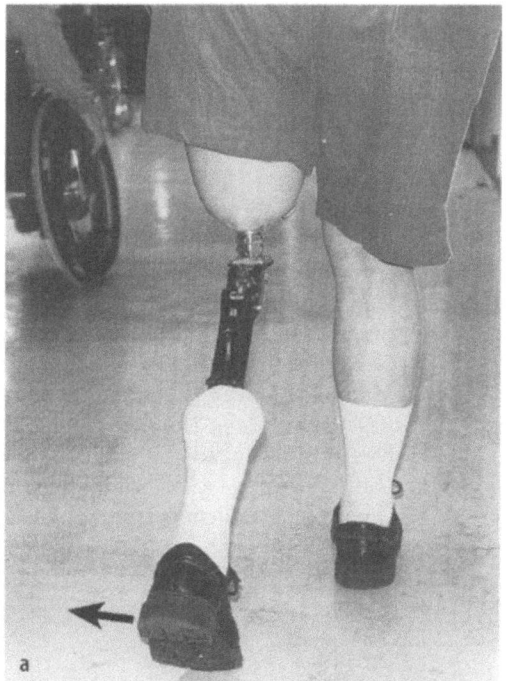

Abb. 7.21.
Zu harter Endanschlag

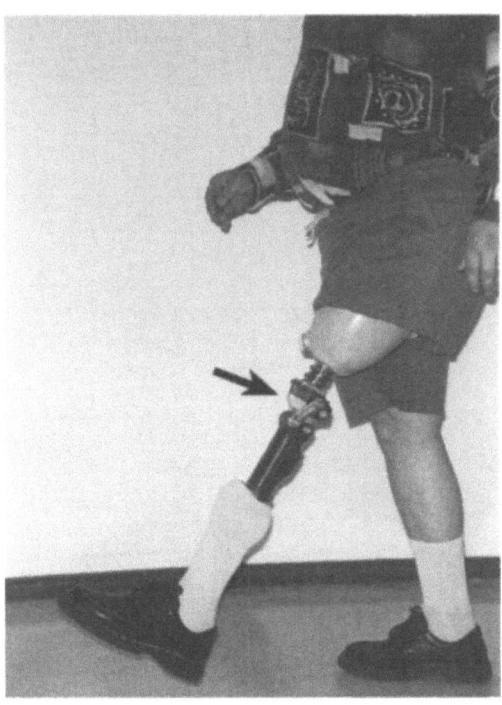

Zu harter Endanschlag (s. Abb. 7.21)

☐ Der Schaft ist zu weit.
☐ Es besteht eine übertriebene Valgus- oder Varusstellung auf Knieniveau.

Das Knie bewegt sich bereits vor dem Ende der Schwungphase zu schnell in die Extension.

- *Patientengebundene Ursachen* der Gangabweichung:
  ☐ Der Patient bewegt den Stumpf kräftig in die Flexionen, um sicher zu sein, daß das Prothesenknie gestreckt ist.
  ☐ Gewohnheitsmuster.
  ☐ Mangelndes Vertrauen.
- *Prothesengebundene Ursachen* der Gangabweichung:
  ☐ Das Prothesenknie ist zu locker.
  ☐ Die Schwunggeschwindigkeit ist nicht richtig eingestellt.
  ☐ Das Prothesenkniegelenk ist falsch plaziert.

7.4 Die Gangschulung

Eine umfassende Gangschulung bei Amputationen berücksichtigt eine Reihe von Einzelaspekten, auf die im folgendem ausführlicher eingegangen werden soll:
→ Belasten und Balancieren,
→ Einüben der Stand- und Schwungphase,
→ Hinsetzen,
→ Aufstehen von einem Stuhl,
→ Treppaufgehen,
→ Treppabgehen,
→ Bergaufgehen,
→ Bergabgehen,
→ etwas vom Boden aufheben,
→ sich hinknien,
→ sich auf den Boden setzen,
→ Falltraining,
→ Aufstehen vom Boden (mit und ohne Stuhl),
→ Überwinden von Hindernissen,
→ Gehen mit der sog. „Hop-skip"-Methode.

Belasten und balancieren

Ein unter- bzw. oberschenkelamputierter Patient, der noch nicht mit einer Prothese versorgt ist, verlagert ganz automatisch seinen Körperschwerpunkt während des Stehens auf die nichtbetroffene Seite (s. Abb. 7.22). Erhält der Patient dann nach einiger Zeit eine Prothese, so wird er aus Gewohnheit seinen Körperschwerpunkt weiterhin auf die nichtbetroffene Seite verlagern.

Wichtig ! Das erste Behandlungsziel richtet sich auf das Erlernen der Körperschwerpunktverlagerung auf das Prothesenbein.

Der Patient steht, die Füße 10–15 cm auseinander, in bzw. neben dem Gehbarren vor einem Spiegel und versucht, während er seine aufrechte Körperhaltung beibehält, sein Körpergewicht gleichmäßig auf beide Füße zu verteilen. Der Therapeut kann dem Patienten helfen, indem er sitzend vor dem Patienten mit Hilfe fazilitierender Techniken die Bewegungen des Patienten über dessen Becken leitet (s. Abb. 7.23). Hierzu kann der Therapeut z. B. auf der Prothesenseite gezielte Widerstände in Höhe des Beckens setzen. Unter- bzw. oberschenkelamputierte Patienten haben oft die Neigung, Hüfte und Knie leicht zu flektieren. Daher sollte in den ersten Behandlungstagen die Körperhaltung im allgemeinen und im besonderen die Haltung der

Abb. 7.22.
Körperschwerpunktverlagerung zur Standbeinseite eines unterschenkelamputierten Patienten

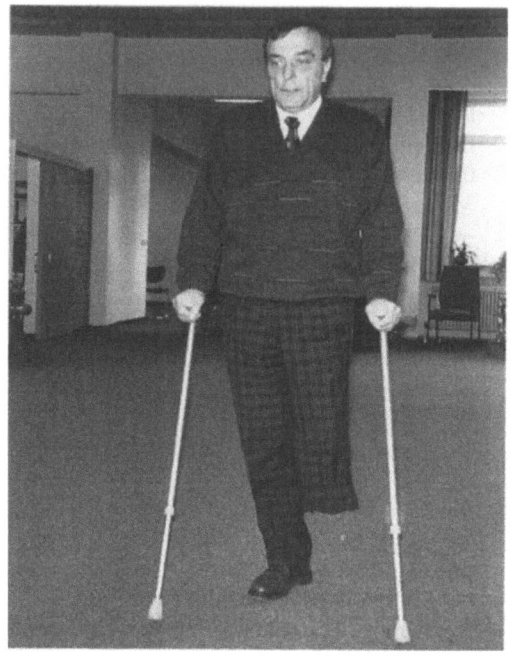

Abb. 7.23.
Prothesentraining mit 2 Übungsprothesen (*links* RUP = Roessingh universelle prothese und *rechts* HOP = Hoenbroeck oefenprothese)

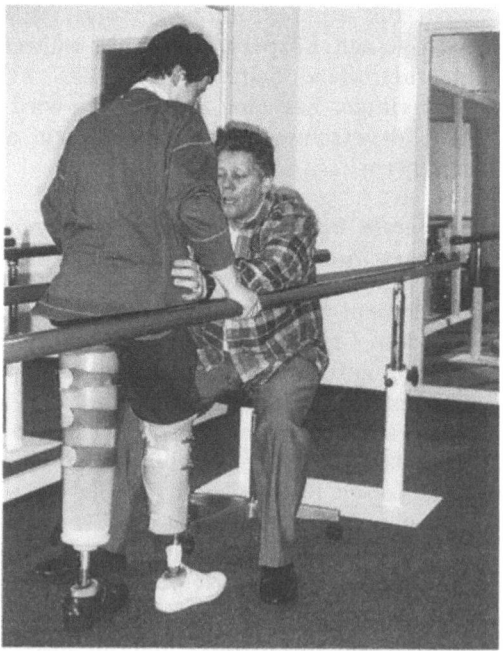

Abb. 7.24.
Vorbereitende Gehübungen auf der Matte mit den Schwerpunkten Rumpfbalance und Stumpfbelastung

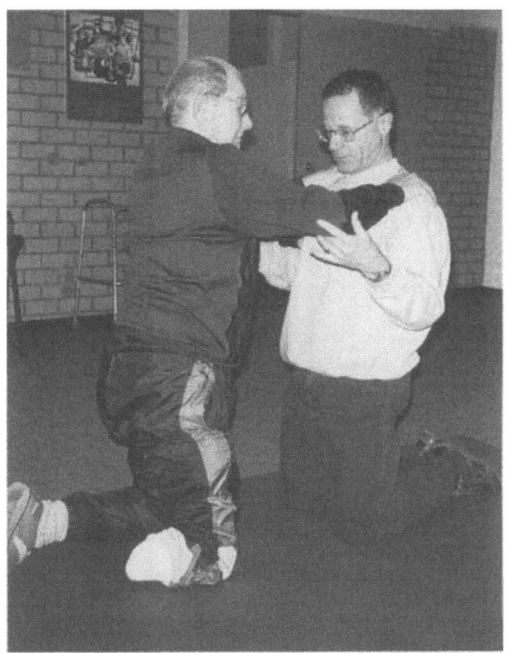

betroffenen Beine verbessert werden. Der Therapeut kann hier zur Stimulierung der Hüft- und Knieextension den Patienten zunächst die richtige Stehhaltung mit gleichmäßiger Gewichtsverteilung einnehmen lassen (evtl. mit Hilfe von 2 Personenwaagen). Anschließend wird bilateral am Beckenkamm ein Widerstand gegeben, mit dem der Therapeut die Extensionsbewegung in den Hüften fazilitiert.

Wichtig **Bevor mit der Gangschulung begonnen werden kann, muß der Patient in der Lage sein, sein Gewicht gleichmäßig über beide Beine zu verteilen.**

Der Patient sollte die Balance unter Beibehaltung der aufrechten Körperhaltung ohne Unterstützung der Hände und ohne das Gleichgewicht zu verlieren halten können (s. Abb. 7.24).

Einüben der Stand- und Schwungphase

Standphase

Der Patient steht in Schrittstellung im Gehbarren, das Prothesenbein vorne. Zuerst erlernt der Patient in dieser Haltung sein Körpergewicht nach vorne auf das Prothesenbein zu verlagern, und zwar durch den Abstoß mit dem nichtbetroffenen Bein. Während dieser Übung spürt der Patient einen Gegendruck, der von der

Abb. 7.25.
Bewegungsführung an den Beckenkämmen

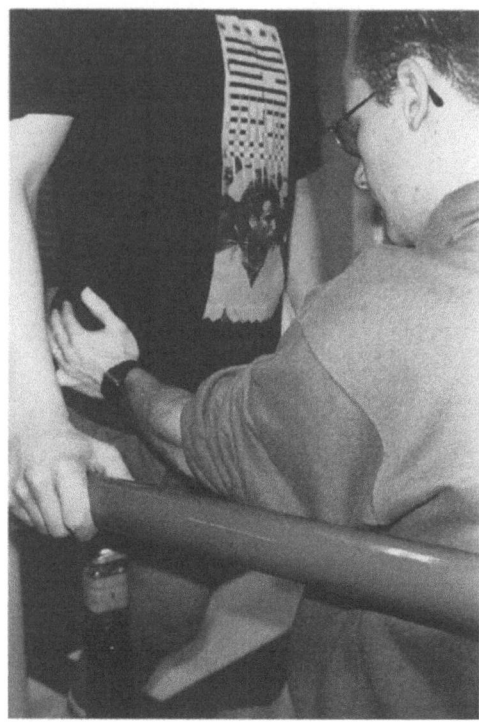

Prothese kommt. Der Patient muß lernen, diesen Gegendruck zu überwinden.

Hierbei kann man häufig folgenden *Fehler* beobachten: Der Patient bringt sein Körpergewicht nur scheinbar nach vorne, indem er lediglich seinen Rumpf nach vorn neigt. Um diesen Fehler zu verhindern, kann der Therapeut Widerstände an beide Beckenkämme setzen (s. Abb. 7.25) und so den Patienten lehren, sein Gewicht durch die Beckenbewegung nach vorne zu bringen. Der Therapeut fordert den Patienten dabei auf, sein Gewicht so weit nach vorne zu verlagern, bis er nur noch den Vorfuß des Prothesenfußes belastet und sich die Ferse des Prothesenfußes vom Boden löst. Erst wenn der Patient dies gut beherrscht, darf er sein nichtbetroffenes Bein nach vorne durchschwingen.

Schwungphase

Für das Einüben der Schwungphase steht der Patient ebenfalls in Schrittstellung, wobei diesmal das nichtbetroffene Bein vorne steht. Das Belasten des nichtbetroffenen Beins bereitet dem Patienten (ebenso wie die Gewichtsverlagerung über dieses Bein hinweg) in der Regel keine Probleme und muß daher nicht gesondert eingeübt werden.

Abb. 7.26.
Stand- und Schwungphase werden zunächst getrennt trainiert

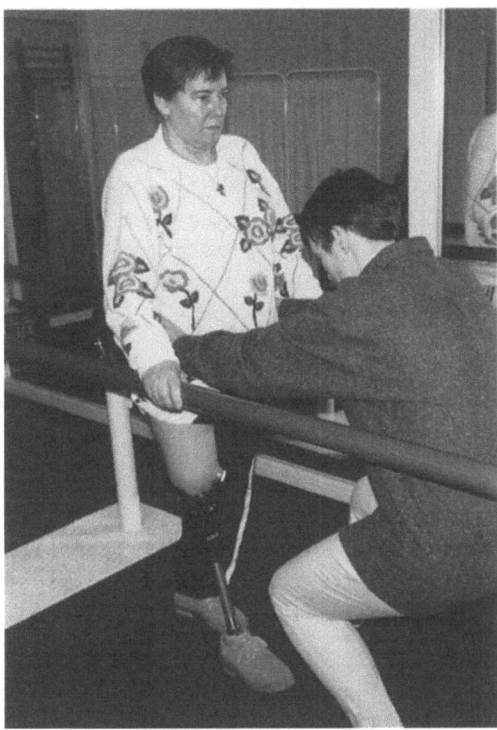

| **Wichtig** ! | Der Therapeut sollte seine ganze Aufmerksamkeit auf den richtigen Einsatz der Schwungphase auf der *Prothesenseite* richten. |

In dem Moment, in dem der Patient sein nichtbetroffenes Bein vollständig belastet und sich in der mittleren Standphase befindet, wird das Prothesenbein flektiert, d. h. der Oberschenkel nach vorne gebracht (s. Abb. 7.26). Durch die gleichzeitig stattfindende Beckenanhebung löst sich auch der Prothesenfuß vom Boden. Bei einer Oberschenkelprothese führt nun der Schwungphasenregler das Prothesenknie in die Extension, ohne daß der Patient dazu noch etwas tun muß.

Weitere Phasenabschnitte

Wenn der Patient auch diesen Abschnitt gut beherrscht, werden die anderen noch fehlenden Phasenabschnitte, wie z. B. das *Aufsetzen des Prothesenfußes* an der richtigen Stelle und das *Stabilisieren des Prothesenfußes* auf dem Boden, eingeübt.

Erst wenn der Patient alle Phasenabschnitte getrennt für sich gut beherrscht, wird er im Gehbarren (später auch außerhalb des Gehbarrens) angeleitet, die Stand- und die Schwungphase als fließende Bewegung auszuführen. Um während des Gehens die gute Belastung beizubehalten, leiten wir den Patienten an, entweder im Zweipunkt- oder im Vierpunkt-Diagonalgang zu gehen.

Hinsetzen

Das Hinsetzen erlernt der Prothesenträger zunächst an einem einfachen Stuhl mit Armlehne. Der Patient stellt sich so, daß sich die Prothese seitwärts zum Stuhl befindet. Anschließend dreht sich der Patient so weit auf dem nichtbetroffenen Bein, bis er mit der Kniekehle den Stuhl berührt.

Am Anfang kann der Patient die Hand der nichtbetroffenen Seite, zur Sicherheit bzw. um die Balance zu halten, entweder auf der Armlehne oder auf dem Sitz plazieren. Zum Hinsetzen beugt sich der Patient mit dem Rumpf nach vorne, bis sich die Hüften und das nichtbetroffene Knie beugen; gleichzeitig bewegt er sich dabei langsam auf die Sitzfläche hinunter.

Aufstehen von einem Stuhl (s. Abb. 7.27)

Der Patient stellt seinen nichtbetroffenen Fuß unter den Stuhl. Wenn nötig kann er eine Hand zum Abstützen auf das nichtbe-

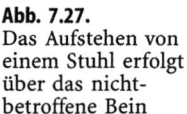

Abb. 7.27.
Das Aufstehen von einem Stuhl erfolgt über das nichtbetroffene Bein

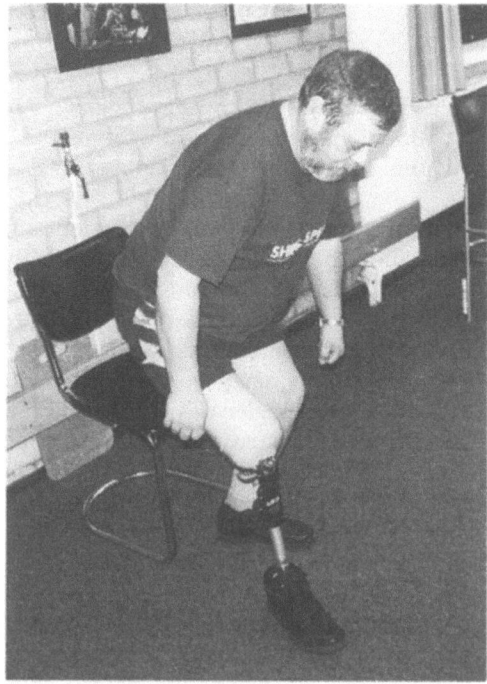

troffene Knie oder auf eine der Armlehnen plazieren. Anschließend beugt der Patient seinen Rumpf nach vorne und steht auf, indem er auf der nichtbetroffenen Seite Hüfte und Knie streckt. Danach verlagert er das Gewicht auf das Prothesenbein und setzt das nichtbetroffene Bein einen Schritt nach vorne.

Treppaufgehen (s. Abb. 7.28)

Der Patient setzt zum Treppaufgehen zuerst den nichtbetroffenen Fuß auf die erste Stufe und verlagert sein Gewicht auf dieses Bein. Danach streckt er Hüfte und Knie auf der nichtbetroffenen Seite so weit, daß er den Prothesenfuß neben den nichtbetroffenen Fuß setzen kann. Der Patient sollte hierbei die Prothese weit genug nach hinten schwingen können, um nicht mit dem Prothesenfuß am evtl. vorstehenden Treppenrand hängenzubleiben.

Treppabgehen (s. Abb. 7.29)

Der Patient stellt sich am besten auf die erste Stufe einer Treppe oder auf eine kleine Übungstreppe. Er verlagert zunächst sein Gewicht auf das nichtbetroffene Bein. Anschließend setzt er die Prothese eine Stufe tiefer, während er Hüfte und Knie

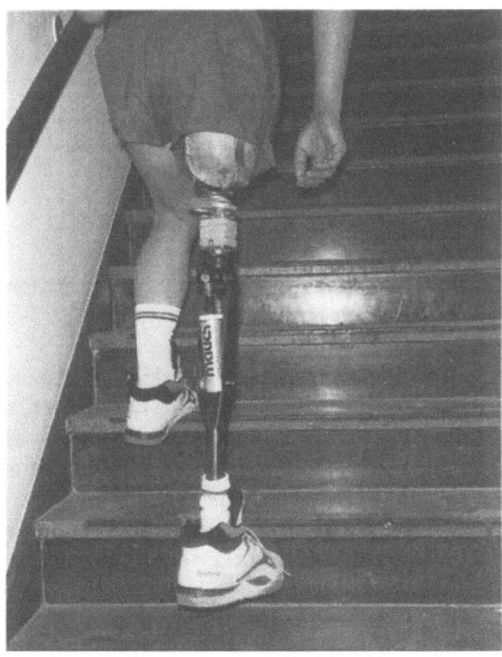

Abb. 7.28.
Das Prothesenbein wird beim Treppensteigen (bei dem auch mit dem nichtbetroffenen Bein 2 Stufen gleichzeitig genommen werden können) beigesetzt

Abb. 7.29.
Treppabgehen mit
Absatzbelastung des
Prothesenfußes; dies
bewirkt ein Flexionsmoment im Knie

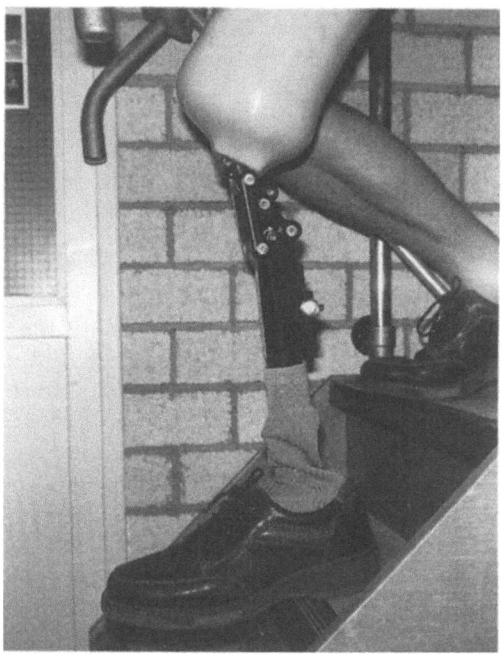

auf der nichtbetroffenen Seite flektiert. Danach verlagert er das Gewicht auf das Prothesenbein und setzt sein nichtbetroffenes Bein neben den Prothesenfuß.

Der eher ungeübte Prothesenträger wird die Treppe wahrscheinlich lieber seitwärts oder leicht diagonal hinab bzw. hinauf gehen, da er so die Möglichkeit hat, sich mit beiden Händen am Geländer festzuhalten.

Alternierendes Treppensteigen

Das Treppensteigen kann auch alternierend, also Stufe für Stufe ausgeführt werden.

Treppaufgehen   Hierfür stellt der Patient seine Prothesenfußferse auf den Rand der Treppenstufe. Danach bewegt er zur Gewichtsverlagerung sein Becken und seinen Rumpf nach vorne. Bei der Gewichtsverlagerung auf das Prothesenbein muß der Patient sein Prothesenknie gut gestreckt halten. Anschließend setzt er seinen nichtbetroffenen Fuß am Prothesenbein vorbei auf die nächsthöhere Stufe indem er sein Prothesenknie beugt.

Treppabgehen   Der Prothesenträger stellt seinen nichtbetroffenen Fuß auf die nächst tiefergelegene Stufe und verlagert sein Gewicht auf die-

Abb. 7.30.
Bergaufgehen erfolgt am sichersten im Seitwärtsgang, dabei führt immer das nichtbetroffene Bein die Bewegung an, das Prothesenbein wird beigesetzt

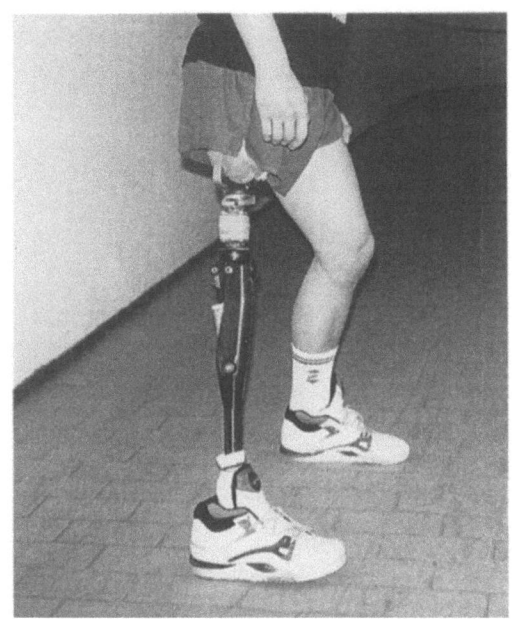

sen Fuß. Danach schwingt er seine Prothese so weit nach vorne, daß die Ferse des Prothesenfußes am Ende der nachfolgenden Stufe aufgesetzt werden kann. Diese Bewegungsausführung kann *mit einigen Prothesenknien,* die während der Belastungsphase automatisch bremsen, *nicht* ausgeführt werden. Ein Patient mit einer Unterschenkelamputation kann die Treppe sowohl hinauf als auch herunter in alternierender Schrittfolge gehen.

Bergaufgehen (s. Abb. 7.30)

Der Prothesenträger setzt hierbei immer zuerst seinen nichtbetroffenen Fuß nach vorne. Danach beugt er das Knie auf der betroffenen Seite und bringt die Prothese nach vorn, die dabei lediglich etwas weiter vor bzw. direkt neben den nichtbetroffenen Fuß gestellt werden sollte. Anschließend streckt er Hüfte und Knie auf der betroffenen Seite.

Der recht kurze Schritt auf der Prothesenseite erleichtert dem Patienten die Flexionskontrolle des Prothesenknies und die Gewichtsverlagerung auf das Prothesenbein.

Alternative

Wenn der Patient Schwierigkeiten hat, eine Steigung hinaufzugehen, weil sie ihm entweder zu steil ist oder er sich beim Hinaufgehen nicht sicher genug fühlt, kann er die Steigung auch

Abb. 7.31.
Beim Bergabgehen wird zuerst das Prothesenbein, dann das nichtbetroffene Bein gesetzt. Beim Bergaufgehen wird zuerst das nichtbetroffene, dann das Prothesenbein gesetzt

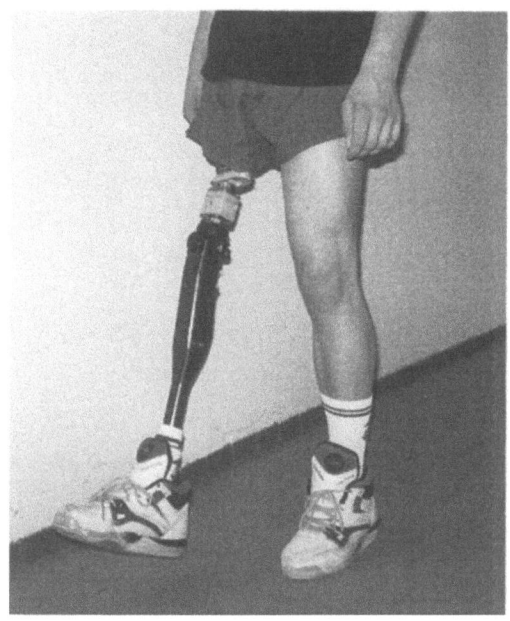

diagonal hinaufgehen. Das nichtbetroffene Bein führt dabei immer die Gehrichtung an. Muß der Patient eine sehr schwierige und steil hinaufführende Wegstrecke bewältigen, dann sollte er *seitwärts* hochgehen. Hierbei führt er zuerst mit dem nichtbetroffenen Bein einen Schritt zur Seite aus und setzt dann den Prothesenfuß bei.

Bergabgehen (s. Abb. 7.31)

Der Prothesenträger setzt hierbei immer zuerst seinen Prothesenfuß nach vorne. Der Patient sollte beim Bergabgehen einen verkürzten Schritt ausführen und auf der Prothesenseite Hüfte und Knie gut strecken. Danach läßt er das nichtbetroffene Bein nach vorne schwingen und entspannt die Prothesenseite, so daß das Prothesenknie flektiert werden kann, wenn das nichtbetroffene Bein vorbeischwingt. Anschließend fängt sich der Patient mit dem nichtbetroffenen Fuß auf.

Alternative

Wenn dem Patienten dies zu schwierig ist, kann er das nichtbetroffene Bein einfach nur *beisetzen*, um nachfolgend die Prothese nach vorne zu bringen und Hüfte und Knie zu strecken. Danach verlagert der Patient sein Gewicht auf das Prothesenbein und setzt den nichtbetroffenen Fuß direkt, etwas nach hinten versetzt, neben den Prothesenfuß, um anschließend sein

Gewicht wieder auf den nichtbetroffenen Fuß *zu verlagern. Der Prothesenträger kann aber auch diagonal oder* seitwärts hinabgehen.

In jedem Fall führt die Prothese beim Bergabgehen immer die Richtung an, da der Prothesenträger so die Möglichkeit hat, die Kniekontrolle zu bewahren.

Etwas vom Boden aufheben

Der Prothesenträger stellt den nichtbetroffenen Fuß vor den Prothesenfuß und verlagert sein Gewicht darauf. Danach beugt der Patient Rumpf, Hüfte und das nichtbetroffene Knie; das Prothesenknie kann entweder gestreckt bleiben oder mit flektiert werden. Anschließend hebt der Patient den Gegenstand auf und richtet sich auf, indem er beide Hüften und das nichtbetroffene Knie streckt.

Hinknien (s. Abb. 7.32 a, b)

Vom Stand in den Kniestand

Der Patient stellt seinen nichtbetroffenen Fuß vor den Prothesenfuß, während er das Prothesenknie gut gestreckt hält. Danach verlagert er sein Gewicht auf die nichtbetroffene Seite und beugt beide Knie, so daß er das Prothesenknie auf den Boden aufsetzen kann. Wenn das Prothesenknie gebeugt ist, schiebt sich die Fußspitze des Prothesenfußes über den Boden nach hinten. Solange, wie der Patient in der knienden Haltung verbleiben möchte, muß er sein Prothesenknie in der flektierten Stellung halten und gleichzeitig, um ein Fallen nach vorne zu verhindern, sein Gewicht etwas mehr nach hinten verlagern.

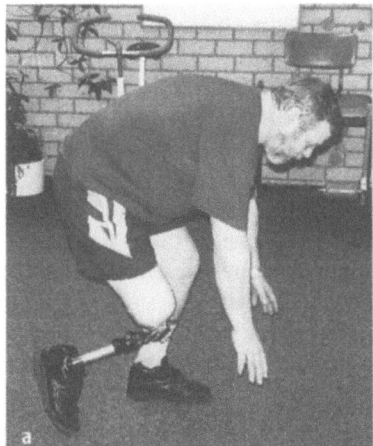 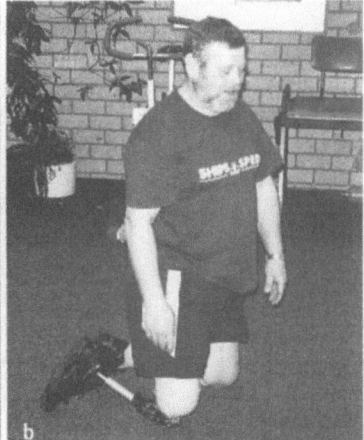

Abb. 7.32 a.
Das Hinknien beginnt mit dem Prothesenbein

Abb. 7.32 b.
Das Hinknien endet mit dem nichtbetroffenen Bein

Vom Kniestand in den Stand

Will der Patient nun wieder aufstehen, setzt er erst den nichtbetroffenen Fuß flach auf den Boden und beugt den Rumpf nach vorne. Danach streckt er auf der nichtbetroffenen Seite Hüfte und Knie und stützt sich (wenn nötig) dabei mit den Händen auf dem nichtbetroffenen Oberschenkel ab. Beim Aufrichten des Rumpfes führt er dann den Prothesenfuß nach vorne neben den nichtbetroffenen Fuß.

Auf den Boden setzen

Der Patient stellt sein Prothesenbein nach vorne und verlagert sein Gewicht auf das nichtbetroffene Bein. Danach dreht er seinen Rumpf zur nichtbetroffenen Seite und führt mit dem Rumpf eine Seitwärtsneigung aus, während er sich in den Hüften und dem Knie beugt. Anschließend beugt er sich (leicht seitwärts) so weit hinunter, bis er die Hand der nichtbetroffenen Seite auf den Boden setzen kann, dabei muß der Ellbogen gut gestreckt sein. Dann bewegt er seinen Körper weiter Richtung Boden und setzt sich auf seine nichtbetroffene Gesäßhälfte, dreht sich um, bis er mit beiden Gesäßhälften auf dem Boden sitzt.

Alternative

Wenn diese Bewegungsausführung dem Patienten zu gefährlich bzw. aus Altersgründen nicht möglich ist, kann er alternativ zunächst den nichtbetroffenen Fuß vor den Prothesenfuß stellen. Anschließend beugt er sich nach vorn, bis er mit beiden Händen den Boden berührt. Danach bewegt er seinen Körper weiter nach unten, führt noch eine Vierteldrehung zur nichtbetroffenen Seite aus, setzt sich auf die nichtbetroffene Gesäßhälfte und dreht dann weiter, bis er auf seiner gesamten Sitzfläche sitzt.

Prinzipien des Falltrainings

Vorwärts

Zu Beginn des Falltrainings sollte auf einer Mattendicke von ca. 40–50 cm geübt werden. Der gesamte Bewegungsablauf kann in folgende *Einzelschritte* unterteilt werden:
- Der Patient wirft zuerst seine Stöcke weg.
- Er läßt sich vorwärts, mit gestreckten Beinen, fallen.
- Der Kopf wird nach hinten gehalten.
- Er fängt sich mit den Handinnenflächen und mit leicht gebeugten Armen auf.
- Bei Bodenkontakt werden die Ellbogen gebeugt.
- Die Arme übernehmen die Funktion eines Stoßdämpfers.

Rückwärts

Zu Beginn des rückwärts gerichteten Falltrainings sitzt der Patient auf einem etwa 40–50 cm hohen Hocker. Der gesamte Be-

wegungsablauf kann dann in folgende Teilschritte gegliedert werden:
- Der Patient wirft zuerst seine Stöcke weg.
- Er flektiert vollständig seine Beine, den Rumpf und den Nacken.
- Er fängt sich mit den Armen ab und rollt sich ab.

Indikation und Kontraindikation

Das Falltraining bietet viele *Vorteile,* so erlernt der Patient die richtige Art und Weise des Fallens bzw. des Auffangens, wodurch er sich sicherer fühlt im Umgang mit der Prothese. Wird die Fallreaktion geschult, so kann das Fallrisiko und damit auch die Verletzungsgefahr oft deutlich gemindert werden.

Das Falltraining ist gerade für *ältere Menschen* und insbesondere für *Patienten mit Schulter- und/oder Handbeschwerden* sehr belastend. Daher sollte für jeden Patienten individuell entschieden werden, ob er an einem speziellen Falltraining teilnimmt oder ob er lediglich die Technik des Wiederaufstehens vom Boden erlernt. Wichtig ist jedoch, daß der Patient weiß, daß er nach einem Sturz zuerst liegen bleiben soll, um sich von dem ersten Schock zu erholen und um nachzudenken, wie er am besten vom Boden wieder hoch kommt.

Aufstehen vom Boden (mit Stuhl)

Das Aufstehen kann auf zweierlei Arten erfolgen:
→ mit Blick zum Stuhl,
→ mit dem Rücken zum Stuhl.

Aufstehen mit dem Blick zum Stuhl

Hier empfiehlt sich folgender Bewegungsablauf:
- Der Patient dreht sich zum Stuhl hin.
- Er legt beide Hände auf die Sitzfläche.
- Er kniet sich auf sein nichtbetroffenes Bein.
- Er behält das Prothesenknie in Extension.
- Er streckt sein nichtbetroffenes Bein und stützt sich gleichzeitig mit den Händen ab.
- Er stellt sich auf beide Beine und nimmt seine Gehhilfsmittel in die Hand.

Aufstehen mit dem Rücken zum Stuhl

Diese Variante wird so ausgeführt:
- Der Patient setzt sich mit dem Rücken zum Stuhl hin.
- Er plaziert seine beiden Hände auf der Sitzfläche.
- Er beugt sein nichtbetroffenes Bein an
- drückt sich gleichzeitig mit den Händen und dem nichtbetroffenen Bein hoch und rutscht mit dem Gesäß auf die Sitzfläche des Stuhls.

Aufstehen vom Boden (ohne Stuhl)

Das Aufstehen vom Boden ohne Stuhl besteht aus folgenden Einzelschritten:
- Der Patient behält das Prothesenbein gestreckt.
- Er nimmt noch im Sitzen seine Gehhilfsmittel in die Hände.
- Er rollt sich über die Prothese hinweg in die Bauchlage.
- Er drückt sich mit den Armen hoch und beugt sein nichtbetroffenes Bein.
- Er streckt sein nichtbetroffenes Bein und drückt sich auf dem ersten Stock hoch.
- Er versucht gleichzeitig seine Balance wiederzufinden und stützt sich auch auf dem zweiten Stock ab.

Alternative

Eine alternative Möglichkeit zum Aufstehen besteht darin, daß das nichtbetroffene Bein unter den Rumpf gebracht wird:
- Der Patient plaziert die Hand der nichtbetroffenen Seite hinter den Rumpf.
- Er dreht sich zur nichtbetroffenen Seite hin.
- Er drückt sich mit der Hand hoch, während er sein nichtbetroffenes Bein streckt.
- Er dreht sich auf dem nichtbetroffenen Fuß so weit, bis er die andere Hand vor dem Körper auf den Boden setzen kann.
- Der nichtbetroffene Fuß befindet sich nun unter dem Rumpf.
- Der Patient drückt sich mit beiden Händen hoch und streckt dabei sein nichtbetroffenes Bein.
- Er führt den Prothesenfuß nach vorne, bis dieser auf der gleichen Höhe steht wie der nichtbetroffene Fuß und streckt beide Knie.

Vorgehensweise bei älteren Patienten

Hier kann wie folgt vorgegangen werden: (s. Abb. 7.33 a–c)
- Der Patient legt das nichtbetroffene Bein über die Prothese.
- Er beugt Hüfte und Knie so weit wie möglich auf der nichtbetroffenen Seite.
- Er rollt über die Prothese hinweg und gelangt hierbei fast in die Vierfüßlerposition.
- Er plaziert seine Hand auf der nichtbetroffenen Seite so, daß sie mit der anderen Hand auf einer Linie liegt.
- Er drückt sich mit Hilfe seiner Hände und seines nichtbetroffenen Beins hoch.

Hindernisse überwinden

Vorwärts

Hindernisse können vorwärts (s. auch Abb. 7.34) überwunden werden, indem:

7.4 Die Gangschulung 167

Abb. 7.33 a.
Aufstehen vom Boden;
der Patient dreht sich
über die nicht-
betroffene Seite

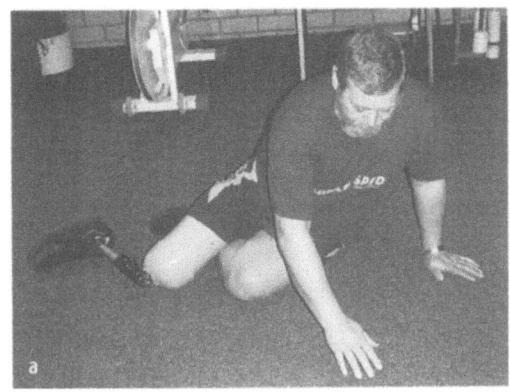

Abb. 7.33 b.
Aufstehen vom Boden;
Vierfüßlerstand

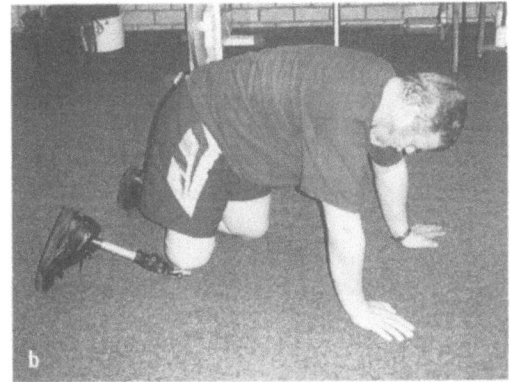

Abb. 7.33 c.
Aufstehen vom Boden;
Hochdrücken mit Hilfe
der Hände und des
nichtbetroffenen Beins

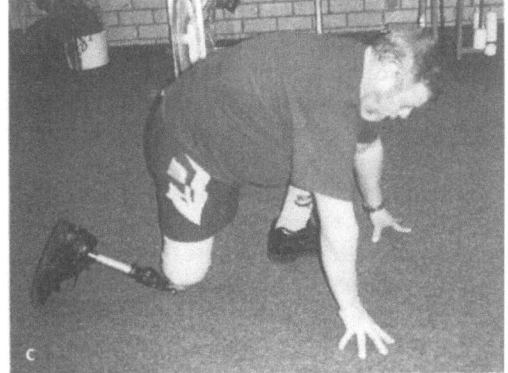

Abb. 7.34.
Das Training der funktionellen Aktivitäten sollte stets an die Bedürfnisse des Patienten angepaßt sein; hier steigt ein Lastkraftwagenfahrer die Sprossenwand hoch

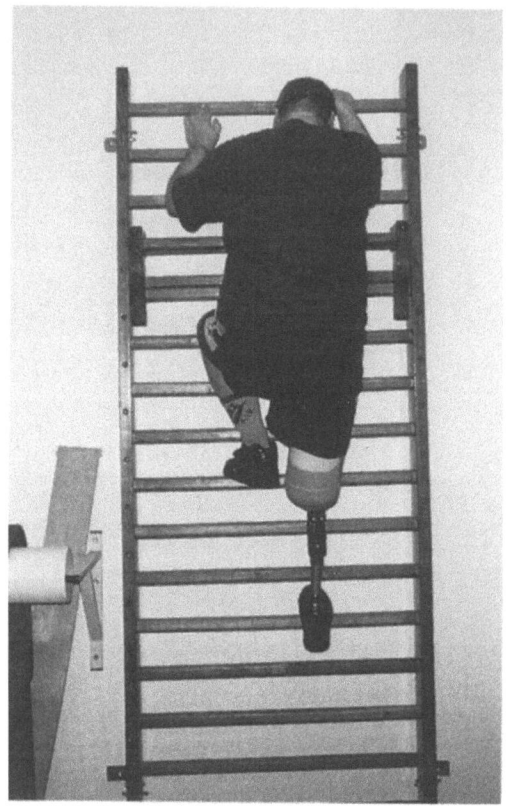

- der Patient seinen nichtbetroffenen Fuß etwa 5 cm vor dem Hindernis aufsetzt,
- sein Gewicht auf das nichtbetroffene Bein verlagert,
- das Hindernis mit einer schwungvollen Zirkumduktionsbewegung des Prothesenbeins überwindet,
- in dem Moment, in dem die Ferse des Prothesenfußes den Boden berührt zur Stabilisierung auf der Prothesenseite Hüfte und Knie streckt,
- das nichtbetroffene Bein beisetzt und sich ausbalanciert.

Seitwärts

Eine seitwärts gerichtete Überwindung von Hindernissen gelingt, indem:
- der Patient seitwärts ungefähr 10 cm von dem Hindernis entfernt steht,
- sein Gewicht auf sein nichtbetroffenes Bein verlagert hat, eine kräftige Hüftflexion auf der betroffenen Seite ausführt, mit der er das Prothesenknie in die Extension und gleichzeitig das Prothesenbein über das Hindernis hinweg bewegt,

- beim Aufsetzen der Prothesenfußferse zur Sicherung der Stabilität die Hüfte gut streckt,
- das nichtbetroffene Bein über das Hindernis bewegt und sich ausbalanciert.

Das Hindernis kann auch zuerst mit dem nichtbetroffenen Bein überwunden werden.

Gehen mit der „Hop-skip"-Methode

Die sog. „Hop-skip"-Methode bedeutet:
- Der Patient führt zuerst einen Schritt mit dem nichtbetroffenen Fuß aus.
- Er verlagert sein Gewicht auf das nichtbetroffene Bein und springt auf ihm vorwärts.
- Er schwingt die Prothese vorwärts, belastet sie kurz und schwingt schnell das nichtbetroffene Bein durch.
- Er verlagert wieder sein Gewicht auf das nichtbetroffene Bein und springt erneut mit dem nichtbetroffenen Fuß vorwärts, während die Prothese durchschwingt.

Dieses Bewegungsmuster bzw. diese Sprungtechnik kann fortlaufend wiederholt werden: Der Patient springt auf dem nichtbetroffenen Fuß und nimmt einen Balanceschritt auf der Prothese.

Literatur

Baumgartner R (1973) Beinamputationen und Prothesenversorgung bei arteriellen Durchblutungsstörungen. Bücherei des Orthopäden, Band 11. Enke, Stuttgart

Baumgartner R, Botta P (1989) Amputation und Protheseversorgung der unteren Extremität. Enke, Stuttgart

Bowker H, Michael M (1992) Atlas of limb prosthetics: surgical, prosthetic and rehabilitation principles. 2nd ed Year Book Mosby, St. Louis

Deckers J (1982) Gevolgen van prothesekeuze voor de fysiotherapeutische behandeling. In: Boerhaave – ISPO-cursusboek, Leiden

Deckers J (1992) De geriatrische bovenbeenprothese. In: Basiscursus Amputatie en prothesiologie van de onderste extremiteit. Teil 2. Vakgroep/afdeling Revalidatie RUG/AZG, Groningen

Engstrom B et al (1993) Physiotherapie for Amputees – The Roehampton Approach. Churchill Livingstone, Edinburgh

Fitzlaff G (1993) Hehleranalyse bei turberumgreifenden Schäften (CAT-CAM). Orthopädie-Technik 11:864–873

Haas F (1993) Indikation und Qualitätskontrolle zum CAT-CAM-Schaft. Orthopädie-Technik 11:856–863

Humm W (1965) Rehabilitation of the lower limb amputee. Tindall and Cassell, Bailière, London

James B, Dederich R (1987) Amputationen der Gliedmassen. Thieme, Stuttgart

Karacoloff L (1986) Lower extremity amputation. Aspen, Rockville

Knahr K, Menschik F (1991) Analyse von Erfolg bzw. Mißerfolg bei der prothetischen Versorgung der unteren Extremität von geriatrischen Patienten. Orthopädie-Technik 8:566–569

Little H (1981) Gait analysis for physiotherapy departments. Physiotherapy
Matthiaß H (1985) Die Rehabilitation beim alten Menschen. Rehabilitation Vol. 24
Mensch G et al (1987) Physical therapy management of lower extremity amputations. Heinemann, London
Mensch G (1993) Aus der Prothesengehschule: Beziehungen zwischen Oberschenkelstumpfbewegungen und Gangbild. Orthopädie-Technik 11:874–879
Murdoch G (1988) Amputation surgery and lower limb prosthetics. Blackwell, Oxford
Parker A (1989) Active and passive mobility of lower limb joints in elderly men and women. Am Phys Med Rehab 4:162–167
Veen P van de (1995) Syllabus biomechanica. Enschede
Veen P van de (1989) An investigation of design criteria of modular endoskeletal lower limb prostheses. Habilitationsschrift Technische Universiteit Enschede, Enschede
Vitali (1978) Amputations and prostheses. Bailière, Tindall, London

8 Neurologische Krankheitsbilder

8.1 Einleitung

Wichtig !

Neurologische Erkrankungen können eine Vielzahl an Symptomen hervorrufen, die in der Regel durch die Lokalisation und die Art der Nervenverletzung bestimmt werden.

Im allgemeinen werden die neurologisch bedingten Erkrankungen in 3 große Gruppen eingeteilt:
→ periphere Nervenverletzungen,
→ spinale (bzw. Rückenmark-)Verletzungen,
→ zerebrale Erkrankungen.

Periphere Nervenverletzungen

Periphere Nervenverletzungen sind durch das Vorhandensein einer schlaffen *Lähmung* und/oder einer *Parese* gekennzeichnet. Dabei ist in der Regel die motorische Einheit unterbrochen, sie kann an verschiedenen Stellen beschädigt sein. Eine Lähmung geht mit Tonusverlust und Hypo- oder Areflexie einher. Einschränkungen, die durch Störungen des peripheren Nervensystems auftreten, sind im allgemeinen abhängig von dem Ausmaß des eintretenden motorischen und sensiblen Ausfalls.

Spinale Verletzungen

Schädigungen des Rückenmarks führen zu einer Kontinuitätsunterbrechung der motorischen und sensiblen Nervenbahnen. Das Ausmaß der *Lähmung* ist dabei abhängig von dem Niveau, auf dem die Rückenmarksverletzung lokalisiert ist, und von der vollständigen bzw. inkomplett vorliegenden Nervenverletzung.
Eine Schädigung im Bereich des zervikalen Myelum und/oder im Bereich der ersten thorakalen Segmente führt zu einer Lähmung aller 4 Extremitäten und wird *Tetraplegie* genannt. Eine Rückenmarksschädigung unter dem Niveau Th 1 führt zu Lähmungserscheinungen in Rumpf und Beinen und wird als *Paraplegie* bezeichnet. In der Regel führt eine Schädigung des Myelums zu einer bleibenden *spastischen Lähmung*. Die Möglichkeit, Steh- und Gehfunktionen teilweise wiederzuerlangen,

Zerebrale Erkrankungen

ist von dem Grad der vorliegenden Lähmung und dem Ausmaß der Spastik abhängig.

Zerebrale Erkrankungen können sowohl *angeboren* als auch *erworben* sein. Bei den angeborenen Erkrankungen, z. B. der infantilen Zerebralparese, ist die motorische Entwicklung für die Ausprägung des späteren Gangbildes wichtig. Bei erworbenen Hirnverletzungen, z. B. bei einer Hemiplegie oder einem Schädel-Hirn-Trauma, spielt der Schweregrad der Verletzung eine wichtige Rolle bei der Wiedererlangung einer für den Alltag nutzbaren Gehfunktion.

Hinsichtlich der Vielzahl der Symptome, die bei neurologischen Erkrankungen vorkommen, und hinsichtlich der Folgen, die daraus für die Gehfunktion entstehen, beschränken wir uns in diesem Kapitel auf einige klinische Beispiele. Wir werden die am häufigsten vorkommenden Störungen und Einschränkungen, die bestimmend sind für die typischen pathologischen Gangabweichungen, erläutern.

Nachfolgend werden folgende Erkrankungen beschrieben:
→ Querschnittslähmung,
→ Spina bifida,
→ schlaffe periphere Lähmung der Beine,
→ Hemiplegie,
→ infantile Zerebralparese,
→ Morbus Parkinson.

8.2 Querschnittslähmung

Neben der traumatisch bedingten Myelumbeschädigung gibt es noch eine Vielzahl weiterer *Ursachen* für die Entstehung einer Querschnittslähmung:
- angeborene Erkrankungen, wie z. B. Spina bifida, mit den Formen Meningozele und Meningomyelozele;
- infektionsbedingte Erkrankungen, sowohl bakterielle als auch virale (z. B. Myelitis transversa oder Spondylitis);
- Tumoren in Höhe des Rückenmarks;
- vaskulär bedingte Abweichungen, wie z. B. Angiome, Thrombosen oder Embolien;
- degenerative Veränderungen, wie z. B. Discus prolaps und Spondylosis deformans;
- idiopathische Erkrankungen, wie z. B. multiple Sklerose und Syringomyelie.

Steh- und Gehtraining bei Querschnittspatienten

Eine irreversible Rückenmarksschädigung verursacht eine derart große Problematik, daß primär eine Spezialbehandlung und die Begleitung in einem Rehabilitationszentrum unentbehrlich sind. Eine tiefergehende Beschreibung der multidisziplinären Rehabilitation für Querschnittspatienten findet sich in dem Buch „Rehabilitation bei Querschnittslähmung – Ein multidisziplinärer Leitfaden" von D. Beckers und M. Buck (1993).

Wichtig !

In Abhängigkeit von der Läsionshöhe bildet das *Steh- und Gehtraining* während der Rehabilitation von Querschnittspatienten einen Therapieschwerpunkt.

Wenn die Möglichkeiten des Patienten es zulassen, erlernt er nicht nur eine, sondern verschiedene Gangtechniken. Hierdurch ist der Patient dann in der Lage, sich flexibel auf unterschiedliche Arten fortzubewegen. Die therapeutische Wichtigkeit und der präventive Charakter des Steh- und Gehtrainings sollte nicht unterschätzt werden, denn der Querschnittspatient ist mit seiner irreversiblen Lähmung in der Regel gezwungen, sein weiteres Leben passiv sitzend zu leben, was ein erhöhtes Komplikationsrisiko mit sich bringen kann. Einige dieser Komplikationen lassen sich mit einem konsequent durchgeführten Steh- und Gehtraining vermeiden (Waters u. Lunsford 1985).

Indikationen

Bei Läsionen im lumbalen Bereich und bei teilweisen Läsionen ist das Gehen funktionell einsetzbar. Das bedeutet aber nicht, daß bei allen anderen Querschnittspatienten das Steh- und Gehtraining keinen Sinn hätte, für diese Patienten liegen die Vorteile v. a. im Bereich der Prävention. Durch das Steh- und Gehtraining können Kontrakturen verhindert, die Osteoporoseentwicklung minimalisiert, die Blutzirkulation stimuliert, die Spastik vermindert und die Nierenfunktion sowie der Stuhlgang verbessert werden (Hjeltnes u. Vollae 1979, Odeen u. Knudson 1981, Kaplan et al. 1982, Figoni 1984).

Wir werden nun auf folgende Aspekte des Steh- und Gehtrainings bei Querschnittspatienten näher eingehen:
→ Aufbau des Steh- und Gehtrainings,
→ Stehhaltung,
→ Gehtraining im Gehbarren mit Oberschenkelschienenschellenapparaten,
→ Aufstehen aus dem Rollstuhl mit Oberschenkelschienenschellenapparaten,
→ Gehtechniken für den Einsatz von Oberschenkelschienenschellenapparaten,
→ Gehtechniken mit Oberschenkelschienenschellenapparaten und Rollator,
→ lange Beinprothesen und Unterarmgehstützen,
→ Aufstehen und Hinsetzen (mit Rollstuhl),

174   Kapitel 8 Neurologische Krankheitsbilder

Abb. 8.1.
Patientin mit einer Tetraparese; Stehtraining auf einem Stehbrett am Anfang der Rehabilitation

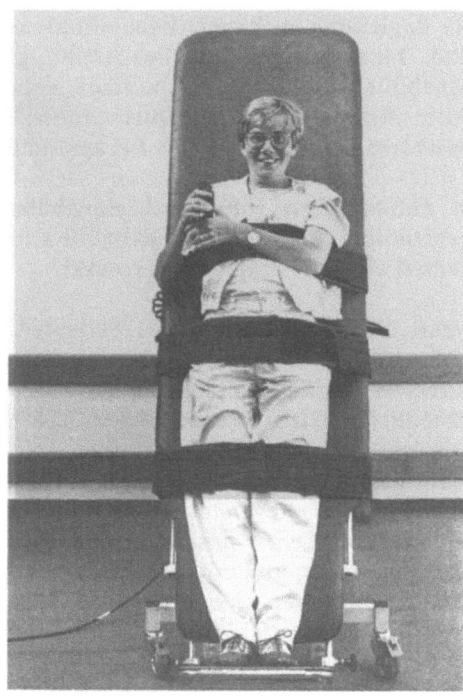

- Treppensteigen mit langen Beinorthesen und Unterarmgehstützen,
- Falltraining.

Aufbau des Steh- und Gehtrainings

Das Steh- und Gehtraining variiert je nach Läsionshöhe von dem passiven Stehen (wie z. B. auf dem Stehbett oder dem Stehbrett; s. Abb. 8.1) bis hin zu dem dynamischen und intensiven Gehen mit Oberschenkelschienenschellenapparaten und Unterarmgehstützen.

Stehhaltung

Da bei fast allen querschnittsgelähmten Patienten die Gesäßmuskulatur (M. gluteus maximus) und in der Regel auch die Kniestrecker (M. quadriceps) gelähmt sind, ist eine gute Stehhaltung nur möglich, wenn der Patient seinen Körperschwerpunkt vor seine Füße verlagert und den Rumpf dabei gleichzeitig gestreckt hält. Durch diese Haltung fällt die Belastungslinie hinter die Hüftgelenke, so daß in den Hüften ein Extensionsmoment stattfindet. Gleichzeitig fällt der Körperschwerpunkt vor die Schulter-Sprunggelenk-Linie, die laterale Stabilität ist damit am größten, und die Arme werden minimal belastet. Die Knieextension kann, wenn nötig, durch den Einsatz von langen Beinorthesen erhalten werden.

Da die Handhabung der Hüft- und Rumpfextension bei diesem Steh- und Gehtraining das schwierigste ist, kann der Therapeut v. a. zu Beginn des Trainings am Becken Hilfestellung geben. Hierfür steht der Therapeut während des gesamten Trainings am besten hinter bzw. seitlich vom Patienten, da ein Gleichgewichtsverlust des Patienten nach hinten ein großes Risiko darstellt.

Wichtig !

Das Gehtraining beginnt auch bei Querschnittspatienten stets mit dem Erlernen einer guten Stehhaltung, die notwendig ist, um stabil, sicher und mit minimalem Energieverbrauch zu gehen.

Die Wahl der benötigten und geeigneten *Steh- und Gehhilfsmittel* hängt in erster Linie von dem Vorhandensein von Flexionskontrakturen, Spastik und/oder Mobilitätseinschränkungen, z. B. durch NHO (*N*eurogene-*H*eterotrope-*O*ssifikation) oder eine PAO (*P*eri-*A*rtikuläre-*O*ssifikation) ab. Kann ein Patient aufgrund einer starken Rumpfflexionsspastik die aufrechte Stehhaltung nicht gut bzw. nicht lange genug einnehmen, wird er mit langen Beinorthesen mit Hüftscharniergelenken und einem Rumpfstück versorgt und erhält anstelle von 2 Unterarmgehstützen einen Rollator. So kann er seine erworbene Gehfunktion sicher nutzen.

Gehtraining im Gehbarren mit Oberschenkelschienenschellenapparaten (mit und ohne Kniesperre)

Die im letzten Abschnitt beschriebene Ausgangsposition erfordert vom Patienten nur einen geringen Energieeinsatz und ist u. a. deshalb für Patienten mit einer *kompletten Querschnittslähmung* am geeignetsten (s. Abb. 8.2).
Der Patient muß die Stehhaltung zur Erhaltung seiner Stabilität nach jedem Schritt erneut einnehmen, damit er die Hände in Ruhe weiter plazieren kann bzw. um sich etwas auszuruhen.

Aufstehen aus dem Rollstuhl mit Oberschenkelschienenschellenapparaten

Für das Aufstehen aus dem Rollstuhl mit langen Beinorthesen benötigt der Patient kräftige Arme. Patienten mit einer *tiefen Tetraplegie* (C 8) und *paraplegische Patienten* können es erlernen und selbständig ausführen. Zum Aufstehen neigt der Patient seinen Rumpf nach vorne, die Fersen der gestreckten Beine auf den Boden gestützt. Die Hände umfassen den Gehbarren so, daß sie nicht unter, sondern etwas hinter den Schultern plaziert werden. In dieser Position drückt sich der Patient zum Stand hoch.

Gehtechniken für den Einsatz der Oberschenkelschienenschellenapparate

Mit langen Beinorthesen können 3 verschiedene Gehtechniken ausgeführt werden:
→ die sog. „Swing-to"- bzw. Zuschwungtechnik,
→ die sog. „Swing-through"- bzw. Durchschwungtechnik,
→ der Vierpunktegang.

Abb. 8.2.
Patient mit einer
lumbalen Paraplegie;
vorbereitende Übungen
für das Treppengehen

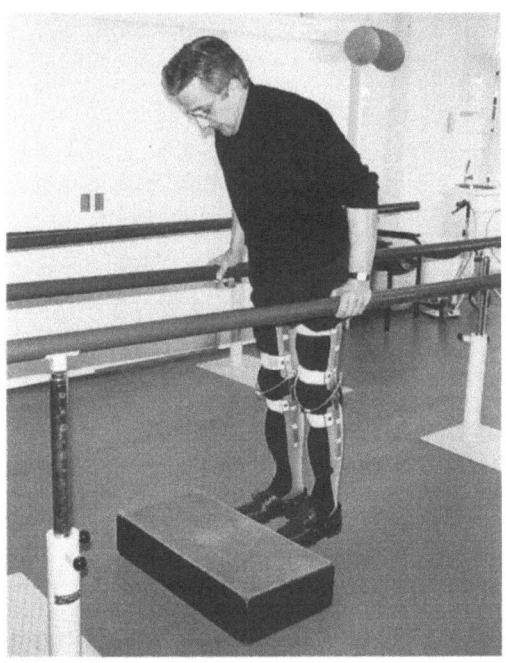

Zuschwungtechnik. Die Zuschwungtechnik ist die einfachste Sprungtechnik, bei der beide Beine zusammen zwischen die Hände gesetzt werden. Der Therapeut steht am besten hinter dem Patienten, um ihn ggf. am Becken zu unterstützen.

Durchschwungtechnik. Die Durchschwungtechnik ist eine schnelle Sprungtechnik, bei der die Beine ein Stück weiter vor die Hände gesetzt werden. Sie erfordert ein gutes Timing und eine gut ausgebildete Schultermuskulatur. Nicht alle Patienten können diese Technik nutzen; z. B. Patienten die eine störende Flexionsspastik aufweisen. Viele Querschnittspatienten nutzen aufgrund der damit zu erreichenden Geschwindigkeit lieber die Durchschwungtechnik als den Vierpunktegang. Die Durchschwungtechnik ist besonders geeignet, um Unebenheiten oder kleine Hindernisse (z. B. Bürgersteigkanten) zu überwinden.

Vierpunktegang mit gestreckten Beinen. Die Vierpunktegang-Gehtechnik setzt sich aus insgesamt 4 Phasen zusammen und stellt die langsamste und schwierigste der 3 aufgeführten Techniken dar. Der Patient steht zunächst in Schrittstellung (das linke Bein wird zurückgestellt) und stützt die linke Hand auf dem Gehbarren, dem Stock etc. ab, während die andere Hand weiter vorne plaziert wird. Das Körpergewicht sollte stets über dem vorangestellten Bein liegen.

Während des Trainings zum Erlernen des Vierpunktegangs sollte der Therapeut stets darauf achten, daß der Patient sein Körpergewicht auf das Standbein verlagert. Dies ist nur möglich, wenn der Patient eine gute Hüftextension hat und sie auch beim Gehen einsetzt. Die Arme werden dann bei optimaler Hüftextension nur minimal belastet, helfen bei der Erhaltung des Gleichgewichts und übernehmen lediglich kurzzeitig während der Schwungphase, also in der Phase der Rumpfverkürzung, einen Teil des Körpergewichts.

Schon zu Beginn des Gehtrainings muß der Therapeut darauf achten, daß der Patient sich nicht den sog. „*Affengang*" angewöhnt. Hierbei stützt sich der Patient zu sehr auf seine Arme und hält die Hüften fortwährend in Flexion. Der „Affengang" kann häufiger bei Patienten mit einer Spina bifida beobachtet werden und ist insgesamt ungünstiger, instabiler und energieraubender als das Gangmuster mit gestreckter Hüfte.

Da die Patienten den Rumpf in der Regel nur minimal verkürzen können (Lateralflexion), müssen die Sprunggelenke, um eine optimale Schwungphase ausführen zu können, in einem idealen Stand (meist zwischen 5–10° Dorsalextension) fixiert sein. Spitzfußstände und das Vorhandensein einer Streckspastik in der Wadenmuskulatur erschweren die Ausführung der Schwungphase. Die maximale Schrittlänge eines Querschnittspatienten mit einer vollständigen Lähmung, der sich im Vierpunktegang fortbewegt, beträgt ungefähr die doppelte Schuhlänge; meist fällt sie jedoch noch etwas kürzer aus.

Gehtraining mit Oberschenkelschienenschellenapparaten und Rollator

Der Rollator kann dem Patienten den Übergang vom Gehbarren auf die Unterarmgehstützen erleichtern. Er wird allerdings auch eingesetzt, wenn das Gehen mit Unterarmgehstützen aufgrund des Fallrisikos oder aufgrund einer Flexionsspastik nicht möglich ist. In diesen Fällen kann das Training mit einem stabilen Rollator oder mit einem Gehgestell mit Sitzmöglichkeit fortgeführt werden, was v. a. für Patienten mit einer *teilweisen Querschnittslähmung* von praktischer Bedeutung ist. Die Bewegungsausführungen der Zuschwung- und Durchschwungtechnik im Rollator sind mit den im Gehbarren erlernten und angewandten Fortbewegungstechniken vergleichbar. Der Vierpunktegang mit Rollator ist etwas mühsamer, da stets beide Hände gleichzeitig nach vorne gesetzt werden müssen.

Lange Beinorthesen und Unterarmgehstützen

Der direkte Wechsel vom Gehbarren auf 2 Unterarmgehstützen ist für die meisten Patienten zu groß (s. Abb. 8.3); so fühlen sich z. B. alle Patienten, bei denen die Hüftstrecker gelähmt

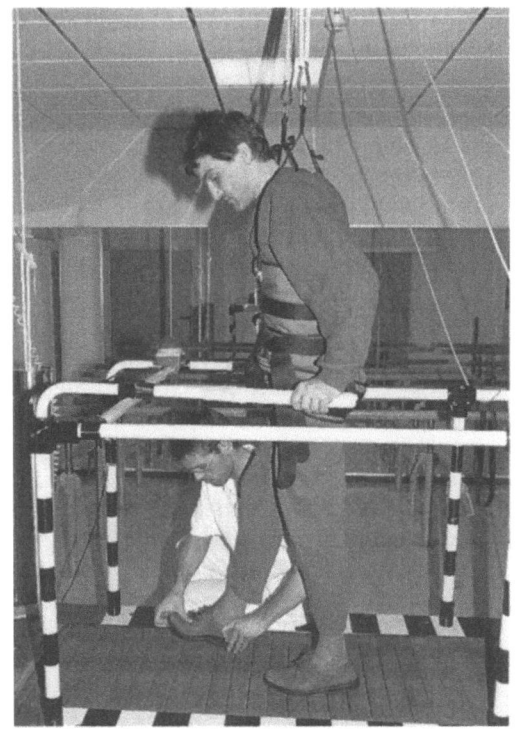

Abb. 8.3.
Gangschulung auf dem Laufband mit einem Querschnittpatienten mit inkompletter Läsion. Die Aufhängung dosiert die Beinbelastung in der Standphase. Der Therapeut fazilitiert die Schwungphase und den ersten Fersenkontakt. (Mit freundlicher Genehmigung, Werner-Wicker-Klinik, Bad Wildungen-Reinhardhausen)

sind, zunächst unsicher und instabil. Daher sollte der Therapeut während der Trainingseinheiten mit den Unterarmgehstützen das Ausbalancieren und die Auffangreaktionen ausreichend trainieren.

Die Unterarmgehstützen können nur zum Stützen verwandt werden, daher ist das *Balancetraining* äußerst wichtig. Auch hier beginnt man wieder mit dem Erlernen einer guten Stehhaltung. Die bereits im Zusammenhang mit dem Gehbarren beschriebenen Gehtechniken werden auch in gleicher Form mit den Unterarmgehstützen gelehrt. Da bei den Sprungtechniken das gesamte Körpergewicht auf den Händen ruht, sollten Unterarmgehstützen mit anatomisch geformten und in der Höhe verstellbaren Handgriffen eingesetzt werden. Der Abstand des Handgriffs zur Unterarmabstützung sollte ausreichend lang sein, und die Unterarmabstützung sollte am besten offen oder halboffen sein, so daß beim Fallen bzw. beim Falltraining die Stöcke nicht stören oder am Arm hängen bleiben.

8.2 Querschnittslähmung   179

Abb. 8.4.
Patient mit einer Kaudaläsion, das Treppengehen mit 2 langen Beinschienen ist nur mit einer sehr tief gelegenen Läsion möglich

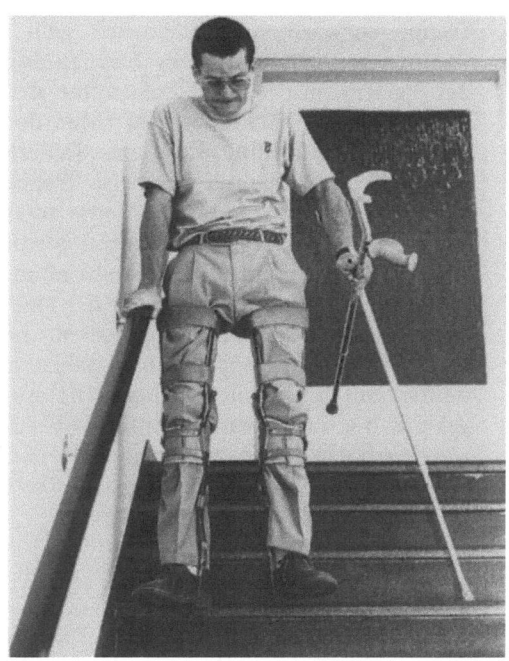

Aufstehen und Hinsetzen (mit Rollstuhl)

Wichtig ❗ Das Aufstehen mit 2 Stützen ist vielleicht der schwierigste Teil des gesamten Gehtrainings.

Der Schwierigkeitsgrad ist dabei zum einen von der Sitzhöhe und zum anderen von der Kraft der Extensoren abhängig. Der Patient kann sowohl vorwärts aufstehen als auch mit Hilfe einer halben Drehung – sich auf den Rollstuhl stützend – aufstehen.

Für das vorwärtige Aufstehen benötigt der Patient eine kräftige Armmuskulatur und ausreichend Schwung, um den Schwerpunkt sowie das Becken gut über die Füße zu bewegen. Zu Hause nutzen die Patienten zum Aufstehen daher oft eine an der Wand befestigte Stange.

Treppengehen mit langen Beinorthesen und Unterarmgehstützen

Zum Treppensteigen greifen Querschnittspatienten mit einer Hand den Handlauf und halten in der anderen Hand ihre Stützen. Querschnittspatienten mit einer *totalen Lähmung* gehen die Treppen stets mit beiden Beinen gleichzeitig hinauf oder hinunter (s. Abb. 8.4), ähnlich der „Swing-to"-Technik. Der Patient kann je nach seinen Möglichkeiten entscheiden, ob er die

Treppe vorwärts oder rückwärts geht. Das Treppensteigen an Treppen mit vorstehendem Treppenrand ist oft schwieriger, da der Patient mit dem Schuh unter dem Treppenrand hängen bleiben kann. Solche Treppen sollte der Patient (v. a., wenn er eine totale Lähmung hat) aus Sicherheitsgründen rückwärts hinaufgehen. Aufgrund des beim Treppensteigen erhöhten Fallrisikos nutzen Patienten, die eine totale Querschnittslähmung haben, ihre in der Rehabilitation erworbenen Fertigkeiten bezüglich des Treppensteigens kaum noch.

Patienten, die eine *teilweise oder eine auf tieferem Niveau gelegene Querschnittslähmung* haben, nutzen ihre erworbenen Fertigkeiten im Treppensteigen meist nur noch zu Hause. Patienten mit langen Beinorthesen nehmen eine Stufe in der Regel mit der Zuschwungtechnik, wobei beim Treppensteigen die Unterarmgehstützen zuerst auf die nächsthöhere Stufe gestellt werden und beim Hinuntergehen die Unterarmgehstützen zuerst eine Stufe tiefer gestellt werden.

Falltraining

Wichtig Jeder Patient, der mit langen Beinorthesen und Unterarmgehstützen das Gehen erlernt, sollte am Falltraining teilnehmen.

Zum einen verhindert bzw. vermindert das Falltraining unnötige Verletzungen, und zum anderen erhöht es das Selbstvertrauen des Patienten.

Steh- und Gehtraining im Verhältnis zur Läsionshöhe

Bei der nachfolgenden Beschreibung der Steh- und Gehmöglichkeiten gehen wir von einer motorisch *totalen Querschnittslähmung* aus. Bei teilweisen Querschnittslähmungen sind jedoch viele Variationen möglich.

Läsionshöhe C2–C7

Alle Patienten, die eine totale Querschnittslähmung zwischen C2 und C7 haben, beginnen ihr Stehtraining auf einem Stehbrett (s. Abb. 8.1). Tetraplegische Patienten, die weder einen starken M. triceps brachii noch einen kräftigen M. latissimus dorsi (C2–C6-7) besitzen, werden auch später (abhängig von den Möglichkeiten, die sich in der Wohnung bzw. im Haus ergeben) auf einem Stehbett oder Stehbrett trainieren.

Läsionshöhe C7–C8

Tetraplegische Patienten mit der Läsionshöhe C7 können sich selbständig hinstellen und mit Hilfe eines elektrischen Stehgerätes (z. B. mit einer Blas-/Saugsteuerung, bei der die Hände frei zum Stützen sind) auch über längere Zeit stehen bleiben.

Junge tetraplegische Patienten mit einer Läsion in Höhe C7–C8 können mit einer Hilfsperson und langen Beinorthesen im Gehbarren stehen. Sie können auch alleine im Gehbarren aufstehen, die Zuschwung- und Durchschwungtechnik ausführen, wenn ihre Fingerflexoren kräftig genug sind, um die Holme des Gehbarrens zu umgreifen. Für zu Hause erhalten Patienten mit einer C7–C8 Läsion entweder ein elektrisches oder ein mechanisches Stehgerät. Im Handel können auch fahrbare Stehgeräte erworben werden.

Läsionshöhe unter Th 1

Querschnittspatienten mit einer Läsion unter Th 1 können im Prinzip mit Oberschenkelschienenschellenapparaten und Unterarmgehstützen gehen, allerdings ist dies insbesondere bei Patienten mit einer Läsion im Bereich zwischen Th 1 und Th 10 so instabil, daß es nicht zu verantworten wäre, sie so alleine gehen zu lassen. Daher werden Patienten mit Läsionen im Bereich Th 1–Th 10 mit langen Beinorthesen und einem Rollator versorgt.

Eine Alternative zum Gehen mit Rollator ist eine Schienenkonstruktion, die den Rumpf miteinschließt, wie z. B. die Orlau-Orthosis und die *Reciproke Gait Orthosis* (RGO) oder die *Louisiana State Orthosis* (LSU). Eine der neusten Orthesenkonstruktionen ist die ARGO (*Advanced Reciproke Gait Orthosis*) (s. Abb. 8.5), die dem Patienten viel Stabilität bietet. Sogar paraplegische Patienten mit Läsionen im Bereich von Th 2–

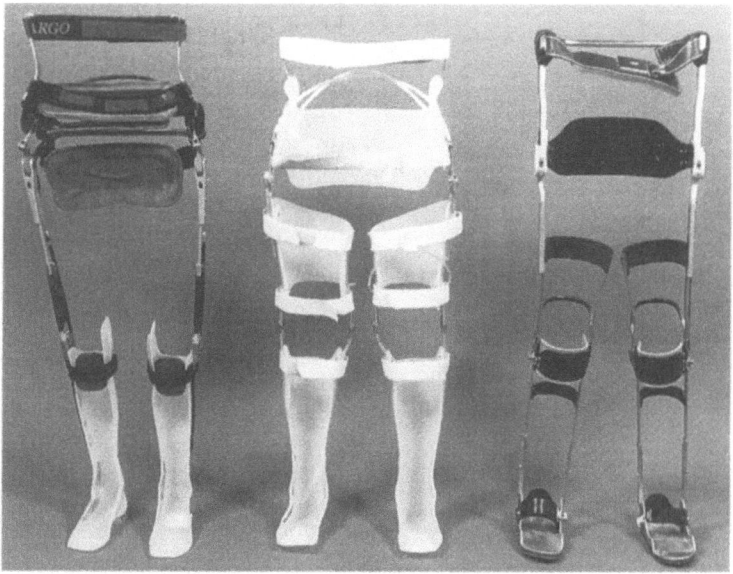

Abb. 8.5.
Hüft-, Knie-, Sprunggelenk und Fußorthesen;
links: ARGO-Orthese,
Mitte: LSU-Orthese,
rechts: Orlau-Orthese

Th 10 können mit dieser Orthesenkonstruktion und Unterarmgehstützen sicher gehen. Dies gilt ebenso für Patienten mit einer auf tieferem Niveau gelegenen Paraplegie, deren Rumpfstabilität z. B. durch eine vorhandene Flexionsspastik oder eine PAO (Verkalkung) in den Hüften nicht ausreicht, um mit langen Beinorthesen zu gehen. In diesen Fällen kann der Einsatz der ARGO eine Lösung sein.

Sicheres und selbständiges Gehen mit langen Beinorthesen und Unterarmgehstützen ist erst ab einer Läsionshöhe unterhalb Th 10 möglich, da hier die Rumpfmuskulatur und v. a. der M. quadratus lumborum innerviert werden. Diese Patienten können trotz ihrer totalen Querschnittslähmung im Vierpunktegang eine Wegstrecke von einigen hundert Metern gehen und mit der Durchschwungtechnik sogar eine Wegstrecke von einem Kilometer zurücklegen.

Insbesondere Patienten mit einer schlaffen Lähmung wenden die Durchschwungtechnik an, da sie nicht wie einige andere durch eine störende Spastik an der Bewegungsausführung gehindert werden.

Läsionshöhe L 3

Patienten, deren Querschnittslähmung auf der Läsionshöhe L 3 und tiefer liegt, können (da bei ihnen der M. quadriceps femoris innerviert ist) mit Unterschenkelorthesen gehen und benötigen daher keine langen Beinorthesen mit Kniefixation; sie können ihre Knie selbst kontrollieren. Es sollte darauf geachtet werden, daß diese Patienten lernen, mit einer leichten Knieflexion und nicht in Hyperextension zu gehen. Einige Patienten müssen aber, z. B. zur Schonung ihres Kniegelenks, mit einer langen Beinorthese oder mit einer Antigenurecurvatumschiene versorgt werden, bei der das Kniescharnier so eingestellt ist, daß die Nullstellung nicht weiter in die Extensionsrichtung überschritten, die Flexion aber uneingeschränkt ausgeführt werden kann.

Darüber hinaus werden auch Patienten, deren Knie eine verstärkte Valgusneigung aufweist, mit einer langen Beinorthese versorgt. Eine Valgusstellung entsteht u. a. durch die Lähmung der Hüftabduktoren und der Hüftrotatoren.

Bei ausreichender Kniekontrolle genügen hingegen Unterschenkelorthesen. Die Wegstrecke, die der Patient mit Unterarmgehstützen zurücklegen kann, ist dann fast unbegrenzt, so daß ein Rollstuhl für Patienten mit einer Läsion unter L 4 nicht immer notwendig ist.

Wichtig !

Patienten mit einer tiefen lumbalen Läsion erfahren direkt den funktionellen Vorteil, den sie durch das Gehen haben, im Gegensatz zu den Patienten mit höher gelegenen thorakalen Läsionen, bei denen das Gehen eher einen therapeutischen Wert hat, was die Motivation zum Gehen der im thorakalen Bereich betroffenen Patienten erheblich schmälern kann.

Allerdings benötigen die Patienten mit den tief im lumbalen Bereich gelegenen Läsionen aufgrund der Lähmungserscheinungen in der Glutealmuskulatur ihre Arme bzw. Hände zur Unterstützung. Der Rollstuhl wird dann auch benutzt, um größere Gegenstände zu transportieren. Häufig wird die vorhandene Gehfunktion zum Zurücklegen von kürzeren Wegstrecken genutzt, und die längeren Strecken werden mit dem Auto zurückgelegt.

Der Einsatz von Unterschenkelorthesen hängt von dem vorliegenden Ausfall der Unterschenkel- und Fußmuskulatur ab. Bei einer totalen Lähmung genügt in der Regel eine maßgeschneiderte Peronäusschiene.

Läsionshöhe S2–S4

Das Gangbild von Patienten mit einer Paraplegie im Bereich S2–S4 weicht kaum von einem normalen Gangbild ab; diese Patienten benötigen weder Unterarmgehstützen noch Unterschenkelorthesen, häufig aber Schuheinlagen.

Das nachfolgende Schema zeigt die Steh- und Gehmöglichkeiten auf, die Patienten mit einer totalen Querschnittslähmung in Abhängigkeit von der Läsionshöhe haben.

Schema der Gehhilfsmittel in Abhängigkeit von der Läsionshöhe

C2–C6:	Stehbrett oder Stehbett;
C6–C7:	elektrisches Stehgerät;
C8 und tiefer:	elektrisches oder mechanisches Stehgerät;
C8–Th10:	Oberschenkelschienenschellenapparate mit Rollator oder Stützen, Orlau oder RGO-Orthesen;
C8–L3:	lange Beinorthesen oder RGO-Orthesen mit Rollator bzw. Unterarmgehstützen;
Th10–L3:	lange Beinorthesen mit Unterarmgehstützen;
L3–L5/S1:	Unterarmgehstützen mit Peronäusschienen und Fußbett;
S1–S4:	evtl. Schuheinlagen.

In der Regel ist das Gehen funktionell einsetzbar ab der Läsionshöhe Th10, jedoch kann das Gehen durch verschiedene Faktoren, wie z. B. störende Spastik, periartikuläre Ossifikationen, Kontrakturen, kardiale Einschränkungen und evtl. durch das Lebensalter negativ beeinflußt werden. Alle Querschnittspatienten, die mit Orthesen und Unterarmgehstützen gehen, erlernen darüber hinaus auch:

- das Begehen von Treppen,
- Gehen auf unebenen Böden,
- Hindernisse und Absätze überwinden,
- Türen öffnen und schließen,
- mit den Orthesen am Tisch stehen,
- sich u. a. auf verschieden hohe Sitzgelegenheiten bzw. Stühle hinzusetzen sowie
- in ein Auto ein- und auszusteigen.

Wichtige Aspekte bei der Versorgung des Patienten mit Stehgeräten und Orthesen

Bei der Versorgung der Querschnittspatienten sollten je nach Stehgerät bzw. Orthese einige wichtige Aspekte beachtet werden. Es wird auf folgende Gehhilfsmittel näher eingegangen:
→ Stehbrett und Stehbett,
→ Stehgerät,
→ lange Beinorthesen oder Oberschenkelschienenschellenapparate,
→ Peronäusschienen,
→ Parawalker,
→ RGO-Orthesen.

Stehbrett und Stehbett

Patienten mit einer hohen Tetraplegie werden nicht ohne ein Stehbrett oder ein Stehbett auskommen. Aufgrund der fehlenden bzw. mangelnden Rumpfbalance ist eine Fixation mit mindestens 3 Gurten notwendig. Eine in der richtigen Höhe angebrachte Arbeitsplatte ermöglicht dem Patienten während des Stehens zu lesen und/oder zu schreiben. Eine zur Auflagefläche des Stehbetts hin abfallende keilförmige Fußstütze dient in idealer Weise als Spitzfußprophylaxe. Sie verhindert bzw. vermindert die Spitzfußstellung, da die Füße des Patienten durch die Fußstütze in Dorsalextension stehen.

Zum Stehen zu Hause erhalten die Patienten meist ein elektrisches Stehbett, das zusätzlich auch eine Hoch-/Tiefverstellung hat.

Stehgerät

Es gibt sowohl mechanische als auch elektrische Stehgeräte. Welches Stehgerät für den Patienten in Frage kommt, wird durch die Kraft und die Geschicklichkeit des einzelnen Patienten bestimmt. In der Regel müssen die Stehgeräte individuell an die Körpergröße des Patienten angepaßt werden (s. Abb. 8.6).

Lange Beinorthesen oder Oberschenkelschienenschellenapparate

Lange Beinorthesen haben die Funktion, die Knie gestreckt und die Füße in Dorsalextension zu halten. Damit sie für den Patienten auch einfach zu handhaben sind, werden sie aus leichten Materialien (z. B. aus Leichtmetallen in Kombination

Abb. 8.6.
Patient mit einer hohen Paraplegie und Ossifikation in beiden Hüften; elektrisches Stehgerät mit Brustkorbunterstützung

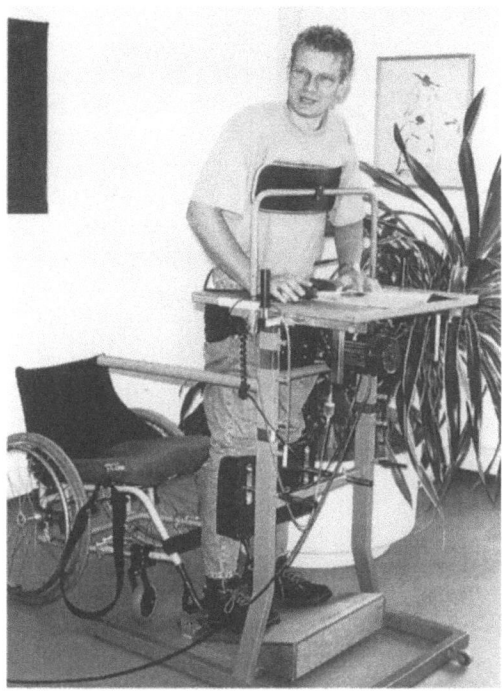

mit Kunststoffen) gefertigt. Die Wahl des Materials ist immer von der individuellen Situation des Patienten abhängig.

Aufgrund der von der Orthese verhinderten Knieflexion lastet der größte Druck im oberen Bereich auf der Rückseite des Oberschenkels und im unteren Bereich auf der Vorderseite der Tibia knapp unterhalb des Knies. Deshalb müssen die Stützpunkte gut gepolstert sein und die entsprechenden Körperstellen genügend groß und breit umschließen. Ist die Beinmuskulatur des Patienten vollständig gelähmt, dann sollte die Orthese beim stehenden Patienten 2 Finger unterhalb des Tuber ossis ischii enden, so daß dort keine Druckstellen entstehen und die Hüftextension nicht gehemmt wird.

Kniescharnier. Das am häufigsten eingesetzte Kniescharnier arretiert in der Nullstellung und kann durch einen Druck auf den Handhebel, der sich auf der Rückseite befindet, gelöst werden. Beim Hinsetzen wird der Handhebel entriegelt und hebt damit die Kniescharnierfixation auf. Der Handhebel sollte nicht zu weit nach medial herausragen, da sonst die Gefahr besteht, daß während des Gehens ein Bügel den anderen entriegelt. Beim Aufstehen aus dem Rollstuhl mit gestreckten Beinen muß

Abb. 8.7.
Der Orthopädietechniker im Gespräch mit dem Patienten und der behandelnden Physiotherapeutin

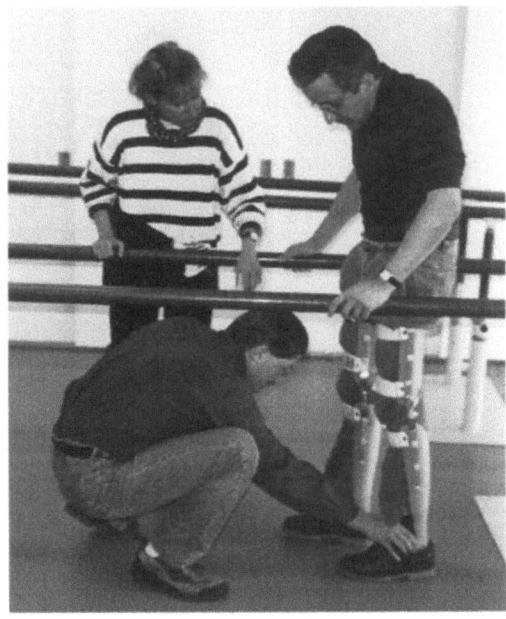

der Patient darauf achten, daß er sich auf dem Rollstuhlsitz so weit nach vorne setzt, daß die Handhebel den Sitz nicht berühren, da sie sonst entriegelt werden könnten (s. Abb. 8.7).

Sprunggelenkscharnier. Beim Sprunggelenkscharnier kann zwischen einem festen und einem federnden Scharnier gewählt werden. Die Materialauswahl hängt von dem vorliegenden Lähmungstyp ab, z. B. einer schlaffen Fußlähmung oder einem spastischen Fuß. Im allgemeinen werden die Unterschenkelorthesen heute aus Kunststoffen gefertigt.

Unterschenkelorthese. Die Unterschenkelorthesen werden dann über Metallstangen, die zum Kniegelenk führen, mit der gesamten Orthese verbunden. Die aus Kunststoff bestehenden Unterschenkelorthesen werden in der Regel im Schuh getragen und sorgen somit gleichzeitig für eine gute Unterstützung der Fußsohle. Der Stand des Sprunggelenks ist dabei abhängig von der Kniefunktion. Wenn der Patient mit gestreckten Knien geht, ist eine Arretierung zwischen $5-10°$ Dorsalextension wünschenswert. Kann die Peronäusschiene im Schuh getragen werden, dann besteht für den Patienten die Möglichkeit, verschiedene Schuhe zu tragen, die jedoch alle ungefähr die gleiche Absatzhöhe haben sollten. Bei Unterschenkelorthesen, deren Sprunggelenkscharniere aus Metall bestehen, besteht die

Möglichkeit, die Orthese über die Scharniere direkt am Schuh zu befestigen oder sie mit einer Stützeinlage zu erweitern, so daß sie dann im Schuh getragen werden kann. Orthesen, die mit einer Stützeinlage erweitert sind, unterstützen den Fuß in ausreichendem Maße. Die Anforderungen an die Schuhbeschaffenheit können in diesen Fällen geringer ausfallen. Allerdings sollte der Patient bei der Schuhauswahl darauf achten, daß der Schuh weit zu öffnen ist und daß sich der Schnürverschluß des Schuhes hoch auf dem Spann befindet; dies ist wichtig, damit die Schuhe nicht durch eine erhöhte Wadenspannung vom Fuß gedrückt werden. Wenn die Schuhe an der Schiene befestigt werden sollen, muß ein stabiler Schuh mit Ledersohle und einer Absatzhöhe von 2,5–3 cm eingesetzt werden. Der Schuh sollte darüber hinaus zur Erleichterung des Anziehens, weit bzw. breit genug sein und zur Verbesserung der Stabilität evtl. eine Stützeinlage beinhalten.

Liegen zusätzlich zur Querschnittslähmung noch Fußdeformitäten vor, muß der Patient mit orthopädischen Schuhen versorgt werden. In hohen orthopädischen Schuhen kann gleichzeitig eine Sprunggelenksfixation eingearbeitet werden.

Peronäusschienen für Querschnittspatienten

Wichtig !
Abhängig vom Schweregrad der Fußlähmung wird der Fuß mit einer bilateralen Unterschenkelschiene am Schuh oder mit einer Kunststofforthese im Schuh versorgt.

Paraplegische Patienten mit einer *Kaudaläsion auf dem Niveau L 3* und tiefer sowie mit *inkompletten Querschnittslähmungen* erhalten in der Regel die aus Kunststoff gefertigten Unterschenkelorthesen. Hingegen werden Patienten mit paralytischen Fußhebern und störender Streckspastizität, wie dies z. B. bei *Hemiplegiepatienten* beobachtet werden kann, mit einer bilateralen Unterschenkelorthese mit federndem Gelenk versorgt. Der Schuh wird in diesen Fällen normalerweise an der Orthese befestigt. Auch hier sollte ein stabiler Schuh mit einem hoch auf dem Spann gelegenen Schnürverschluß, mit durchgehender Ledersohle und einer Absatzhöhe von 2,5–3 cm eingesetzt werden. Für paraplegische Patienten mit einer Caudaläsion auf dem Niveau L 3 und tiefer reicht aufgrund der schlaffen Lähmung der Unterschenkelmuskulatur in der Regel eine thermoplastische, maßgefertigte Kunststofforthese, die im Schuh getragen werden kann, aus. Bei Patienten mit leichter Knieflexion, muß die Dorsalextension etwas größer sein als bei Patienten, die eine gute Kniekontrolle haben.

Kapitel 8 Neurologische Krankheitsbilder

Parawalker

Der Nachteil der langen Beinorthesen, die von Patienten mit hoher Paraplegie getragen werden, ist die eingeschränkte laterale und dorsale Hüftstabilität, die das Gehen an Stützen unsicher macht. Hierzu stellt der Parawalker eine gute Alternative dar (Preisler et al. 1992). Diese „*H*ip-*G*uidance-*O*rthosis" (HGO) setzt den Patienten mit einer *Rückenmarksläsion zwischen Th 1 und L 1* in die Lage, sich reziprok mit Hilfe von Unterarmgehstützen fortzubewegen. Bemerkenswerterweise verbrauchen Patienten mit HGO nur halb soviel Energie wie bei dem Gehen mit langen Beinorthesen.

RGO-Orthesen (Reciproke Gait Orthosis)

Die erste reziproke Gehorthese wurde in Louisiana entwickelt. Die Hüftscharniere sind bei dieser Orthesenkonstruktion untereinander durch ein Kabelsystem verbunden; Flexion in der einen Hüfte bedingt Extension in der anderen Hüfte. Die *LSU-Orthese* wird mit Hilfe eines Gipsabdrucks nach Maß gefertigt, sitzt dadurch perfekt am Körper und kann auch unter der Kleidung getragen werden. Im Beinbereich besteht die LSU-Orthese aus Kunststoff. Die Fußsohle wird so gearbeitet, daß sie in den Schuh paßt, und wird ggf. verstärkt. Das Gehen mit der LSU-Orthese erfordert keine so große Seitwärtsbewegung wie die HGO-Orthese.

Eine der neusten Weiterentwicklungen der LSU-Orthese ist die „*A*dvanced *R*eziproke *G*ait *O*rthosis" (ARGO). Die beiden Hüftscharniere der *ARGO-Orthese* sind mit nur einem Kabel verbunden, und in Höhe der Kniescharniere befindet sich ein Gasfederungssystem, das paraplegischen Patienten mit einer totalen Läsion das Aufstehen aus dem Rollstuhl auch mit gebeugten Knien ermöglicht. Die Kniescharniere werden durch die Hüftflexion sowohl blockiert als auch deblockiert; die Schrittlänge ist eingeschränkt. Das Vorwärtsschwingen des Beins erfolgt durch die Kombination einer seitwärts gerichteten Schwerpunktverlagerung und der Hüftextension auf der Standbeinseite. In der Regel gehen die Patienten mit der ARGO-Orthese im Vierpunktegang; sie können sich aber auch springend fortbewegen.

Stehen und Gehen zu Hause

Das therapeutisch angestrebte tägliche Gehtraining stellt eine große kardiorespiratorische und energetische Belastung für den querschnittsgelähmten Patienten dar. Zudem ist der funktionelle Nutzen bzw. Einsatz dieser Art des Gehens sehr gering, insbesondere im Vergleich zum Rollstuhlfahren. Deshalb setzen viele querschnittsgelähmte Patienten das Steh- und Gehtraining nach der Entlassung aus der Rehabilitation nicht weiter fort. Auch können Komplikationen, wie z. B. Kontrakturen, Spastizität und/oder Schmerzen, die Fortsetzung des Steh- und Gehtrainings erschweren oder gar verhindern. Das Steh- und Gehtraining wird von vielen querschnittsgelähmten Patienten *(speziell bei einer Läsionshöhe oberhalb von Th 12)* zu Hause kaum noch fortgesetzt. Ausnahmen bilden sehr konsequente Patienten mit therapeutischen und präventiven Motiven. Paraplegische Patienten mit einer *Läsion im lumbalen Bereich* können ebenso wie *Patienten mit inkompletten Läsionen* das Gehen im täglichen Leben zweckmäßig einsetzen. Dieser funktionelle Aspekt ist der beste Garant für den konsequenten und fortwährenden Einsatz des Gehens, auch nach der Entlassung. Es ist daher wichtig, daß der Therapeut das Steh- und Gehtraining von Anfang an realistisch einschätzt und nuanciert durchführt. Darüber hinaus sollte der Therapeut das individuelle Temperament, die Motivation und das Lebensalter des Patienten berücksichtigen, um den Patienten richtig dazu anzuleiten, das Steh- und Gehtraining zu Hause weiterzuführen.

8.3
Spina bifida

Wichtig !

Ein Kind mit Spina bifida weist im allgemeinen dieselben motorischen Lähmungserscheinungen auf, wie ein Patient mit einer traumatisch bedingten Querschnittslähmung; d. h. soweit Hirnschädigungen, die z. B. durch einen zusätzlich vorhandenen Hydrozephalus bedingt sind, fehlen.

Ebenso wie für die traumatisch bedingten Querschnittslähmungen kann bei Spina bifida eine Einteilung bezüglich der Läsionshöhe und der dazu gehörenden funktionellen Möglichkeiten erstellt werden.

Im allgemeinen versucht die physiotherapeutische Behandlung, die Entstehung von Deformitäten und Kontrakturen zu verhindern und die normale motorische Entwicklung zu stimulieren. Haltungskorrekturen, die mit Hilfe von Orthesen ausgeführt werden, können ab dem 6. Lebensmonat therapieunterstützend eingesetzt werden. Die Prävention und die Behandlung von Skoliosen, Hüftluxationen, Flexionskontrakturen in Hüfte und Knie und Fußabweichungen wie Spitzfuß- und Klumpfußstellungen fordern hier die volle Aufmerksamkeit des Therapeuten. Das Alter des Kindes, die Läsionshöhe und seine motorische Entwicklung bestimmen, inwieweit nach dem Krabbeln die Sitz- und die Stehbalance stimuliert werden kann.

Orthesenversorgung (Dittmer 1993)

Zur Erlangung der optimalen Entwicklung der Steh- und Gehfunktion werden vorzugsweise leichte und hautfreundliche Materialien eingesetzt.

Läsionshöhe S2. Aufgrund einer Läsion auf dem Niveau S2 sind einige Fußmuskeln gelähmt, was Stützeinlagen und orthopädische Schuhe erfordert, die die Entstehung von Fußdeformitäten verhindern und das Fußgewölbe unterstützen.

Läsionshöhe S1. Patienten mit einer S1-Läsion benötigen in der Regel Unterschenkelorthesen bzw. Peronäusschienen, die den Ausfall der Unterschenkelmuskulatur kompensieren.

Besteht darüber hinaus auch eine abweichende Pro- oder Supination oder eine Eversions- oder Inversionsstellung des Fußes, kann diese gleichzeitig korrigiert werden.

Läsionshöhe L5. Bei einer Läsion auf dem Niveau L5 ist das Risiko groß, daß ein Genu valgus mit der dazugehörenden Außenrotation der Tibia entsteht. In der Regel werden die Unterschenkelorthesen des Kindes entweder bis an bzw. über die medialen Kondylen oder ggf. auch bis zum Oberschenkel hochgezogen.

Läsionshöhe L4. Liegt die Läsion auf dem L4-Niveau, dann besteht ohnehin die Notwendigkeit, das Kind mit langen Beinorthesen (Knie-, Sprunggelenk- und Fußorthesen) zu versorgen. Eventuell kann dabei gleichzeitig mit Hilfe von elastischen Bandagen die Innenrotation und die Adduktion der Hüfte verhindert werden. Die Flexion-/Adduktion-/Innenrotationsneigung in den Hüften kann manchmal nur mit einer langen Orthese mit Beckenkorsett verhindert werden. Wenn nötig, können angepaßte Hüftscharniere eingesetzt werden, die eine begrenzte Rotation zulassen.

Eine andere Möglichkeit besteht darin, die Hüftscharniere so einzustellen, daß diese lediglich eine begrenzte Flexions- und Extensionsbewegung zulassen. Die neueste Entwicklung ist ein reziprok arbeitendes Hüftscharnier, wie dies auch bei der LSU- und bei der ARGO-Orthese angewandt wird (s. auch den Abschn. „Querschnittslähmung").

Das Kind und später auch der erwachsene Spina-bifida-Patient wird in der Regel mit orthopädischen Schuhen, die bis über das Sprunggelenk reichen, versorgt. Da während des Wachstums noch Fußabweichungen auftreten können, werden die orthopädisch gefertigten Schuhe meist an der Orthese fixiert.

Gehtraining

Das Gehtraining für einen Patienten mit Spina bifida ähnelt in einigen Teilen dem für den erwachsenen Querschnittspatienten. Hinsichtlich des Gangmusters und des Energieverbrauchs kann bei den Spina-bifida-Patienten mit langen Beinorthesen beobachtet werden, daß sie in der Regel die Zuschwungtechnik an-

Abb. 8.8.
Patient mit Spina bifida; das linke Bein wurde mit einer Knie-, Sprunggelenk- und Fußorthese in Kombination mit einem orthopädischen Schuh versorgt

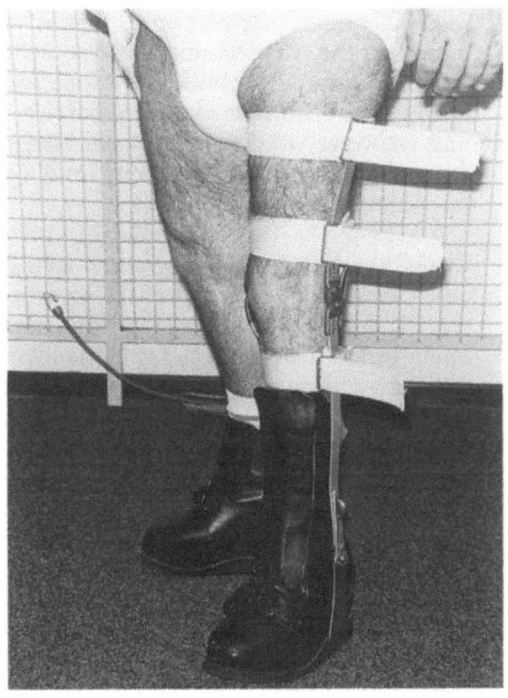

wenden. Dagegen nutzen Spina-bifida-Patienten die mit einer Knie-, Sprunggelenk- und Fußorthese oder einer Peronäusschiene (s. Abb. 8.8) gehen, häufig eine Kombination aus Zuschwungtechnik und Vierpunktegang, während Patienten mit Unterschenkelorthesen sich im Vierpunktegang fortbewegen. Durch eine *Verkürzung der Hüftflexoren* wird meist zuviel Körpergewicht auf das Gehgestell, den Rollator oder die Unterarmgehstützen verlagert, so daß diese Patienten mit einer größeren Flexion, als es normalerweise nötig wäre, gehen (im sog. „Affengang").

Der *Energieverbrauch* und die *Gehgeschwindigkeit* stehen im Verhältnis zur Läsionshöhe (Schmid 1990). Patienten mit einer Läsion im thorakolumbalen Bereich haben sowohl den höchsten Energieverbrauch und Sauerstoffbedarf als auch die niedrigste Gehgeschwindigkeit. Dasselbe Bild kann bei Patienten, die eine hohe lumbale Läsion haben und sich mit langen Beinorthesen fortbewegen, beobachtet werden; sie verbrauchen die meiste Energie und bewegen sich mit der niedrigsten Gehgeschwindigkeit fort.

Von den meisten Kindern mit Spina bifida wird die Gehtechnik eingesetzt, bei der mit beiden Beinen gleichzeitig gesprungen wird (sog. „Swing-to"-Technik). Die Kinder empfinden, daß sie sich mit dieser Technik schneller und effizienter fortbewegen können. Erwachsene Querschnittspatienten hingegen nutzen diese Gehtechnik äußerst selten. Spina-bifida-Kinder wenden diese Gehtechnik an, da sie während ihres Wachstums insbesondere im oberen Rumpfbereich und den Armen stärker und schwerer werden; ihre Beine bleiben im Verhältnis zu den Armen aufgrund der Lähmung und der geringeren Belastung im Wachstum mehr zurück.

Die Swing-to-Technik ist daher in der Regel auch für den *erwachsenen Spina-bifida-Patienten* weniger belastend, als sie für einen erwachsenen traumatisch bedingten Querschnittspatienten ist. Schmid (1990) hat darüber hinaus festgestellt, daß den Spina-bifida-Kindern mit zunehmendem Alter (und mit der damit verbundenen Gewichtszunahme) das Gehen immer schwerer fällt und deshalb immer öfter der Rollstuhl zum Einsatz kommt und somit das Gehen ab einem gewissen Alter zunehmend seltener ausgeführt wird.

8.4
Periphere Nervenverletzungen im Bereich der Beine

Bei peripheren Nervenverletzungen ist die motorische Einheit unterbrochen; sie kann an 4 verschiedenen Stellen beschädigt sein (Perry 1992):

1. Dysfunktion im Bereich der Vorderhornzelle im Rückenmark, wie z. B. bei Poliomyelitis.
2. Beschädigung des Axons, wie z. B. bei Polyneuropathien oder beim Morbus Guillain-Barré.
3. Dysfunktion in den myoneuralen Verbindungen, wie z. B. bei Myasthenia gravis oder eine Dysfunktion, die sich innerhalb des Muskelgewebes befindet. Diese Muskelerkrankungen verursachen meist schlaffe Lähmungen.
4. Verletzung im Bereich der Cauda equina.

Die angeführten Erkrankungsbeispiele führen alle zu einer schlaffen Lähmung, bei der der Tonus abnimmt und eine Hypo- oder Areflexie vorliegt (s. Abb. 8.9).

Verletzungen der Cauda equina wurden bereits in den Abschnitten über die Querschnittsbehandlung dargestellt bzw. werden in dem Kap. „Orthesiologie" bei der Beschreibung der Knie-, Sprunggelenk- und Fußorthesen noch einmal angesprochen.

Wir werden auf folgende periphere Nervenverletzungen eingehen:
→ Insuffizienz des M. gluteus maximus,
→ Insuffizienz des M. gluteus medius,
→ Lähmung des M. quadriceps femoris,

Abb. 8.9.
Patient mit einer schlaffen Lähmung der Unterschenkelmuskulatur, die gekennzeichnet ist durch Atonie und Muskelatrophie

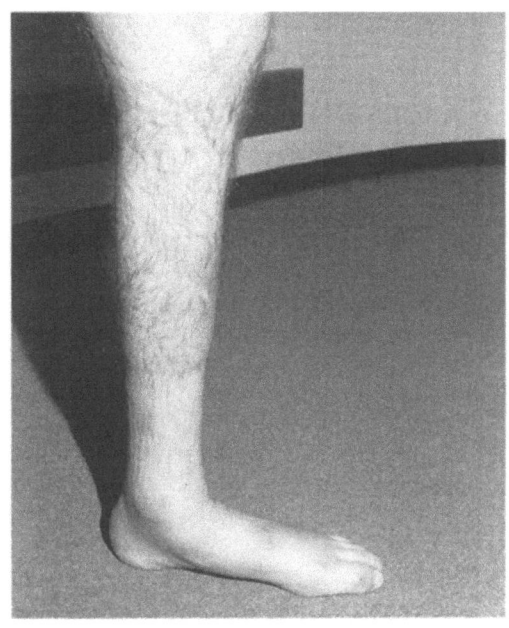

→ Parese oder Paralyse der Ischiokruralen,
→ Paralyse der Dorsalextensoren,
→ Paralyse der Plantarflexoren.

Insuffizienz des M. gluteus maximus

Charakteristisch ist für die Insuffizienz des M. gluteus maximus, daß der Patient direkt im Anschluß an den Fersenkontakt den Rumpf nach hinten neigt und sich die nach hinten gerichtete Bewegung in der mittleren Standphase noch weiter verstärkt. Mit der nach hinten gerichteten Bewegung versucht der Patient, den Körperschwerpunkt so zu verlagern, daß die Schwerkraft die Hüften nicht in die Flexion ziehen kann, sondern die Hüften in der Extension bleiben. Wenn der Patient seine Gehgeschwindigkeit erhöht, vermindert sich die nach hinten gerichtete Rumpfneigung. Am Ende der Standphase kann eine plötzlich entstehende Knieflexion auftreten, da der insuffiziente M. gluteus maximus keinen hemmenden Einfluß mehr auf die Knieflexion ausüben kann.

Insuffizienz des M. gluteus medius

Bei einer bestehenden Insuffizienz der Hüftabduktoren werden häufig die Namen Duchenne und Trendelenburg genannt. Ein *positiver Trendelenburg* liegt vor, wenn im Einbeinstand das Becken auf der nichtbelasteten Seite nach unten sinkt. Ein *positiver Duchenne* liegt vor, wenn der Patient seinen Rumpf über das Standbein verlagert.

Die Insuffizienz des M. gluteus medius führt zu einem wankenden Gang: Der Rumpf bewegt sich während der Standphase zur betroffenen Seite und während der Schwungphase des betroffenen Beins zur nichtbetroffenen Seite. Das Becken sinkt auf der nichtbetroffenen Seite während der Standphase des betroffenen Beins ab, weil dort keine abduzierenden Kräfte bestehen, die das Becken horizontal halten (Trendelenburg). Um das Becken horizontal zu halten und dem nichtbetroffenen Bein eine normale Schwungphase zu ermöglichen, wird der Schwerpunkt mit Hilfe einer seitwärts gerichteten Rumpfbewegung über die betroffene Hüfte gebracht (Duchenne). In der Schwungphase droht das betroffene Bein zu adduzieren. Der Durchschwung wird hierdurch erschwert. Durch die Abduktoren der nichtbetroffenen Seite wird das Becken höher gebracht, wodurch der Durchschwung besser möglich wird. Dasselbe Bild entsteht bei einer bilateralen Paralyse der Abduktoren. Die Schwungbewegungen des Rumpfes nehmen dabei allerdings zu.

Lähmung des M. quadriceps femoris

Eine Lähmung, Parese oder Schwäche des M. quadriceps femoris macht sich v. a. am Anfang der Standphase bemerkbar, da der M. quadriceps femoris normalerweise bei der Stoßdämpfung aktiv ist und die belastete Knieflexion in der Flexionsstellung von 20° kontrolliert. In der Regel kompensieren die Patienten die fehlende Streckfunktion, indem sie das Knie in die Hyperextension bewegen. Die Hüftextensoren und der M. triceps surae sind in der Standphase aktiv. Die Ausführung einer Hüft- und Rumpfflexion sowie eine Plantarflexion während der Standphase erleichtern dem Patienten, das Knie in der Hyperextensionsstellung festzusetzen. Während der Schwungphase ist die Pendelfunktion vermindert und beim ersten Fersenkontakt findet die Kniestreckung etwas später (als normal) statt. Hierdurch kann es passieren, daß der Patient im Knie einknickt. Gerade beim Aufstehen von einem Stuhl und/oder beim Treppengehen wird die Schwäche des M. quadriceps femoris besonders deutlich. Wenn neben dem M. quadriceps femoris auch noch die Hüftextensoren und die Wadenmuskulatur (insbesondere der M. triceps surae) zu schwach sind, ist der Einsatz der langen Beinorthesen unumgänglich, so, wie dies in den Abschnitten über die Querschnittslähmung beschrieben wurde.

Parese oder Paralyse der Ischiokruralen

Die Ischiokruralen sind in der Standphase an der Hüftextension und der Verhinderung einer Hyperextensionsbewegung im Kniegelenk beteiligt. Sie beugen das Knie am Anfang und bremsen die Knieextension am Ende der Schwungphase ab. Eine bestehende Schwäche der Ischiokruralen kann während der Standphase teilweise durch die Aktivität des M. gluteus ma-

ximus kompensiert werden. Dies geht allerdings meist mit einer Hyperextensionsbewegung im Knie einher. Zu Beginn der Schwungphase wird die zu gering ausfallende Knieflexion kompensiert durch:
- eine verstärkte Lateralflexion zur nichtbetroffenen Seite hin,
- eine vermehrte Hüftflexion,
- die Ausführung einer Zirkumduktion.

Diese Symptome können auch bei einer Fußheberschwäche beobachtet werden. Eine isolierte Paralyse der Ischiokruralen kommt äußerst selten vor; die davon betroffenen Patienten müssen jedoch in der Regel nicht mit einer Orthese versorgt werden.

Paralyse der Dorsalextensoren

Eine Paralyse der Dorsalextensoren führt zwangsläufig zu einer relativen Beinverlängerung, da der Patient seinen Fuß nicht in der neutralen Stellung fixieren kann. Der Patient wird auf der betroffenen Seite sowohl die Hüfte als auch das Knie vermehrt flektieren, um zu verhindern, daß der Fuß während der Schwungphase den Boden berührt. Patienten mit einer Paralyse der Dorsalextensoren berühren zuerst mit den Zehen den Boden statt mit der Ferse, wie dies beim ersten Bodenkontakt normal wäre. Dies wird auch „Hahnentritt" genannt.

Bei einer *Parese* der Dorsalextensoren hat der Patient manchmal gerade noch genügend Kraft, um den Fuß während der Schwungphase in der neutralen Position zu halten und um ihn mit der Ferse zuerst aufzusetzen. Dann fällt der gesamte Fuß jedoch auf den Boden, ohne eine fließende Abrollbewe-

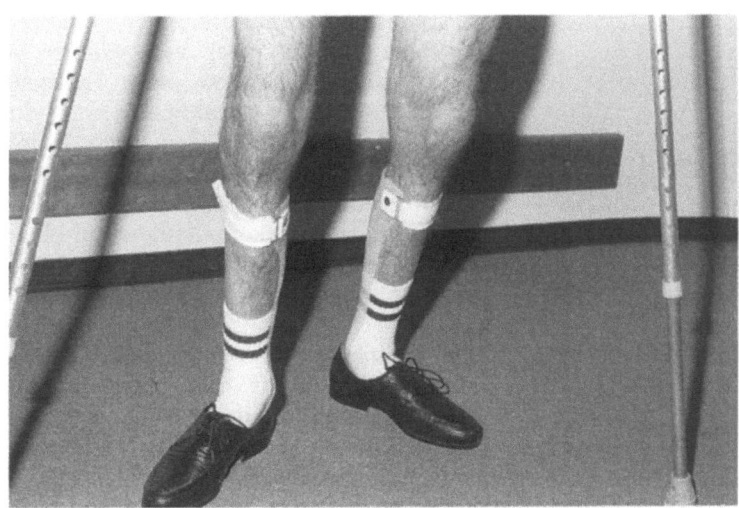

Abb. 8.10.
Die Versorgung mit maßgefertigten Peronäusschienen ist bei einer bestehenden peripheren Lähmung der Unterschenkelmuskulatur in der Regel ausreichend

gung auszuführen, was auch als „Fallfuß" bezeichnet wird (s. Abb. 8.10).

Patienten, die eine Paralyse oder eine Parese der Dorsalextensoren haben, kann mit einer *Peronäusschiene* geholfen werden. Die Peronäusschiene sorgt während der Schwungphase dafür, daß der Fuß in der neutralen Position bleibt und ermöglicht einen normalen Fersenkontakt beim Aufsetzen des Fußes. Allerdings kommt es aufgrund der Peronäusschiene zu einer Verzögerung der Stoßdämpfungsphase, die der Patient meist mit einer verstärkt ausgeführten Knieflexion kompensiert.

Paralyse der Plantarflexoren

Patienten mit einer Paralyse der Plantarflexoren haben vorwiegend im zweiten Teil der Standphase Probleme. In der Phase der Fersenablösung hebt sich die Ferse nicht vom Boden, und es findet anschließend auch keine aktive Plantarflexion statt. Dies kann zu einer verfrüht stattfindenden Knieflexion führen und darüber hinaus wird die Vorverlagerung des Körpers gebremst.

8.5 Das Gangmuster von Hemiplegiepatienten

Das Krankheitsbild

Wichtig !

Die Hemiplegie ist eine der bekanntesten und am häufigsten vorkommenden zerebralen Erkrankungen (s. Abb. 8.1).

Bei den Erwachsenen wird eine Hemiplegie meist durch eine CVA (*Cerebro Vascular Accident, Stroke*) verursacht, die aufgrund einer Thrombose, einer Embolie und/oder einer Blutung entsteht. Weitere, aber viel seltener vorkommende Ursachen sind Abzesse, Tumoren oder Traumata. Einer epidemiologischen Untersuchung zufolge, beträgt die Inzidenz für eine Hemiplegie in der westlichen Welt 2 pro 1 000 Einwohner und Jahr bzw. 0,2% (Perquin 1992).

Aufgrund der hohen Inzidenz ist die Hemiplegie eine der am häufigsten vorkommenden Pathologien, mit schwerwiegenden Gehstörungen, mit denen der Physiotherapeut konfrontiert wird.

Sensomotorische Störungen

Das motorische Bild eines Hemiplegiepatienten wird durch den veränderten Tonus, die pathologischen Bewegungssynergien und die oft verminderte Selektivität bestimmt. Die wichtigsten Voraussetzungen für die Entwicklung der normalen Motorik sind eine gut ausgebildete Sensibilität und ein normaler Tonus. Darüber hinaus sind auch die automatischen Reaktionen, wie

Abb. 8.11.
Patientin mit einer
Hemiplegie links

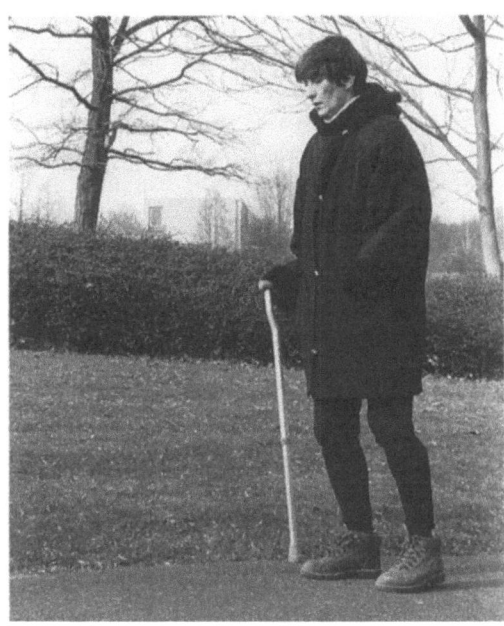

z. B. die Aufricht- und die Gleichgewichtsreaktionen, die Stütz- und Auffangreaktionen und die automatische Anpassung des Muskeltonus an die verschiedenen Haltungsveränderungen, wichtig für die Ausübung einer normalen Motorik (Bobath 1979, Davies 1989).

Störungen, die ein Hemiplegiepatient durch den Schlaganfall erfährt, liegen v. a. im Bereich der sensomotorischen Funktionen: Bei ihm führen die Veränderungen in Sensibilität und Tonus zu veränderten automatischen Reaktionen, so kommt es durch eine veränderte Tonusregulation zu Hypo- und Hypertonie und zu abnormalen Bewegungsmustern. Die auftretenden spastischen Bewegungssynergien führen nach Brunström und Bobath zu einer Verminderung der Bewegungsselektivität, die ferner durch das Auftreten von assoziierten Bewegungen erschwert wird. Assoziierte Bewegungen sind unwillkürliche Bewegungen, die willkürliche oder semireflexartige Bewegungen in einem anderen Körperteil oder Nervenversorgungsgebiet begleiten.

Zerebrale Funktionsstörungen

Während der Rehabilitation und des Gehtrainings muß der Therapeut neben den sensomotorischen Problemen des Patienten auch andere zerebrale Funktionsstörungen, wie z. B. die neuropsychologischen Funktionsstörungen, berücksichtigen, die sich u. a. durch eine verminderte Aufmerksamkeit, eine veränderte Wahrnehmung des Körpers und der Umwelt (z. B. Neglect), durch ein gestörtes Problemlösungsverhalten bzw. planmäßiges Handeln und durch das Auftreten von Kommunikationsstörungen (z. B. Aphasie) bemerkbar machen. Das Vorliegen einer Apraxie oder einer Agnosie kann die Rehabilitation sowie das Gehtraining ernsthaft behindern.

Emotionale Störungen

Auch emotionale Störungen, wie z. B. Angstzustände, Depressionen oder eine gewisse Stimmungslabilität können den Rehabilitationsprozeß negativ beeinflussen.

Eine weiterführende Beschreibung aller Symptome, die bei einem Hemiplegiepatienten auftreten können, würde hier jedoch zu weit führen. Nachfolgend fassen wir kurz – in einzelne Phasen untergliedert – den Krankheitsverlauf zusammen, erläutern die Hauptprobleme in der Behandlung und gehen ausführlich auf die hemiplegiespezifischen Aspekte des Steh- und Gehtrainings ein. Alle Leser, die sich in diese Thematik vertiefen möchten, verweisen wir auf das im Springer-Verlag erschienene Buch „Hemiplegie – Anleitung zu einer umfassenden Behandlung von Patienten mit Hemiplegie" von P. M. Davies (1985).

Der Krankheitsverlauf

Der Krankheitsverlauf bei einem Hemiplegiepatienten wird in Anlehnung an die Tonusentwicklung in 4 Phasen eingeteilt (Twitchell 1951, Fugl-Meyer 1975).

Phase 1

Direkt nach dem Auftreten des Schlaganfalls beginnt die erste Phase, die auch *Schockphase* genannt wird. Sie kennzeichnet sich durch das Vorhandensein einer kompletten schlaffen Paralyse mit gleichzeitigem Ausfall aller myotatischen Reflexe und aller Hautreflexe.

Phase 2

In dieser Phase kehren die myotatischen Reflexe langsam wieder zurück; es entwickelt sich ein *Hyperreflexionsverhalten*. Der Muskeltonus nimmt weiter zu, globale Beuge- und Streckbewegungen kommen reflexmäßig zustande. Schon ein Husten und/oder ein Gähner können das Auftreten von unwillkürlichen Beuge- oder Streckbewegungen in den Extremitäten auslösen. Als weiteres Beispiel sei das durch einen Druck unter dem Vorfuß ausgelöste Auftreten der positiven Stützreaktion erwähnt, durch die sich der Strecktonus in dem betroffenen Bein erhöht.

Phase 3

In der dritten Phase nimmt das Ausmaß der auftretenden *Spastizität* zu. In der oberen Extremität findet eine deutliche Tonuszunahme in den Flexoren statt, in der unteren Extremität zeigt sie sich in den Extensoren. Die Beuge- und Strecksynergien können bereits z. T. willkürlich kontrolliert werden.

Phase 4 In der vierten Phase kann eine deutliche Zunahme der isoliert ausgeführten *willkürlichen Bewegungen* beobachtet werden; das Auftreten von assoziierten Reaktionen nimmt weiter ab.

Ein Hemiplegiepatient durchläuft nicht immer alle Phasen; einige Patienten erholen sich recht schnell und können weitgehend störungsfrei weiterleben, während andere Schlaganfallpatienten in einer der 4 Phasen steckenbleiben. Der Großteil der Patienten durchläuft mehr oder weniger ausgeprägt alle 4 Phasen.

Strukturierung der Behandlung

In Anbetracht der Störungskomplexität ist es sehr wichtig, die Behandlung gut zu strukturieren. Die Strukturierung ermöglicht es dem Therapeuten, mit dem Patienten schrittweise neue Fertigkeiten einzuüben (Halfens 1988).

Die Behandlung wird in folgende Phasen eingeteilt:
→ Anlernphase,
→ Anwendungsphase,
→ Selbständigkeitsphase.

Die Einteilung und Berücksichtigung der einzelnen Phasen in der Behandlung unterstützen und erleichtern dem zentral-neurologisch erkrankten Patienten die praktische Umsetzung des motorischen Lernprozesses.

Anlernphase In der Anlernphase erlernt der Patient zunächst wieder, sich zu bewegen. Die betroffene Körperseite wird mit Hilfe symmetrischer Bewegungsausführungen, die sowohl im Liegen, im Sitzen und im Stand stattfinden sollten, stimuliert. In dieser Phase sollte dem *Wiedererlernen der Basisfertigkeiten* besonders viel Aufmerksamkeit gewidmet werden. Hierzu gehören u. a. Tonusregulation, Förderung der Selektivität und das symmetrische Bewegen (z. B. symmetrisch Aufstehen mit Hilfe, Gewichtsverlagerung auf das betroffene Bein).

Anwendungsphase In der Anwendungsphase wird die Hilfe und die Aufsicht langsam abgebaut und der Patient zunehmend stimuliert, die bereits wiedererlernten Fertigkeiten selbständig im täglichen Leben umzusetzen.

Das *selbständige Üben* bzw. Umsetzen intensiviert den Trainingseffekt, verbessert die Qualität der Bewegungen und steigert die Geschwindigkeit, mit der die Bewegungen ausgeführt

Selbständigkeitsphase

werden (z. B. geht der Patient von sich aus im Gehbarren oder mit einem Stock im Übungssaal auf und ab).

In der Selbständigkeitsphase wird der Patient aufgefordert, die neu erlernten Aktivitäten in die verschiedenen Situationen des täglichen Lebens einzubauen (z. B. allein zur Toilette gehen oder zu Hause Treppen steigen). Der Therapeut sollte nun den Behandlungsschwerpunkt auf das *Perfektionieren der motorischen Fertigkeiten* und auf das *situative Handeln* legen.

Gangbild eines erwachsenen Hemiplegiepatienten

Die Rehabilitation eines zentral-neurologisch erkrankten Patienten ist eine umfassende Aufgabe. Wir möchten uns im Rahmen dieses Buches lediglich auf die biomechanische Beschreibung des Gangbildes eines erwachsenen Hemiplegiepatienten beschränken. Das Gangbild eines Hemiplegiepatienten wird v. a. durch die veränderte Tonusregulation in Bein und Rumpf bestimmt (s. Abb. 8.12 a, b).

Standphase

Wenn während der Standphase die Fußspitze oder der ganze Fuß (anstatt der Ferse) zuerst den Boden berührt, dann kann

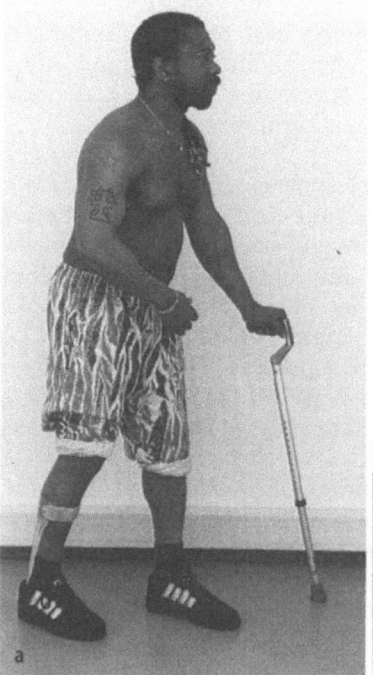
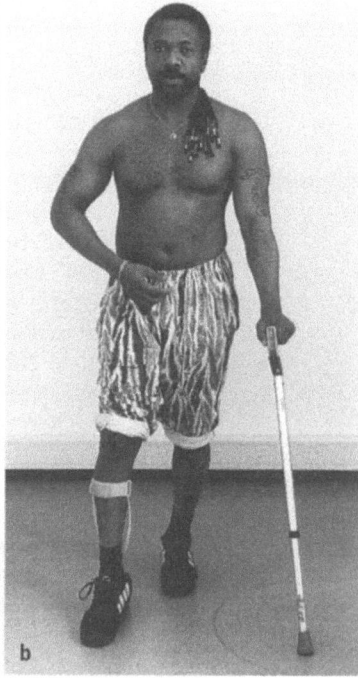

Abb. 8.12 a, b.
Patient mit einer Hemiplegie rechts;
a von der Seite her betrachtet,
b frontal betrachtet

eine positive Stützreaktion bzw. eine Extensionssynergie im Standbein ausgelöst werden, wodurch der Patient nicht in der Lage ist, die Stoßdämpfungsphase adäquat auszuführen. Verlagert der Patient zusätzlich sein Körpergewicht auf den betroffenen Fuß, wird die ohnehin dehnungsüberempfindliche spastische Wadenmuskulatur weiter gereizt. Dies führt zu einer schnellen Anspannung der Wadenmuskulatur und des M. quadriceps femoris, der reflektorisch mitanspannt und verhindert, daß der Patient im Knie einknickt.

In der hypertonen Phase führt die Extensionssynergie ferner dazu, daß sich das Knie überstreckt und in der Stellung fixiert verharrt. Im Bereich der Hüfte kann man während der Standphase eine Flexions- und Adduktionsneigung beobachten. Die Abduktoren sind aufgrund der sie hemmenden Extensionssynergie nicht in der Lage, die Hüfte in der Standphase ausreichend zu stabilisieren, was zu einer Verminderung der Hüftstabilität bzw. zum Trendelenburg-Phänomen führt und es dem Patienten erschwert, sein Körpergewicht auf die betroffene Seite zu verlagern. Der Patient hat aufgrund der vermehrten Hüftflexion in der Standphase, der gestörten Gleichgewichtsreaktionen und aufgrund der vermehrten Rumpfflexion Schwierigkeiten, sein Körpergewicht nach vorne auf das Standbein zu verlagern. Um sein Unvermögen zu kompensieren, bewegt der Patient oftmals seinen Rumpf durch eine zusätzliche Flexionsbewegung noch weiter nach vorn.

Am Ende der Standphase wird die Extensionssynergie weiter verstärkt, weil dann das gesamte Körpergewicht auf dem betroffenen Bein lastet, was den Beginn der Schwungphase erschwert. Die meisten Hemiplegiepatienten versuchen, die letzte Phase der Standphase zu vermeiden, indem sie das betroffene Bein lediglich beisetzen, wodurch die Schrittlänge asymmetrisch wird.

Schwungphase

Während der Schwungphase kann das Bein nicht so gut angehoben werden, da der vorherrschende Extensionstonus und die meist vorliegende Fußheberschwäche den Bewegungsfluß behindern. Einige Patienten versuchen dies mit Hilfe der Flexionssynergie zu kompensieren (Collen 1982), hier kann häufig eine vermehrte Flexionsbewegung in Rumpf, Hüfte und Knie sowie eine verstärkte Dorsalextensions-Inversionsbewegung des Fußes beobachtet werden.

Andere Patienten versuchen die Schwungphase mit Hilfe der Zirkumduktionsbewegung zu kompensieren, die mit einer posterioren Beckenretraktionsbewegung auf der betroffenen Seite ausgeführt wird. Die Zirkumduktionsbewegung wird ebenfalls von Hemiplegiepatienten genutzt, die einen geringen Tonus im Rumpf haben. Im Fuß- und Kniegelenk findet zu wenig Flexion statt, und am Ende der Schwungphase wird die Hüfte nicht weit genug nach vorne gebracht.

Einige Patienten versuchen sich die Schwungphase zu erleichtern, indem sie das nichtbetroffene Standbein verstärkt in der Hüfte extendieren.

Der Übergang zwischen Schwung- und Standphase bzw. zwischen Stand- und Schwungphase verläuft koordinativ nicht einwandfrei; es treten abrupte Veränderungen der Bewegungsrichtung auf. So kann z. B. bei der Gewichtsverlagerung auf das betroffene Bein das Knie plötzlich in die Hyperextension schlagen.

Aufbau des Gehtrainings für Hemiplegiepatienten

Der zunächst hypotone Zustand der Muskulatur verändert sich im Laufe der Zeit hin zu einem hypertonen Zustand. In Anbetracht der proximalen Stabilität im Rumpf, die für die Ausführung von selektiven Bewegungen im distalen Bereich notwendig ist, sind vor dem Beginn des Gehtrainings einige *vorbereitende Übungen* sinnvoll. Die vorbereitenden Übungen können auf der Matte, aber noch besser auf bzw. an der Behandlungsbank im Liegen, im Sitzen und im Stand ausgeführt werden.

Wir gehen hier auf folgende Bereiche des Gehtrainings für Hemiplegiepatienten genauer ein:
- Aufstehen,
- Stehhaltung,
- Gewichtsverlagerung,
- Gehtraining,
- Treppensteigen.

Aufstehen

Wichtig !

Beim Aufstehen muß der Therapeut darauf achten, daß der Patient sein Körpergewicht gleichmäßig auf beide Beine verteilt und den Rumpf in einer fließenden Bewegung nach vorne oben bewegt, bevor er aufsteht.

Der Patient muß lernen aufzustehen, ohne den nichtbetroffenen Arm zum Abstützen einzusetzen. Gerät der Patient in Hüfte und Rumpf in das Extensionsmuster und verliert sein Gleichgewicht nach hinten, so muß der Therapeut dem Patienten zuerst die richtige Gewichtsverlagerung und die Vorverlagerung des Rumpfes auf der betroffenen Seite beibringen. Nach Bobath soll sich die Übungstherapie auf das Kontrollieren der Spastizität richten, indem in der Behandlung der Versuch unternommen wird, die abnormalen Reflexmuster zu inhibieren. So sollte beim Aufstehen das so oft auftretende Extensionsmuster in Hüfte und Rumpf deutlich vermieden werden, indem die Rumpfflexion ver-

Stehhaltung

mehrt fazilitiert wird. Der Therapeut kann durch den Abbau der Sitzhöhe den Schwierigkeitsgrad erhöhen.

Wichtig ❗ Bei der Schulung der richtigen Stehhaltung wird in erster Linie die Wiederherstellung der Symmetrie angestrebt.

Der Patient lernt zuerst, sein *Körpergewicht* gleichmäßig auf beide Beine zu verteilen. Hier kann der Therapeut die Hüftextension auf der betroffenen Seite stimulieren. *Assoziierte Reaktionen,* die sowohl im Arm als auch im Rumpf auftreten können, sollten so gut es geht inhibiert werden.

Die angestrebte *Kniestabilität* hängt von der im Bein vorhandenen Spastizitätsstärke ab, insbesondere im Bereich der Wadenmuskulatur. Der Therapeut fazilitiert auf der betroffenen Seite die Hüftextension und versucht damit gleichzeitig die Hyperextension im Knie zu verhindern. Dafür steht der Therapeut auf der betroffenen Seite und fazilitiert bei jeder stattfindenden Gewichtsverlagerung auf das betroffene Bein die Hüftextension und hilft dem Patienten, das Körpergewicht nach vorne zu verlagern; hierdurch wird die Hyperextension im Knie verhindert und die Belastungsphase länger.

Gewichtsverlagerung

Die rhythmische Gewichtsverlagerung (s. Abb. 8.13) auf das betroffene Bein wird sowohl in *Schrittstellung* als auch im *Spreiz-*

Abb. 8.13.
Patientin mit einer Hemiplegie links; beim Einüben der Standphase auf der betroffenen Seite fazilitiert der Therapeut die Hüftextension und die Rumpfkontrolle

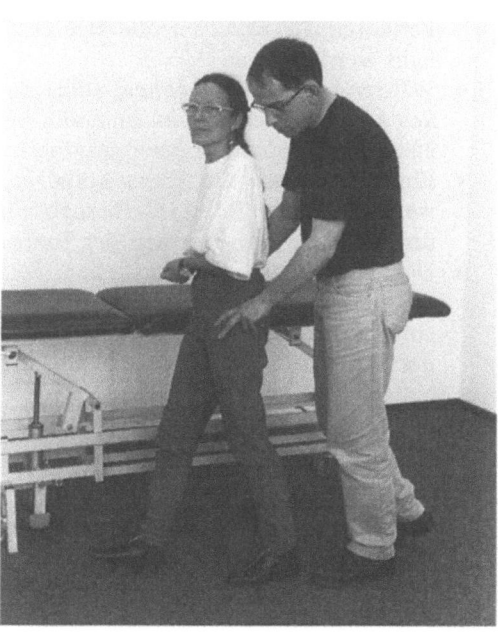

stand geübt. Automatische Reaktionen, wie z. B. Aufricht- und Gleichgewichtsreaktionen, können ausgelöst werden.

Sollte das Ausmaß der Spastizität in der Wadenmuskulatur während des Stehens zunehmen, kann der Fuß so *bandagiert* werden, daß er in einer geringfügigen Dorsalextensionsposition steht und sich das Ausmaß der positiven Stützreaktion bei Belastung des betroffenen Beins verringert. Das Bandagieren wird jedoch in erster Linie zur Erleichterung der Schwungphase eingesetzt.

Wichtig ! **Gerade am Anfang des Steh- und Gehtrainings ist es besonders wichtig, daß der Patient einen stabilen Lederschuh mit einer durchgehenden Ledersohle und einer Absatzhöhe von 2,5–3 cm trägt.**

Gehtraining

Das Steh- und Gehtraining kann zu Trainingszwecken zuerst in unterschiedliche Phasen aufgeteilt werden, die gesondert trainiert und später zu einem fließenden Gangmuster wieder verbunden werden. Das Gehen kann der Therapeut entweder direkt am Rumpf (und hier am besten am Becken) oder evtl. mit einer Hand am betroffenen Knie während der Standphase zur Erhöhung der Stabilität fazilitieren.

Folgende Aspekte sollten bei der *Fazilitation* des Gehens besondere Beachtung finden:
- Zur Vermeidung der Hyperextensionsbewegung sollte dem Patienten die *Kniekontrolle während der Standphase* ermöglicht werden.
- Während der *Schwungphase* sollte der Patient *nicht sein Becken posterior retrahieren* und sein betroffenes Bein mit Hilfe einer *Zirkumduktionsbewegung* nach vorne bringen.
- Eine *Steigerung des Tonus* sollte so gut es geht *verhindert* werden, da der Energieverbrauch eines Hemiplegiepatienten proportional zum Ausmaß der Tonussteigerung zunimmt.
- Der Therapeut sollte versuchen, dem Patienten die *Ausführung von gleich großen Schritten* zu ermöglichen und zwar sowohl hinsichtlich der Schrittdauer als auch hinsichtlich der Schrittlänge.

Nachfolgend werden unterschiedliche Phasen des Gangzyklus mit anwendbaren *Fazilitationstechniken* beschrieben.

Standphase. Fazilitiert der Therapeut den Patienten zu Beginn der Standphase am Becken, so erleichtert der Therapeut dem Patienten die Ausführung der Hüftextension und die Gewichtsverlagerung auf das betroffene Bein. Darüber hinaus hilft dies

Abb. 8.14.
Der zur Fazilitation der
Hüftextension am
Becken eingesetzte
Griff erleichtert die
Verlagerung des
Körpergewichts auf die
betroffene Seite

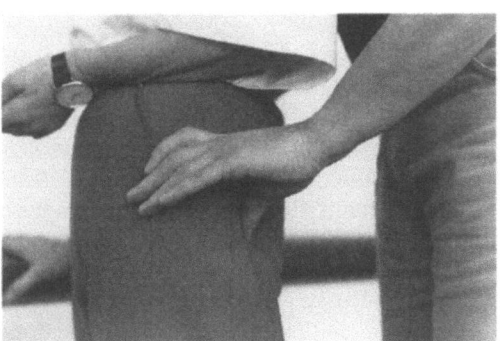

dem Patienten die Hyperextensionsbewegung im Knie zu vermeiden (s. Abb. 8.14).

Der Patient wird aufgefordert, das Knie während der Standphase leicht zu beugen. Ob der Patient dies schafft, hängt u. a. von seinem Muskeltonus, der Länge seiner Wadenmuskulatur und der Höhe des Schuhabsatzes ab.

Treten während des Gehens oder während der Standphase assoziierte Reaktionen im betroffenen Arm auf, kann der Therapeut den Patienten auffordern, den betroffenen Arm mittels des nichtbetroffenen Arms gestreckt zu halten.

Schwungphase. Die Schwungphase wird meist durch die Extensionsspastik im betroffenen Bein behindert. Der Patient wird spontan versuchen, sein Bein nach vorne zu bewegen, indem er das Becken anhebt und mit Hilfe einer Zirkumduktionsbewegung nach vorne schwingt. Der Therapeut fazilitiert den Beginn der Flexion und bandagiert (wenn nötig) den hypertonen Fuß, so daß die Schwungphase leichter verlaufen kann.

Durch den Verlust der selektiven Bewegungsausführung hebt der Patient oft sein Bein im Flexionsmuster hoch, bei dem das Becken hochgezogen, die Hüfte in Abduktion und Außenrotation, das Knie in Flexion, das Sprunggelenk und der Fuß in Dorsalextension und Supination bewegt werden. Das Bein wird dann nach vorne bewegt, ohne das Knie zu strecken (Davies 1989).

Das Einsetzen der Schwungphase erfordert eine gute Kontrolle über die Rumpf- und Bauchmuskulatur der betroffenen und nichtbetroffenen Seite (Davies 1992).

Das Stimulieren und Fazilitieren der Schwungphase kann am besten zuerst mit Unterstützung durch den nichtbetroffenen Arm im Stand erfolgen. Später, wenn der Patient sein Gleichgewicht halten kann, kann die Unterstützung durch den Arm entfallen.

Der Therapeut sollte zu Beginn der Schwungphase darauf achten, daß der Patient auf der betroffenen Seite den Rumpf nicht zu sehr verkürzt, da hierdurch vermehrt assoziierte Reaktionen bzw. Flexionsmuster im Arm auftreten können.

Oft kann man auch beobachten, daß der betroffene Fuß über den Boden schleift. Zur Erleichterung der Schwungphase gehen einige Patienten, auf der nichtbetroffenen Seite mehr auf den Zehenspitzen bzw. auf dem Vorfuß. Dies sollte der Therapeut verhindern.

Am Ende der Schwungphase achtet der Therapeut darauf, daß das Becken auf der betroffenen Seite gut nach unten absinkt und der Fuß mit der Ferse (und sicher nicht mit der Fußspitze) den Boden berührt. Der Therapeut steht normalerweise immer auf der betroffenen Seite des Patienten und trainiert mit ihm jeden Abschnitt der Schwungphase gesondert. Durch die Fazilitation der Schwungphase verhindert man auch, daß sich pathologische Bewegungsmuster, wie z. B. die Zirkumduktionsbewegung zur Ausführung der Schwungphase, automatisieren.

Bandagieren des betroffenen Fußes. Wenn die Wadenmuskulatur sehr hyperton ist und die Fußheber gleichzeitig wenig Selektivität aufweisen, dann ist es ohne Zweifel sinnvoll, den betroffenen Fuß zu bandagieren (s. Abb. 8.15). Das richtige Bandagieren des betroffenen Fußes hat einige Vorteile:

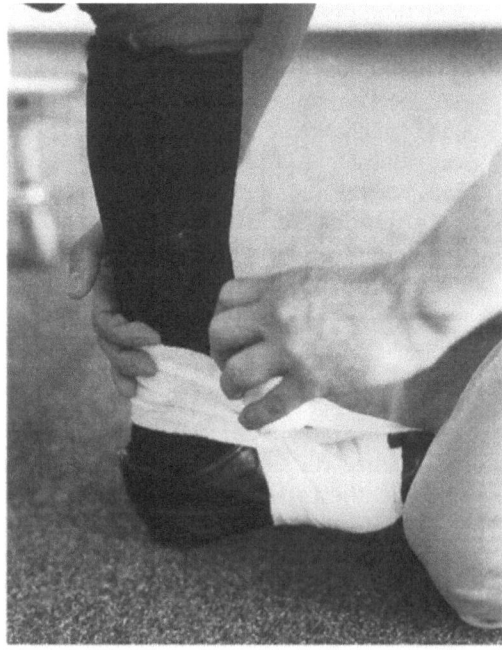

Abb. 8.15.
Das Bandagieren des Fußes erfolgt am besten im Sitzen, da in dieser Position die Muskelspannung der Wadenmuskulatur weniger störend wirkt

- Es verhindert, daß der Fuß vermehrt in die Supination gezogen wird, die während der Flexionssynergie in der Schwungphase auftreten kann.
- Es unterstützt die Aktivität der Dorsalextensoren des Fußes und verhindert, daß der Fuß während der Standphase umknickt.
- Es verhindert, daß die Zehen während der Schwungphase über den Boden schleifen (bzw. daß sie irgendwo hängen bleiben), und es erleichtert dem Patienten das Vorwärtsschwingen seines betroffenen Beins. Der Patient muß sein Bein dann nicht besonders kräftig beugen, und es treten kaum noch assoziierte Reaktionen auf.

Die Bandage wird am besten um den Schuh gewickelt, so wird die Wahrnehmung des Patienten nicht noch zusätzlich gestört. Man kann um den Schuh auch etwas fester wickeln, ohne den Fuß dabei allzusehr einzuengen, was bei einer stark ausfallenden Extensionshypertonie wichtig ist.

Liegt eine starke Spastik vor, dann sollte der Therapeut zuerst die Wadenmuskulatur inhibieren und danach den Fuß bandagieren.

Zum Bandagieren sitzt der Patient am besten so, daß er sein Knie auf 90° beugen kann. Damit der betroffene Fuß gut in die Pronationsposition hinein bandagiert wird, ist es wichtig, daß die Bandage am lateralen Rand des Schuhs hoch gezogen und danach vor dem Sprunggelenk wie ein Achterverband gewickelt wird.

Das Bandagieren des Fußes kann zur Erleichterung der Schwungphase zeitlich begrenzt eingesetzt werden. Später sollte dann, je nachdem wie sich die motorischen Möglichkeiten des Patienten entwickeln, eine Entscheidung über den weiteren Einsatz einer Peronäusschiene etc. gefällt werden. Das Bandagieren des betroffenen Fußes ist nicht nur beim ebenerdigen Gehen eine Hilfe, sondern es kann dem Patienten auch das Begehen von Treppen oder Steigungen erleichtern.

Treppensteigen

Wichtig !

Das Treppensteigen gehört zu den funktionellen Aktivitäten und ist für den Handlungsspielraum des Patienten nicht nur in seiner häuslichen Umgebung, sondern auch außer Haus sehr bedeutsam.

Der Hemiplegiepatient sollte (wenn möglich) bereits von Anfang an lernen, eine Treppe ganz normal hoch- bzw. herunterzugehen; in den ersten Übungsstunden darf der Patient mit seinem nichtbetroffenen Arm das Treppengeländer benutzen.

Patienten, die z. B. starke *Gleichgewichtsprobleme* oder *Angst* haben, gehen die Treppe wie folgt: Das Hinaufgehen der Treppe (s. Abb. 8.16) gelingt am besten, wenn der Patient zuerst sein nichtbetroffenes Bein eine Stufe höher setzt und dann das betroffene Bein beisetzt. Beim Hinabsteigen der Treppe (s. Abb. 8.17) wird zuerst das betroffene Bein eine Stufe tiefer gesetzt und das nichtbetroffene Bein beigesetzt.

Hat der Patient eine erhöhte *Adduktionssynergie*, dann kann man auch umgekehrt beginnen.

Hinsichtlich der Förderung der normalen Motorik und der Symmetrie wäre es wünschenswert, daß der Patient die Treppe sowohl herauf als auch herunter alternierend geht. Dies sollte daher auch von Anfang an, angepaßt an die Möglichkeiten des einzelnen Patienten, fazilitiert werden. In Abhängigkeit von dem erwarteten Endniveau und der Situation zu Hause sollte der Patient auch das Treppengehen mit dem Geländer auf der betroffenen Seite erlernen bzw. beherrschen. Wenn dies zu problematisch ist, kann der Patient die Treppe entweder seitwärts oder rückwärts hinauf- bzw. hinuntergehen.

Schuh- und Schienenversorgung

Schuhversorgung

Wichtig !

Der Hemiplegiepatient trägt am besten einen stabilen und breit gearbeiteten Lederschuh, dessen Absatz ungefähr 2-3 cm beträgt. Der Schuh sollte eine durchgehende Ledersohle haben, normal zum Schnüren sein und eine stabile Fersenkappe besitzen.

Der Patient sollte im Laufe der Rehabilitation lernen, die Schuhe einhändig zu schnüren.

Der Therapeut kann mit Hilfe verschieden dicker Einlegesohlen überprüfen, ob der Patient evtl. mit einem höheren Absatz noch besser gehen kann, da die Kniekontrolle z. T. durch die Absatzhöhe bestimmt wird. Dies ist sicher wichtig, wenn die Plantarflexoren stark spastisch sind. Man kann auch das nichtbetroffene Bein um 1 cm erhöhen, wodurch die Schwungphase auf der betroffenen Seite erleichtert wird.

Ein Schuh mit einer durchgehenden Ledersohle erhält den Vorzug, da bei einer leichten Fußheberschwäche der Fuß nicht so einfach hängen bleibt. Es können auch hohe Sportschuhe (z. B. Adimed) zur Kompensation einer leichten Fußheberschwäche eingesetzt werden, was v. a. beim Gehen außer Haus bedeutsam ist. Ein weiterer Vorteil des oben beschriebenen Schuhs ist die Möglichkeit, ihn an jede Schiene befestigen zu können.

8.5 Das Gangmuster von Hemiplegiepatienten   209

Abb. 8.16.
Patientin mit einer
Hemiplegie links beim
Treppensteigen; der
Therapeut fazilitiert die
Bewegung an Becken
und Knie

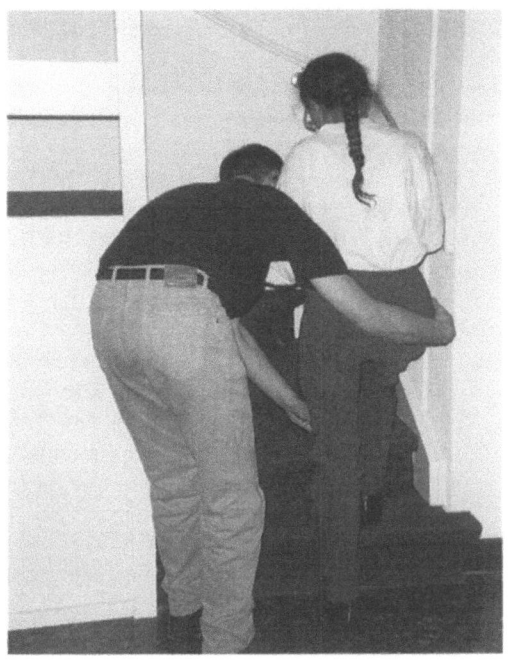

Abb. 8.17.
Beim Hinabsteigen der
Treppe fazilitiert der
Therapeut die
Gewichtsverlagerung
auf das betroffene Bein

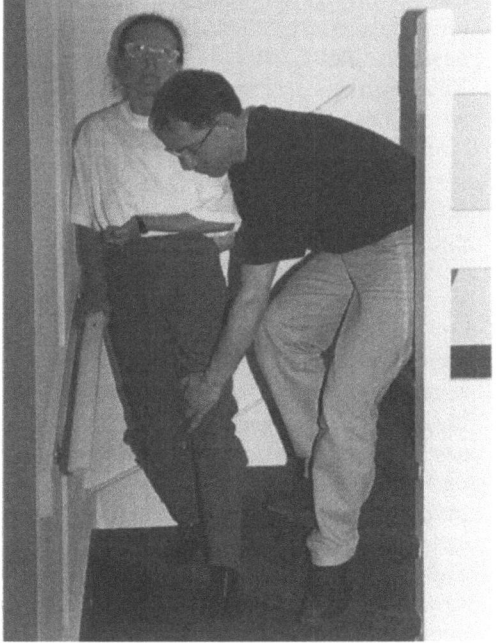

Schienenversorgung   Die beim Hemiplegiepatienten am häufigsten vorkommenden *Probleme* sind:
- die schwachen Fußheber und
- das instabile Knie.

Das Knie kann aufgrund der vorherrschenden Spastizität des M. quadriceps femoris und der Wadenmuskulatur in die Hyperextension gelangen, oder der Patient sieht sich veranlaßt, aufgrund der veränderten Propriozepsis bzw. eines zu schwachen M. quadriceps femoris in der Überstreckung Sicherheit zu suchen.

Um das Problem der Fußheberschwäche und der Instabilität im Knie richtig behandeln zu können, sollte es genau analysiert werden, man kann jedoch am Anfang versuchen, nur den Fuß zu bandagieren und den Patienten auffordern, mit einem aktiven Quadriceps zu gehen, um zu sehen, wie sich dies auf das Problem auswirkt.

Bei einem regelmäßigen Gehtraining mit Hemiplegiepatienten ist es sinnvoll, einige Peronäusschienen in den gängigen Konfektionsgrößen zur Verfügung zu haben. So kann der Hemiplegiepatient von Anfang an ein zielgerichtetes Gehtraining erhalten, und man kann zusammen abwarten, ob sich eine Funktionsverbesserung der Fußheber- und der Kniemuskulatur einstellt. Ist die Spastizität im Unterschenkel nicht besonders stark ausgeprägt, reicht eine Konfektionsperonäusschiene, die das Sprunggelenk während der Schwungphase in der Nullstellung stabilisiert. Wenn der Therapeut gegen Ende des Trainings absehen kann, daß der Patient weiterhin Probleme bei der Kniekontrolle und/oder bei der Kontrolle der Fußheber haben wird, dann kann er veranlassen, daß der Patient definitiv mit einer Schiene versorgt wird.

Schienenarten. Welche Schiene eingesetzt wird, ist dabei abhängig von der bestehenden Problematik.

Eine lange *Beinorthese*, bei der das Knie und das Sprunggelenk in der Nullstellung fixiert werden, ist sehr selten nötig.

Wenn der Patient sein Knie nicht vollständig kontrollieren kann, besteht die Möglichkeit, eine stabile *Unterschenkelschiene* einzusetzen, die dem Knie mehr Stabilität gibt. Dies kann am besten erreicht werden durch eine Unterschenkelschiene, die das Sprunggelenk in der Nullstellung fixiert. Man erhält eine Grundreaktion, die dem Knie hilft, sich in geringer Flexion zu stabilisieren. Hyperextension und zuviel Flexion können während der Standphase verhindert werden.

Die *Peronäusschienen* können entweder aus Kunststoff oder aus Metall gefertigt sein. *Kunststoffschienen* können im Schuh getragen werden; ihnen kommt deshalb auch kosmetische Bedeutung zu. Die Materialdicke bestimmt die Wirkung auf das Sprung- und das Kniegelenk. Ein besserer Sitz der Orthese kann meist durch Maßarbeit erreicht werden. Soll eine Kunststoffschiene eingesetzt werden, müssen die Schuhe meist eine halbe Nummer größer gekauft werden. Wird das Sprunggelenk aufgrund einer extrem starken Spastik mehr in die Plantarflexion, Inversion und Supination gezogen und kann dies von einer Kunststoffschiene nicht gehalten werden, dann muß eine Doppelschiene aus Metall eingesetzt werden. Vorher kann jedoch der Versuch unternommen werden, die im M. triceps surae vorhandene Spastik durch eine Phenolinjektion in den N. tibialis oder in einen der motorischen Punkte zu hemmen.

Wenn die Supination nur bedingt verhindert werden kann, so besteht die Möglichkeit, das Sprunggelenk mit einem sog. *T-Lederriemen* (s. Abb. 9.4) zu stabilisieren. Bei den aus Metall gefertigten Schienen kann in Höhe des Sprunggelenks entweder ein federndes Scharnier oder eine Fixation angebracht werden. Hierbei muß man allerdings berücksichtigen, daß die entstehende Spannung im Bereich des Sprunggelenks einen Einfluß auf die Kniekontrolle hat.

In der Regel wird ein in Plantarflexion und Dorsalextension arbeitendes, federndes Scharniersystem eingesetzt. Die schwachen Fußheber des Patienten erhalten so eine Unterstützung in der Schwungphase und eine verbesserte Kniekontrolle in der Standphase, so daß das Knie nicht in die Hyperextension gelangen kann (s. Abb. 8.18).

Vor einem Jahrzehnt gab es fast ausschließlich Unterschenkelschienen aus Metall. Im Laufe der Jahre kamen jedoch immer neue Werkstoffe auf den Markt (verschiedene Kunststoffe). Auch haben sich die Anforderungen verändert, die ein Hemiplegiepatient an eine Orthese stellt, die er schließlich täglich tragen soll. Viele Patienten sind z. B. mit einer Kunststoffschiene, die im Schuh getragen werden kann, ausreichend versorgt, so daß die *Metallschienen* immer seltener eingesetzt werden.

Nur in ganz seltenen Fällen besteht noch die Notwendigkeit, eine aus Metall gefertigte Doppelschiene einzusetzen. Eine Hauptindikation für den Einsatz einer Metallschiene ist das Vorhandensein einer stark ausgeprägten Spastizität im Bereich der Wadenmuskulatur und eine zu geringe Stabilität im Sprunggelenk. Bevor jedoch die Entscheidung über die Versorgung mit einer Metallschiene getroffen wird, sollten alle an der Entscheidung Beteiligten abwägen, ob dieses Problem nicht auf eine andere Art gelöst werden kann (z. B. mit Phenolinjektionen).

Abb. 8.18.
Patientin mit einer Hemiplegie links; ohne fremde Hilfe eine kleine Stufe zu überwinden ist im Alltag äußerst wichtig; die im Schuh getragene Peronäusschiene ist kaum zu sehen

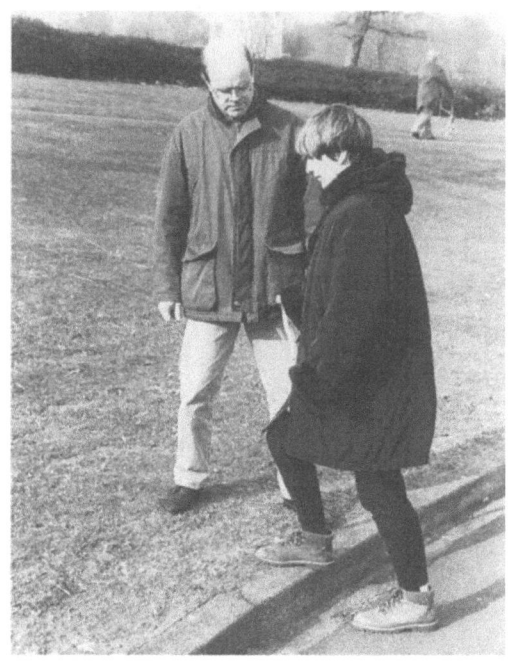

8.6 Infantile Zerebralparese

Das Krankheitsbild

Die infantile Zerebralparese ist häufig die Folge eines Geburtstraumas. Aufgrund der verbesserten prä- und postnatalen Begleitung kommt dieses Krankheitsbild zum Glück immer seltener vor. Das Krankheitsbild ist äußerst vielfältig hinsichtlich des Schweregrads und der Symptome. In der Regel tritt zusätzlich zu der motorischen Beeinträchtigung (Paresen etc.) in Armen und Beinen auch oft eine mentale Retardation auf. Wenn eine stärkere geistige Behinderung vorliegt, sollte das Kind in einem darauf spezialisierten Zentrum behandelt werden. Liegt dagegen eine leichtere Symptomatik vor, dann ist die Behandlung durch ein auf Kinder spezialisiertes Rehabilitationsteam ausreichend.

Da die motorische Entwicklung zum größten Teil in den ersten 2 Lebensjahren stattfindet, ist die Früherkennung bzw. Diagnostik und die adäquate Behandlung äußerst wichtig. Bobath und Vojta weisen ebenfalls mit Nachdruck auf die Frühdiagnostik und Behandlung hin und stützen ihre Konzepte auf die sie bestätigenden neurophysiologischen Befunde.

Möglichkeiten der physiotherapeutischen Behandlung

Da es im Rahmen dieses Buches nicht möglich ist, auf alle Behandlungsfacetten einer bestehenden infantilen Zerebralparese einzugehen, möchten wir hier die *wichtigsten Aspekte* der physiotherapeutischen Behandlung erläutern (s. Abb. 8.19).

Im ersten Lebensjahr findet gleichzeitig zur Entwicklung des zentralen Nervensystems ein großer Teil der motorischen Entwicklung des Menschen statt. Die Motorik und auch die zerebralen Funktionen entwickeln sich u. a. in Abhängigkeit zur Umgebung, in die das Kind hineingeboren wird und in der es dann lebt. Diese Entwicklung ist stark mit der Bewegung verbunden bzw. an sie gebunden. Da die Plastizität und die Kompensationskapazität des Gehirns im ersten Lebensjahr am größten ist, sollte die physiotherapeutische Behandlung bereits in diesem Zeitraum beginnen.

Wichtig !

Die Behandlung der infantilen Zerebralparese richtet sich zunächst darauf, abnormale Haltungen und Haltungsreflexe zu verhindern und normale Haltungs- und Gleichgewichtsreflexe zu stimulieren. Auch sollten präventive Maßnahmen ergriffen werden, um die Verkürzung der Muskulatur zu verhindern, und es sollte eine Stimulierung der normalen motorischen bzw. mentalen Entwicklung erfolgen.

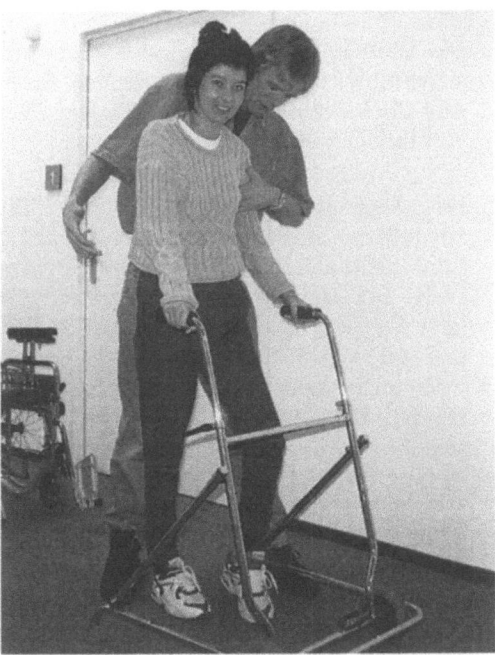

Abb. 8.19.
Patientin mit einem Schädel-Hirn-Trauma; sie freut sich über ihre ersten Schritte

Das auffälligste Symptom stellt die motorische Störung dar; sie äußert sich in einer *Parese* (z. B. Diplegie, Hemiplegie, Monoplegie oder in einem quadriplegischen Bild). Die Parese geht mit Muskeltonusveränderungen einher; in der Regel treten Hypertonie und Spastizität, evtl. mit athetotischen bzw. ataktischen Abweichungen bis hin zu Koordinationsstörungen auf. Besonders bedeutsam ist deshalb in der frühzeitigen Behandlung die Stimulierung des normalen Haltungstonus und der normalen Haltung. Bei einem spastischen Kind sollte man eher das dynamische Bewegen stimulieren, bei einem athetotischen Kind sollte man eher versuchen, die Hypermobilität und die Instabilität zu vermindern. Bei schwer und mehrfach behinderten Kindern wird man im ersten Lebensjahr in Abhängigkeit von der vorliegenden Symptomatik viel mit den gesamten Körper erfassenden Korrekturorthesen arbeiten müssen, um Rumpf- und Wirbelsäulendeformitäten entgegenzuwirken und um dem Patienten eine korrekte Liege- und Stehhaltung anbieten zu können (Murray et al. 1992). Wenn möglich, werden heute jedoch eher Lagerungshilfen eingesetzt, mit denen ebenfalls der gewünschte Effekt erreicht werden kann. Der Vorteil der Lagerungshilfen besteht für den Patienten u. a. in der Möglichkeit, sich selbst etwas zu bewegen bzw. nicht am ganzen Körper eingeengt daliegen oder sitzen zu müssen; der Patient kann zur Förderung seiner sensomotorischen Fertigkeiten (mit und ohne therapeutische Hilfe) aktiv sein.

Wichtig !

Die Übungstherapie wird sich insbesondere auf eine Normalisierung des Tonus richten, so daß Bewegungseinschränkungen und eine eventuelle Abnahme der Bewegungsgeschwindigkeit verhindert werden.

Eine Dysbalance des Muskeltonus führt zu Deformitäten. So entstehen v. a. bei asymmetrisch vorliegenden Paresen Wachstumsstörungen im Bereich der Extremitäten und der Wirbelsäule. Der Hauptakzent der physiotherapeutischen Behandlung liegt auf dem Inhibieren der pathologischen Bewegungsmuster und auf dem Stimulieren der normalen Bewegungsmuster (Bobath und Vojta). Gipsverbände, Orthesen und Schienen etc. können die Übungstherapie prä- und postoperativ unterstützen.

Die Probleme im Zusammenhang mit Steh- und Gehfunktionen

Fußabweichung

Der Fuß weist meist einen mäßigen bis ernsthaften Spitzfußstand auf, wodurch die Ferse sowohl beim Stehen als auch beim Gehen den Boden nicht berührt. Häufig ist ein hypertoner und evtl. stark verkürzter M. triceps surae dafür verantwortlich. Eine andere mögliche Fußabweichung ist der Varus-Adduktus-Stand.

Knie- und Hüftabweichung

In Höhe der Knie kann in der Regel ein Flexionstand beobachtet werden, der oftmals mit einem Valgusstand und einer Innenrotation der Hüfte einhergeht. Diese Innenrotation-Adduktionsneigung in den Hüften beruht auf einer Hypertonie, sie fördert die Entwicklung der X-Beinstellung und kann sekundär zu einer Hüftluxation führen. Hauptursache dafür ist meist eine Spastizität oder die vorherrschende Muskeltonusdysbalance, die Folge kann ein Beckenschiefstand mit einer daraus resultierenden Skolioseformung sein.

Wirbelsäulenabweichung

Da die Wirbelsäulenabweichungen und die Skolioseformung bei Kindern mit infantiler Zerebralparese häufig vorkommen, ist von Anfang an darauf zu achten, daß sie in ihrem Ausmaß eingeschränkt werden und, auf Basis einer chronologischen Untersuchung, ein schneller Einsatz von Korrekturkorsetts erfolgt. Auch die Prognose auf eine evtl. zu erreichende Gehfunktion spielt bei diesen Wirbelsäulenkorrekturen eine wichtige Rolle, da zu große Krümmungen zu einer Balancestörung im Sitzen und Stehen führen. In Abhängigkeit von dem Skelettlebensalter wird man in der Regel ab einem Krümmungsgrad von mehr als 40° zu einer operativen Stabilisierung übergehen.

Kenntnisse hinsichtlich der Vorzugshaltungen und dem Stand im Bereich der untersten Extremität sind sehr wichtig für die Physiotherapie und die Gangschulung.

Wichtig !

In Abhängigkeit von der jeweiligen Problematik muß stets der Versuch unternommen werden, eine adäquate Gehfunktion zu erlangen, bevor das Kind 7–8 Jahre alt ist.

Langjährige Beobachtungen haben gezeigt, daß eine optimale Gehfunktion nach dem genannten Lebensalter nicht mehr gelingt. Darum ist es auch nicht sinnvoll, blindlings mit dem Gehtraining fortzufahren. Ausgehend von der oben genannten Symptomatologie beschreiben wir nun die wichtigste Schienen- und Orthesenversorgung für den Rumpf- und Beinbereich.

Orthesen und Schienen für den Hüftbereich

Die Entstehung von Hüftsubluxationen und Hüftluxationen kann durch den Einsatz von *Hüftabduktionsorthesen* in der Wachstumsphase verhindert werden. Daher sollte während des ersten Lebensjahrs diesbezüglich eine Kontrolluntersuchung durchgeführt werden, so daß dem Kind rechtzeitig eine adäquate Abduktionsschiene verordnet werden kann, die es dann in den Ruhephasen tragen soll.

Wichtig !
Bei Kindern, die eine Steh- und Gehfunktion entwickeln können, nimmt das Risiko der Subluxation und der Luxation ab.

Das Tragen der Abduktionsschiene ist nur sinnvoll in Kombination mit einer fortlaufenden physiotherapeutischen Behandlung, die sich einerseits auf die Erhaltung der Abduktionsmobilität beider Hüften und andererseits auf die Durchführung verschiedenartiger Übungen (im Spreizsitz und Stand, mit den Beinen in Abduktion) richtet. Der Abduktionsstand der Hüften kann sowohl während des Sitzens im Rollstuhl als auch während des Liegens auf dem Bett oder auf einer Bauchfahrerliege beibehalten werden. Wird während der Entwicklung der Gehfunktion deutlich, daß das Ausmaß der Innenrotation in den Hüften zu groß ist, dann kann ein Beckenkorsett mit einer Hüftderotationsorthese angefertigt werden, das die Innenrotation verhindert. Ist die Innenrotationsneigung nicht besonders stark ausgeprägt, dann reicht eine spiralförmig von außen nach innen um das Bein gewickelte Bandage mit außenrotierender Wirkung.

Ein Patient mit einer weitreichenden Parese in den Beinen kann (bei geringfügig ausgeprägter Spastizität) zum Gehen eine Schienenschellenapparatur mit Beckenteil nutzen, wie sie schon im Abschnitt „Querschnittslähmung" beschrieben wurde. Wir denken hierbei in erster Wahl an ein Parapodium, den Swivel-Walker bzw. eine reziprok arbeitende Orthese (s. dazu auch Abschn. „Querschnittslähmung").

Knieorthesen

Die am häufigsten vorkommenden Probleme im Bereich des Kniegelenks sind:
- Flexionskontrakturen,
- Innenrotationsstand der Hüften,
- Valgusstand und
- sekundär entstehender Außenrotationsstand der Tibia.

Die *Kontrakturneigung* kann durch das Tragen eines Oberschenkelschienenschellenapparates oder einer Beinschiene, bei der das Kniescharnier abhängig von der vorliegenden Problematik federnd oder nicht federnd eingestellt ist, verhindert werden (s. Abb. 8.20).

Lange Beinorthesen in der Form der Oberschenkelschienenschellenapparate sollten eingesetzt werden, wenn die Knieab-

Abb. 8.20.
Patient mit einer infantilen Zerebralparese; er geht bereits seit Jahren mit einem 4-Fuß und einer Knie-, Sprunggelenk- und Fußorthese rechts; die Schuhe wurden an die Fußabweichung angepaßt

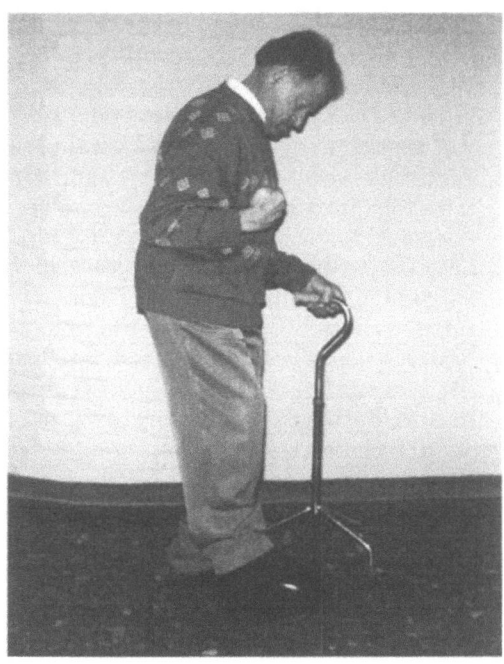

weichung zu groß ist, um sie mit Hilfe einer Sprunggelenk-Fußorthese zu korrigieren (wenn also die *Valgusstellung* der Knie sehr ausgeprägt ist). Wenn die Flexionsneigung in den Knien zu groß oder der M. quadriceps femoris zu schwach ist, ist der Einsatz langer Beinschienen ohnehin notwendig. Ist der M. quadriceps femoris jedoch stark genug, und möchte man eher in Höhe des Knies korrigierend eingreifen, dann kann eine Antigenurecurvatumschiene eingesetzt werden. Früher wurden diese Schienen meist aus Metall und Leder gefertigt, heutzutage verarbeitet man leichtere Materialien, wie Kunststoff und Graphit. Das Kniescharnier kann in der Regel deblokkiert werden, so daß der Patient mit gebeugten Beinen im Rollstuhl sitzen kann. Bei weniger ausgeprägten Knieproblemen ist es möglich, das Knie durch die Grundreaktion der Peronäusschiene positiv zu beeinflussen (s. Abb. 9.5).

Sprunggelenk- und Fußorthesen

Die Sprunggelenk- und Fußorthesen gibt es in verschiedenen Formen mit unterschiedlichen Funktionen. In Abhängigkeit von der Unterschenkelmuskulatur, vom Tonus und evtl. auch von vorliegenden Muskelverkürzungen kann eine gezielte Wahl getroffen werden. Nachfolgend werden wir nur einige Beispiele kurz beschreiben; eine ausführliche Darstellung findet sich in dem Kapitel „Orthesen/Orthesiologie".

Liegt ein *Equinusstand* des Fußes oder eine *Fußheberschwäche* vor, die sich in der Schwungphase äußert, dann genügt meist eine aus dem Kunststoff Polypropylen gefertigte Sprunggelenk-Fußorthese. Sie hat die Funktion, während der Schwungphase die Dorsalextension zu erhalten. Wenn jedoch der M. triceps surae äußerst hyperton und verkürzt ist und einen negativen Einfluß auf das Fußgewölbe ausübt (z. B. einen *spastischen Equinovalgusstand* verursacht), dann wird während der Standphase diese dysfunktionale Fußstellung bleiben, was häufig mittels der Dehnung der Wadenmuskulatur zu einer Steigerung der Spastizität führt und so das Risiko des Genu recurvatum erhöht. In der Regel sollte bei dieser Problematik eine sehr stabile *Peronäusschiene* eingesetzt werden, in Kombination mit einem orthopädischen Schuh, der gleichzeitig die Fußabweichung ausgleicht. So wird die tonische Reflexaktivität gehemmt, und der Patient kann die Knie- und Hüftflexion besser bzw. leichter kontrollieren.

In Abhängigkeit von der vorliegenden Fußabweichung wird eine Versorgung des Patienten mit *orthopädischen Schuhen* notwendig sein. Bei ausgeprägten Fußabweichung wird oftmals in Höhe des orthopädischen Schuhs oder der Peronäusschiene eine Art *Arthrodesemanschette* zum Festsetzen des Sprunggelenks eingearbeitet. Darüber hinaus ist es sicher für einige Patienten sinnvoll, andere Möglichkeiten bzw. Hilfsmittel zur Verfügung zu haben, die in den Ruhephasen eine *Nullstellung im Sprunggelenk* ermöglichen.

Das Gehtraining ist zum größten Teil von dem Ausmaß der Symptomatologie abhängig und richtet sich primär auf das Erlangen normaler Bewegungsmuster und eines funktionellen Gangs. Die Schienenversorgung ist vollständig von der bestehenden Problematik abhängig. Einige Prinzipien, die in späteren Abschnitten („Orthesiologie") noch beschrieben werden, können hierbei berücksichtigt werden. Über alledem darf der Therapeut aber nicht vergessen, daß speziell auch die physische und mentale Entwicklung des Kindes bestimmend dafür ist, inwieweit das Gehtraining für das Kind und den Therapeuten ein Erfolg wird und die erworbene Gehfunktion für das Kind einen funktionellen Nutzen hat.

8.7
Morbus Parkinson

Die Krankheit „Morbus Parkinson" beruht auf einer langsam fortschreitenden Degeneration, die im zentralen Nervensystem einschließlich des Hirnstammbereichs stattfindet.

8.7 Morbus Parkinson

Symptome

Folgende Symptome können beim M. Parkinson festgestellt werden:
- Rigidität,
- Tremor,
- posturale Instabilität,
- Hypo- bzw. Akinesie (das Unvermögen, Bewegungen zu beginnen und zu kontinuieren),
- Bradykinesie (zunehmende Trägheit und schnelle Ermüdung der Bewegungen),

L-dopa-Derivate können die erwähnten Symptome stark vermindern, allerdings bleibt die Indikation für eine physiotherapeutische Behandlung trotz Medikamente weiter bestehen (Nieuwboer 1994).

Gangmuster

Das Gangmuster weist in der Regel folgende Abweichungen auf (Whittle 1991):
- Der Patient hat Probleme, die Gehbewegung zu beginnen und zu beenden.
- Der Patient hat Probleme, während des Gehens die Richtung zu ändern.
- Die Schrittlänge nimmt ab und die Schrittbreite nimmt zu.
- Der Patient nimmt in Rumpf, Hüfte und Knie eine Flexionshaltung ein.
- Der Gang wirkt träge.
- Armschwung und Rumpfrotation fehlen fast ganz.
- Die Rumpfrotation findet nicht entgegengesetzt zur Beckenrotation statt.
- Die Fußabrollung ist vermindert, der Patient hat einen schlurfenden Gang.

Behandlung

Der Schwerpunkt der Gangschule (Hedin-Andén 1994) liegt vorwiegend in der Verbesserung des Rhythmus und der Kontrolle über die Becken- und Rumpfbewegungen, die Ausführung von reziproken Armbewegungen und die Wiedererlangung eines dynamischen Gangmusters.

Das Vermindern der vorhandenen Rigidität kann passiv, besser aber aktiv erfolgen. Hierfür läßt man den Patienten am besten übertriebene dynamische Bewegungen ausführen, wie z. B. übertrieben große Armschwünge und Rotationen, große und schnelle Schritte oder Fersen- und Zehenspitzengang. Einige, auf das Gehen vorbereitende Übungen können auf der Matte ausgeführt werden. Der Patient sollte Übungen erhalten, die er selber zu Hause ausführen kann, da gerade M.-Parkinson-Patienten oftmals ihr stereotypes Gangmuster wiederaufnehmen, sobald sie die Therapieräume verlassen. Fazilitationstechniken (Beckers et al. 1994) des PNF-Konzepts bieten bei den oben erwähnten Abweichungen gute Möglichkeiten. In der Regel benötigen M. Parkinson-Patienten keine Orthesen und kommen mit einfachen Gehhilfsmitteln aus. Aufgrund der bleibenden Einschränkungen, die ein M. Parkinson-Patient durch seine Krankheit erfährt, ist in der Regel eine fortlaufende physiotherapeutische Behandlung notwendig, um v. a. die funktionellen Kapazitäten des Patienten einschließlich des Gehens möglichst weitgehend zu erhalten.

Literatur

Aly M (1992) Die therapeutische Begleitung des kleinen MMC-Kinder (Spina Bifida). Krankengymnastik 44/3:268–284
Beckers DM, Buck MJ (1993) Rehabilitation bei Querschnittlähmung. Springer, Berlin Heidelberg New York
Beckers DM, Pons C (1986) De sta- en looptraining bij mensen met een dwarslaesie. Nederlands Tijdschrift voor Fysiotherapie 96/5:110–114
Bobath B (1979) Hemiplegie bij volwassenen, evaluatie en behandeling. Bohn Schelkema en Holkema, Utrecht
Davies PM (1985) Hemiplegie. Springer, Berlin Heidelberg New York
Davies PM (1991) Im Mittelpunkt. Springer, Berlin Heidelberg New York
Dittmer K (1993) Die Behandlung des Spina-Bifida-Patienten aus orthopädie-technischer Sicht. Orthopädie-Technik 1:28–31
Figoni SF (1984) Cardiovascular and haemodynamic responses to tilting and to standing in tetraplegic patients. Paraplegia 22:99–109
Fugl-Meyer A (1975) The post-stroke hemiplegic patiënt. Scand J Rehab Med 7:13–31
Grimm A, Schultheiss D (1993) Das Bähler-Torsions-Modul für reziproke Gehorthesen. Orthopädie-Technik 4:280–281
Halfens J (1988) De behandeling van de hemiplegiepatiënt op basis van het NDT-concept. Nederlands Tijdschrift voor Fysiotherapie 98/4:70–73
Hedin-Andèn S (1994) PNF-Grundverfahren und funktionelles Training. G. Fischer, Stuttgart
Hjeltnes M, Volae Z (1979) Circulatory strain in everyday life of paraplegics. Scand J Rehab 11:67–73
Kaplan PE, Roden W (1982) Reduction of hypercalciuria in tetraplegia after-bearing and strengthening exercises. Paraplegie 19:289–293
Kilian A (1990) Überlegungen zur Schuh-Schienenversorgung beim Hemiplegiker. Krankengymnastik 5:531–536
Kollen BJ (1982) Fysiotherapie bij de volwassen hemiplegiepatiënt. Nederlands Tijdschrift voor Fysiotherapie 92/10:226–260
Niemeyer A, Malek U (1993) Die Behandlung des Spina-Bifida-Patienten aus krankengymnastischer Sicht. Orthopädie-Technik 1:33–35
Nieuwboer A et al (1994) Een literatuurstudie naar de effecten van fysiotherapie bij de ziekte van Parkinson. Nederlands Tijdschrift voor Fysiotherapie 9:122–128
Odeen I, Knutsson E (1981) Evaluation of the effects of muscle stretch and weight load in patients with spastic paralysis. Scand J Rehab Med 13:117–121
Perry J (1992) Gait analysis. Slack, Thorofare
Perquin R (1992)) Onstaan en verschijningsvormen van hemiplegie. Boerhaave ISPO-cursus, Noordwijkerhout
Preisler B, Neirick U (1992) Der Parawalker. Krankengymnastik 44:297–301
Preisler B (1992) Swivelwalker. Krankengymnastik 44:290–296
Smidt GL (1990) Gait in rehabilitation. Churchill Livingstone, London
Twitchell T (1951) Restoration of motor function following hemiplegia in man. Brain 74:443–480

9 Orthesen

9.1 Einleitung

Das Wiedererlernen bzw. das Erhalten der Steh- und Gehfunktion ist für viele Patienten ausgesprochen wichtig. Oft ist hierbei der Einsatz eines Hilfsmittels und/oder einer Orthese unumgänglich (Boldingh 1981) mit dem Ziel, die Funktion eines Körperteils zu unterstützen oder zu übernehmen. Orthesen werden ferner auch zur Verhinderung von sich entwickelnden oder zur Korrektur von bestehenden Gelenkabweichungen eingesetzt. In den letzten Jahren hat eine umfassende Weiterentwicklung im Fachbereich Orthesiologie stattgefunden, zum einen durch die Verwendung neuer Materialien, wie z. B. Thermoplaste, Leichtmetalle und Graphitverbindungen, und zum anderen durch die biomechanische und wissenschaftliche Untermauerung der praktischen Seite.

Definition

Das Wort „Orthese" ist ein Sammelbegriff für am Körper zu tragende Hilfsmittel. Die Begriffe „Stützapparat" und „Schiene" werden in diesem Zusammenhang ebenfalls gebraucht; wobei ein Stützapparat in der Regel ein bewegliches Hilfsmittel und eine Schiene ein starres, eher unbewegliches Hilfsmittel ist. In der englischsprachigen Literatur werden die Orthesen u. a. „brace" und „splint" genannt. Die verschiedenen Beinorthesen können am besten nach ihren *Bestimmungsorten* (Hüfte, Knie, Fuß etc.) gruppiert und benannt werden, wie dies in der Abb. 9.1 zu sehen ist.

Allgemeine Zielsetzung

Die besten Ergebnisse einesOrtheseneinsatzes können erreicht werden, wenn die Wahl der einzusetzenden Orthese innerhalb einer umfassenden interdisziplinären Behandlung getroffen wird, bei der sowohl der behandelnde Arzt als auch der Physiotherapeut, der Patient und der Orthopädietechniker eng zusammenarbeiten. Die Zielsetzung einer Orthese verfolgt meist eine oder eine Kombination der folgenden Funktionen:

Abb. 9.1.
Verschiedene Beinorthesen: *HO:* Hüftorthese, *KO:* Knieorthese, *SFO:* Sprunggelenk- und Fußorthese, *KSFO:* Knie-, Sprunggelenk-, und Fußorthese, *HKSFO:* Hüft-, Knie-, Sprunggelenk- und Fußorthese

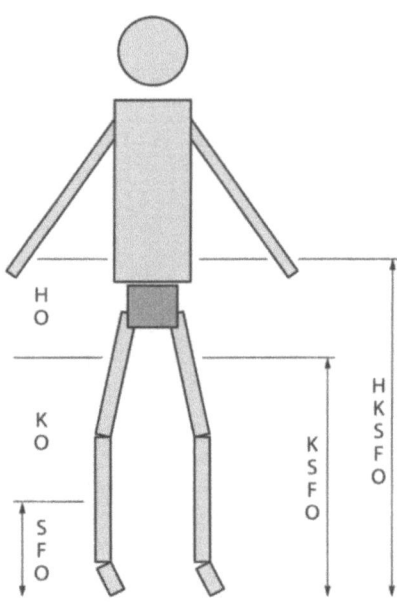

- Unterstützen einer schwachen Muskelfunktion, z. B. der Einsatz einer Peronäusschiene bei einer bestehenden Fußheberschwäche;
- Korrigieren einer ungewünschten Gelenkstellung oder einer abweichenden Bewegungsausführung, z. B. mit Hilfe einer dynamischen Knieorthese bei einer vorliegenden Flexionskontraktur im Kniebereich;
- Verhindern von ungewünschten Gelenkstellungen oder Bewegungen, z. B. der Einsatz einer Knie-, Sprunggelenk- und Fußorthese kann bei einem Poliomyelitispatienten die Hyperextension im Knie in der Standphase verhindern;
- Entlasten eines Gelenks oder einer Knochenstruktur; um z. B. eine Entlastung in der Standphase zu erhalten, muß die Orthese bis unter den Fuß gehen, evtl. mit Hilfe einer Hüft-, Knie-, Sprunggelenk- und Fußorthese mit Tubersitz (z. B. der Thomassplint) zur Entlastung des Beins.

Die Wahl der Orthese, der Materialien, der Stützpunkte und der Verschlüsse ist nicht nur von den genannten Zielsetzungen bzw. von den biomechanischen Prinzipien abhängig, sondern auch vom Tragekomfort, kosmetischen Aspekten, der Sensibilität und der Hautverträglichkeit des Patienten sowie von seinem Transpirationsverhalten. Darüber hinaus müssen bei der Wahl der Orthese auch das Lernvermögen des Patienten, seine Handfunktion und seine Motivation berücksichtigt werden. Nachfol-

gend werden wir auf die wichtigsten Orthesen detailliert eingehen:
→ Sprunggelenk- und Fußorthesen,
→ Knieorthesen,
→ Knie-, Sprunggelenk- und Fußorthesen,
→ Hüft-, Knie-, Sprunggelenk und Fußorthesen,
→ Hüftorthesen.

9.2 Sprunggelenk- und Fußorthesen

Die 2 am häufigsten vorkommenden Indikationen für den Einsatz einer Sprunggelenk- und Fußorthese sind (Eichler 1990):
- Gelenkverletzungen, die eine Teilimmobilisation erfordern; hier wird in der Regel ein Sprunggelenkbrace eingesetzt;
- Lähmung des N. peronaeus, die geschwächten Fußheber (ohne bzw. mit Spastizität) benötigen eine Unterstützung.

Sprunggelenkbraces

Indikation

Die Bänder des oberen Sprunggelenks, insbesondere im Bereich des lateralen Malleolus, werden recht häufig durch Verletzungen in Mitleidenschaft gezogen. Bei einer *Überdehnung* der Gelenkbänder genügt normalerweise eine zeitlich begrenzte Versorgung mit einer Bandage oder einem Tape. Liegt jedoch eine umfassende *Ruptur aller Gelenkbänder* vor, ist ein operativer Eingriff mit einer anschließenden Immobilisationsperiode notwendig. Eine *Teilruptur* wird gegenwärtig mit einem Sprunggelenkbrace versorgt (s. Abb. 9.2).

Bracetypen

Die Braces schränken den Fuß v. a. in den Bewegungsrichtungen Pronation und Supination ein, während der Patient seinen Fuß in die Plantarflexion und die Dorsalextension fast frei bewegen kann. Gegenwärtig sind viele verschiedene Konfektionsmodelle auf dem Markt (Eichler 1990). Die meisten Braces sind aus Kunststoff gefertigt, haben einen Klettverschluß und eine Polsterung bzw. Öffnung im Bereich der Malleoli. Sie werden in der Regel im Schuh getragen. Es gibt für den Sprunggelenksbereich verschiedene Bracetypen:
- Rigide Bracetypen werden vorwiegend bei Patienten eingesetzt, die eine verstärkte Immobilisation benötigen;
- flexible Bracetypen ermöglichen eine aktiver gestaltete Genesungsphase und eine schnellere Wiederaufnahme der sportlichen Tätigkeiten.

Gangbildabweichungen

Das Gangmuster ist nach einer Bänderverletzung und nach dem Tragen eines Sprunggelenkbrace meist durch eine einge-

Abb. 9.2.
Ein Sprunggelenkbrace verleiht dem Sprunggelenk nach einer Bänderverletzung wieder ausreichend Stabilität

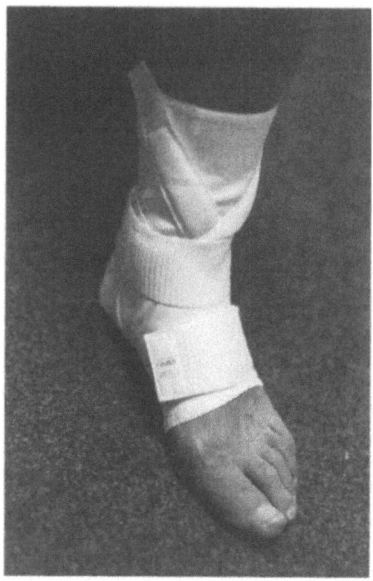

schränkte Sprunggelenkbeweglichkeit und Fußabrollung gekennzeichnet. Oft gehen diese Patienten mit einem typischen Hink-Gangmuster: kurze Standphase, kurzer Schritt, keine vollständige Belastung der betroffenen Seite, während gleichzeitig die aufgrund der Sprunggelenkeinschränkung entstandenen Kompensationsbewegungen in Hüfte und Knie stattfinden.

Sprunggelenk- und Fußorthesen

Sprunggelenk- und Fußorthesen enden unterhalb des Kniegelenks (s. Abb. 9.3) und werden heutzutage aus Kunststoff, statt aus Leder und Metall gefertigt. Die Verwendung von Kunststoffen hat eine Reihe Vorteile: Das Material ist bruchsicher, gut formbar und damit gut an die zu versorgenden anatomischen Strukturen anpaßbar. Durch die verbesserte Druckverteilung kommt es in der Regel nicht zu einer Ödembildung; wenn es aber doch einmal im Beinbereich zu einer leichten Schwellung kommen sollte, schnürt bzw. drückt die bei Erwärmung leicht nachgebende Kunststofforthese den betroffenen Bereich nicht ein. Dies kam bei den früher genutzten Metallschienen eher vor. Ein weiterer Vorteil von Kunststoff ist sein geringes Gewicht und die Möglichkeit, die Orthese in einem hautfarbenen Farbton anfertigen zu lassen. Das Transpirationsverhalten des Patienten kann durch den Kunststoff verstärkt werden. Die Kunststofforthese kann normalerweise im Schuh getragen wer-

Abb. 9.3.
Maßgefertige Peronäusschiene für ein Kind; die Farbe der Schiene darf das Kind selbst auswählen

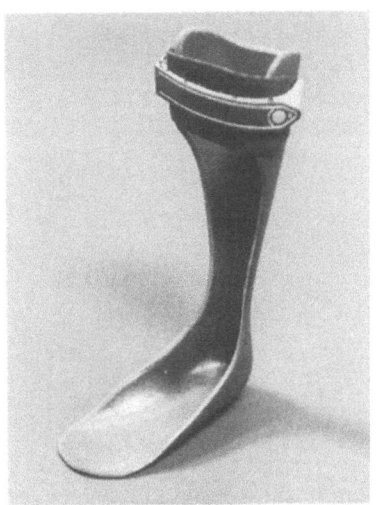

den; hierfür benötigt der Patient einen normalen, qualitativ gut verarbeiteten Schuh. Folgende Aspekte sollten bei der Wahl eines für den Ortheseneinsatz *geeigneten Schuhs* berücksichtigt werden:
- der Schuh muß groß bzw. weit genug geschnitten sein, so daß sowohl der Fuß als auch die Orthese gut hineinpassen;
- die Schuhsohle sollte breit genug sein, um genügend Stabilität zu geben;
- der Schuh sollte ein stabiles Fußbett haben, so daß ein Durchsacken des Fußgewölbes verhindert wird, was insbesondere bei einer externen Orthesenversorgung wichtig ist (s. Abb. 9.4);
- die Absatzhöhe sollte zwischen 2 und 3,5 cm liegen;
- der Schuh sollte den Fußspann des Patienten gut umschließen und möglichst einen Schnürverschluß haben;
- die Fersenkappe sollte stabil bzw. stark genug sein.

Verschiedene Typen der Sprunggelenk- und Fußorthesen und ihre Indikationen

Es können folgende Typen von Sprunggelenk- und Fußorthesen unterschieden werden:
→ Konfektionsmodell und Halbfabrikat,
→ maßgefertigte Sprunggelenk- und Fußorthese,
→ Sprunggelenk- und Fußorthesen aus Metall,
→ Sprunggelenk- und Fußorthesen mit seitlichen Schienen und Gelenken.

Abb. 9.4.
Verschiedene aus Metall gefertigte Peronäusschienenmodelle, die am Schuh zu befestigen sind; *links* ein Schuh mit Peronäusfeder, der Schuh in der *Mitte* und *rechts* haben Seitenstangen, der *rechte Schuh* ist zusätzlich mit einem T-Leder und einer Stützeinlage versehen

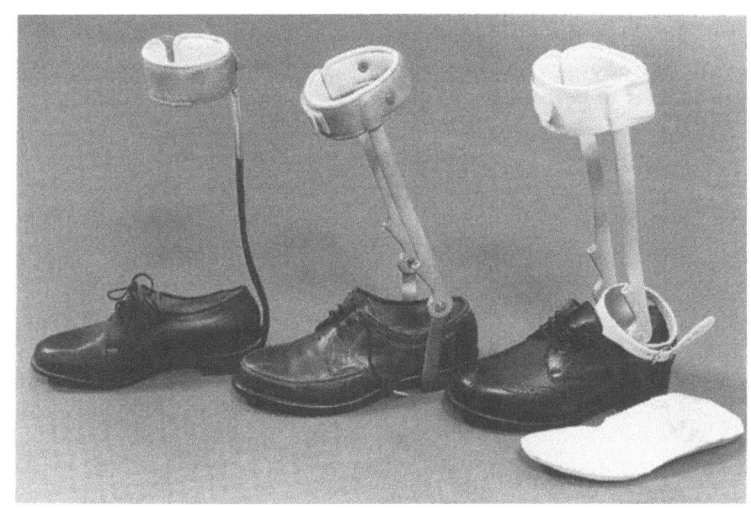

Konfektionsmodell und Halbfabrikat

Dieser Orthesentyp wird Patienten verordnet, die eine leichte Fußheberparese ohne ausgeprägte Spastizität und/oder Instabilität im Sprunggelenk haben. Das Konfektionsmodell bzw. Halbfabrikat kann in verschiedenen Größen und mit unterschiedlicher Materialstärke bestellt werden.

Maßgefertigte Sprunggelenk- und Fußorthesen

Für die nach Maß gefertigte Sprunggelenk- und Fußorthese wird in der Regel zuerst ein Gipsmodell angefertigt. Anschließend wird die gewünschte Orthese aus thermoplastischen Materialien, die eine perfekte Paßform ermöglichen, am Gipsmodell modelliert. Die Stabilität wird dabei von der Materialstärke und der Einfassung des Sprunggelenks bestimmt. Eine nach Maß gefertigte Orthese eignet sich sowohl für schlaffe Lähmungstypen als auch für leicht spastische Paresetypen. Die gesamte Fußsohle kann optimal unterstützt werden, so daß der zusätzliche Einsatz von Stützeinlagen meist überflüssig ist und auch eine leichte Varus- oder Valgusneigung korrigiert werden kann.

Sprunggelenk- und Fußorthesen aus Metall

Peronäusfeder. Bei der Peronäusfeder handelt es sich um eine flache Metallfeder mit einem Wadenband, die entweder im Schuh an einer aus Metall bestehenden Stützsohle oder hinten unter dem Schuh befestigt wird. Die Peronäusfeder wird eher bei einer leichten und nicht spastischen Lähmung des N. peronaeus eingesetzt. Dieser Orthesentyp wird eigentlich nur noch verordnet, wenn der Patient z. B. aufgrund einer starken Transpirationsneigung keine Kunststofforthese tragen kann.

Spiralfederorthese. Hierbei handelt es sich um eine elastische Feder, die ggf. vom Schuh abnehmbar ist und unter dem Schuh befestigt wird (z. B. der Typ „De Caroli-Orthese"). Die Spiralfederorthese, die speziell bei schlaffen Lähmungstypen eingesetzt werden kann, wird zunehmend seltener verordnet; sie wird meist zeitlich begrenzt oder zu Testzwecken eingesetzt.

„*Shoe-clip*". Der Shoe-clip ist eine aus Metall oder Glasfaser bestehende Feder, die auf die Fersenkappe des Schuhs geschoben wird. Auch dieser Orthesentyp wird nur noch selten eingesetzt.

Sprunggelenk- und Fußorthese mit seitlichen Schienen und Gelenken
(s. Abb. 9.4)

Sprunggelenk- und Fußorthese mit Doppelschiene. Die medial und lateral verlaufenden Schienen geben dem Patienten im Sprunggelenksbereich eine deutlich höhere seitliche Stabilität. Die Orthese kann auch, mit einem T-Leder versehen, einen Varus- bzw. Valgusstand korrigieren. Das Scharniergelenk in Höhe des Sprunggelenks kann für die Bewegungsrichtungen Plantarflexion und Dorsalextension federnd oder fest eingestellt werden. Die Hauptindikation für den Einsatz der bilateralen Schienenorthese ist eine Lähmung der Fußheber, Instabilität im Sprunggelenk und eine ausgesprochene Hypertonie in der Wadenmuskulatur.

Sprunggelenk- und Fußorthese mit seitlicher Schiene und Sprunggelenkscharnier. Der Einsatz einer Orthese mit seitlich angebrachter Schiene ist ausreichend, wenn eine weniger stark ausfallende Spastizität und ein evtl. vorhandener Valgusstand versorgt werden müssen. Auch hier besteht die Möglichkeit, ein federndes Scharniergelenk im Bereich des Sprunggelenks einzusetzen. Darüber hinaus kann der Einsatz eines T-Leders eine laterale oder mediale Sprunggelenksabweichung verhindern.

Arthrodesemanschette. Eine umfassende Sprunggelenk- und Fußorthese ist die sog. Arthrodesemanschette. Muß z. B. eine stark spastische Lähmung versorgt werden, dann kann in Höhe des Sprunggelenks ein Schaft (evtl. mit Sandale) eingearbeitet werden, der im Bereich des Sprunggelenks ein Scharniergelenk oder eine Fixierung enthält. Eine Fixierung in Höhe des Sprunggelenks ist indiziert, wenn z. B. eine extreme Sprunggelenkinstabilität vorliegt, alle Bewegungen des Sprunggelenks schmerzhaft sind, bei postoperativer Versorgung oder bei einer extrem starken spastischen Lähmung (s. Abb. 10.12).

Einfluß der Sprunggelenkstellung auf das Gangmuster
(s. Abb. 9.5)

Beim Anpassen einer Sprunggelenk- und Fußorthese bzw. einer Peronäusschiene sollte stets nach der Stabilität des Sprungge-

Abb. 9.5.
Einfluß des Sprunggelenkstandes auf das Kniegelenk: *links* ist der Einfluß neutral, in der *Mitte* verursacht die Sprunggelenkstellung ein Extensionsmoment im Knie, und *rechts* ensteht ein Flexionsmoment im Knie

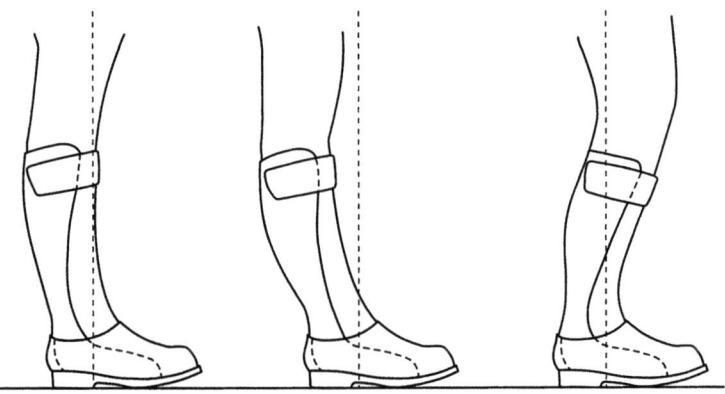

lenks und nach dem aufkommenden Einfluß auf den Stand des Knies geschaut werden.

| Wichtig | ! | **Bei der Betrachtung der Dynamik sollte insbesondere auf den Fußstand in der mittleren Standphasenposition geachtet werden; der Fuß muß in dieser Phase ganz flach auf dem Boden liegen.** |

Wird in der mittleren Standphasenposition der Vorfuß zu stark belastet, so verursacht dies im Knie ein Extensionsmoment; liegt dagegen die Belastung mehr im Bereich der Ferse, dann entsteht ein Flexionsmoment im Knie.

Die auf das Kniegelenk wirkenden Kraftmomente können gezielt durch die Veränderung der Schuhsohlenstärke im Bereich des Vorfußes bzw. im Bereich der Ferse beeinflußt werden. Daher sollten Patienten mit Sprunggelenk- und Fußorthesen beim Schuhkauf darauf achten, daß die neuen Schuhe die gleiche Absatzhöhe haben, wie die alten auf die Orthese abgestimmten Schuhe.

9.3 Knieorthese

Knieorthesen werden eingeteilt in:
- reine Knieorthesen,
- Knie-, Sprunggelenk- und Fußorthesen.

Reine Knieorthesen werden nur im Bereich des Kniegelenks getragen und sollen es unterstützen. Knie-, Sprunggelenk- und Fußorthesen reichen dagegen oftmals vom Tuber ischiadicum bzw. von der Hüfte bis unter den Fuß. Bei den reinen Knieorthesen gibt es kurze bzw. kurzhebelige Knieorthesen, die lediglich geringe Kräfte auffangen können, und lange bzw. größere Knieorthesen, die stärkere Krafteinwirkungen auffangen können.

Indikation

Eine *Knie-, Sprunggelenk- und Fußorthese* wird eingesetzt:
- Wenn eine reine Knieorthese nicht ausreichend genug zu fixieren ist und stets abzurutschen droht;
- wenn einfache, längere Kraftarme zur Stabilisierung benötigt werden oder
- wenn zusätzlich zur Knieorthese auch eine Sprunggelenk- und Fußorthese eingesetzt werden muß.

Der Einsatz einer *reinen Knieorthese* ist vollkommen ausreichend, wenn lediglich das Knie während der Standphase stabilisiert werden muß.
Die Knieorthesen werden eingesetzt z. B. bei:
- Therapeutisch gewünschten Mobilitätseinschränkungen in der Flexions- oder Extensionsrichtung,
- bei Schubladenphänomen,
- zur Einschränkung der Rotationen im Bereich des Kniegelenks oder
- zur Verbesserung der Propriozeption bzw. der Wahrnehmung (Piorowsky 1994).

Die größte Patientengruppe für den Einsatz einer Knie-, Sprunggelenk- und Fußorthese sind *neurologisch erkrankte Patienten* mit schlaffen oder spastischen Lähmungsbildern (s. auch Kap. 8.2, „Querschnittslähmung").

Wichtig !

Bei der Verordnung einer Knieorthese oder einer Knie-, Sprunggelenk- und Fußorthese sollte man berücksichtigen, welche biomechanischen Kräfte auf das Kniegelenk wirken und welche man mit Hilfe des Brace vermindern bzw. verhindern möchte.

Die biomechanischen Kräfte und Gegenkräfte bestimmen weitgehend die Orthesenform und die Stellen (rundum, proximal, distal vom Kniegelenk), an denen die Orthese ihre Wirkungspunkte haben soll. Auch der Sitz des Scharniergelenks (in Höhe des Kniegelenkspaltes) ist biomechanisch bedeutsam. Normalerweise sollte das Scharniergelenk *auf* der gedachten Achse des Kniegelenks liegen, um einen fließenden Bewegungsablauf zu ermöglichen. Wird das Scharniergelenk aber *hinter* der Gelenkachse angebracht, so verursacht das ein Extensionsmoment im Knie; wird es *vor* der Gelenkachse befestigt, folgt ein Flexionsmoment.

Je nach Indikation kann man ein Scharniergelenk einsetzen, das:
- lediglich eine eingeschränkte Bewegungsmöglichkeit in der Flexions- oder Extensionsrichtung zuläßt,
- bei 0°-Extension blockiert oder
- federnd ist.

Heutzutage werden jedoch immer häufiger mehrachsige Kniescharniergelenke eingesetzt, da sie aufgrund ihrer Konstruktion den physiologischen Bewegungen des Kniegelenks besser folgen können.

Verschiedene Typen von Knieorthesen

In Abhängigkeit von den aufzufangenden Kräften wird entweder eine kurze oder eine lange Knieorthese eingesetzt.

Elastische Kniebandage mit Stäben

Die elastische Kniebandage (s. Abb. 9.6) verleiht bei einer eher geringfügigen Problemstellung, z. B. bei einer beginnenden Arthrose, mehr Stabilität. Die Stäbe können auch durch mit Scharniergelenken versehene Seitenschienen ersetzt werden, die den medial und lateral liegenden Kniebändern mehr Halt bieten (s. Abb. 9.7). Je größer die mediale bzw. die laterale Instabilität ist (also bei Valgus- bzw. Varusständen), desto stabiler müssen die Seitenschienen sein. Ob eine Kniebandage mit zu-

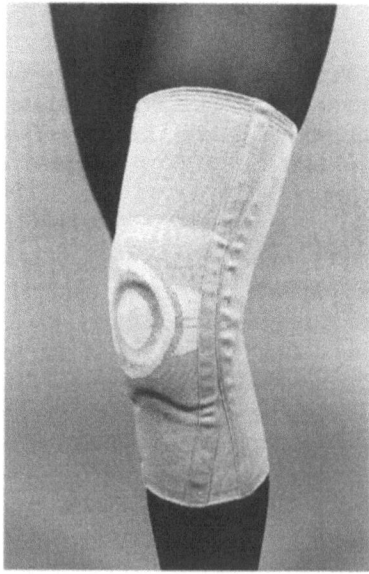

Abb. 9.6.
Elastische Kniebandage mit seitlich eingearbeiteten Verstärkungsstreifen

Abb. 9.7.
Elastische Kniebandage mit seitlich angebrachten Verstärkungsschienen und kleinen Scharniergelenken

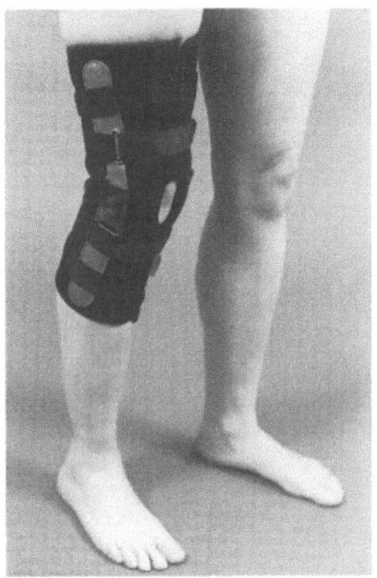

sätzlichen Verstärkungsstreifen benötigt wird, hängt von der vorliegenden Problematik des Patienten ab. Soll z. B. das vordere Schubladenphänomen eingeschränkt bzw. beseitigt werden, so muß die Bandage zur Verstärkung mit einem direkt unterhalb der Patella eingearbeiteten Verstärkungsstreifen versehen sein. Verläuft die Schublade dagegen nach hinten, dann müssen zur Verstärkung 2 Verstärkungsstreifen in Form eines Kreuzes, in Höhe der Kniekehle eingearbeitet sein. Bandagen mit kreisförmigen bzw. hufeisenförmigen Druckpolstern, die um die gesamte Kniescheibe liegen, werden bei Instabilitätsproblemen der Patella oder bei Patelladysplasien eingesetzt.

Knieorthese aus Kunststoff

Eine lange Knieorthese kann aufgrund des langen Kraftarms größere Kräfte auf das Kniegelenk ausüben. Die Orthese wird in der Regel fast vollständig aus Kunststoff, teils in Kombination mit anderen elastischen Materialien oder Klettverschlüssen, gefertigt. Bei diesen Orthesen kann unterschieden werden zwischen:
- Einem lose eingestellten Scharniergelenk, das in Höhe der Kondylen Unterstützung bietet und laterale bzw. mediale Instabilität verhindert, und
- einem einstellbaren Scharniergelenk, das den Bewegungsfreiraum in die Extension und Flexion begrenzen kann.

Eine umfassende Übersicht aller Kniebandagen und Orthesen findet man bei Hayndel (1989).

Abb. 9.8.
Knieorthese aus
Kunststoff

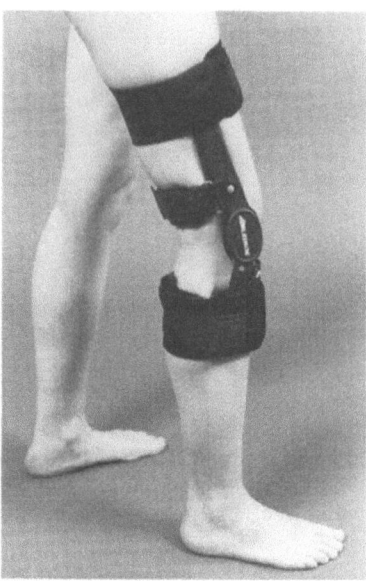

Bei den größeren Knieorthesen bestehen die seitlichen Orthesestrukturen in der Regel aus Kunststoff, während die Momentschienen und die Scharniergelenke aus Metall gearbeitet sind. Distal und proximal sind zirkulär verlaufende Bänder eingearbeitet, die in Nähe des Kniegelenks entsprechend des Behandlungsplans ausgerichtet werden können, z. B. zur Verminderung bzw. Verhinderung von Schubladen- und/oder Rotationsbewegungen (s. Abb. 9.8).

Anwendung und Indikation von Knieorthesen

Knieorthesen werden zum einen zur *Immobilisation* des Gelenks eingesetzt und zum anderen zur *progressiven Mobilitätsverbesserung* bei Kontrakturen.

Immobilisation

Die Fixation bzw. Immobilisation eines Gelenks in einer bestimmten Position erfolgt in der Regel mit einer Kunststoffschiene oder Thermoplast und wird mit Hilfe von Klettbändern an der gewünschten Stelle fixiert. Die Anwendung ist v. a. postoperativ indiziert.

Kontrakturbehandlung bzw. progressive Mobilitätsverbesserung

Hierfür sollte eine Knieorthese mit einem einstellbaren Scharniergelenk eingesetzt werden. Bei der Anpassung einer Knieorthese muß insbesondere bei instabilen Kniegelenken darauf geachtet werden, daß der Angriffspunkt für die verschiedenen

Kraftmomente perfekt innerhalb des gestellten Ziels sitzt. Auch sollte der physiologische Verlauf der Gelenkachsen, d. h. die Position des Femurs zur Position der Tibia und umgekehrt, berücksichtigt werden. Geringfügige Instabilitätsprobleme im Kniegelenk können mit elastischen Kniebandagen versorgt werden. Liegt jedoch eine ausgeprägte Instabilitätsproblematik vor, dann werden in der Regel die langen Knieorthesen aufgrund ihrer größeren, benötigten Kraftmomente eingesetzt. Hier wird oft mit dem Vierpunktprinzip gearbeitet; Beispiele sind die Redression eines Valgus- oder Varusknies oder die bei Kreuzbandverletzungen angestrebte Vermeidung des Schubladenphänomens. Bei den erwähnten Varus- bzw. Valgusabweichungen muß die Kraft lateral bzw. medial angebracht werden, bei den Kreuzbandverletzungen sollte die Verschiebung des Tibiaplateaus nach ventral oder dorsal verhindert werden. Sowohl die Befestigungsstelle als auch die Art des Scharniergelenks eines Brace haben auf die Bewegungen des Knies und auch auf das Schubladenphänomen Einfluß.

Probleme

Ein oft auftretendes Problem ist die korrekte Ausrichtung („fitting") der Knieorthese, die den Erhalt der optimalen Stützpunkte bei dynamischen Orthesen auch während des Gebrauchs gewährleistet (s. Abb. 9.9). Gute bzw. optimale Stützpunkte im Bereich der Weichteile zu finden ist oft nicht ein-

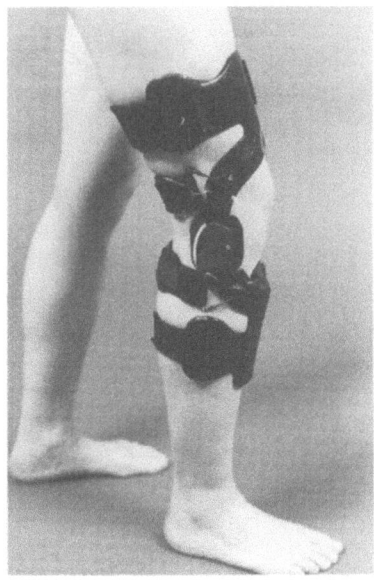

Abb. 9.9.
Knieorthese mit einem doppelachsigen Scharniergelenk und einer Präventionsmaßnahme gegen das Schubladenphänomen; Indikation: u. a. bei Kreuzbandverletzungen

fach. Eine gute Fixation ist nur bei muskulär gut ausgebildeten Patienten möglich, bei adipösen und atrophischen Beinen ist die Fixation eher schwierig. Wenn abzusehen ist, daß die Fixation in Höhe des Kniegelenks schwierig wird, dann sollte der Einsatz einer langen Knie-, Sprunggelenk- und Fußorthese als funktionelle Lösung erwogen werden (Kreps 1994).

9.4
Die Knie-, Sprunggelenk- und Fußorthese

Die Knie-, Sprunggelenk- und Fußorthese muß im richtigen Moment und an der richtigen Stelle ihre Kraft ausüben. In der Regel nutzt man hier das sog. Dreipunktsystem, bei dem die Größe der Kräfte stark vom Kniestand abhängig ist. Bei Belastung entsteht v. a. ein Flexionsmoment, es muß ein Stützpunkt in ventral-dorsaler Richtung (v. a. ventral in Höhe des Knies, z. B. im Bereich der Tibia) angebracht sein. Die Gegenkraft hierzu wird von der dorsalen Seite des Ober- und Unterschenkels und/oder vom Fuß erbracht. Stützpunkte in ventral-dorsaler Richtung können an verschiedenen Stellen angebracht werden (Lehmann 1976; s. auch Abb. 9.10).

Anwendung und Indikation von Knie-, Sprunggelenk- und Fußorthesen

Diese Orthesenkonstruktion wird eingesetzt, wenn eine reine Knieorthese nicht ausreicht, wie z. B. bei einer bestehenden *strukturellen Instabilität* durch eine extreme Genu-valgum-Stel-

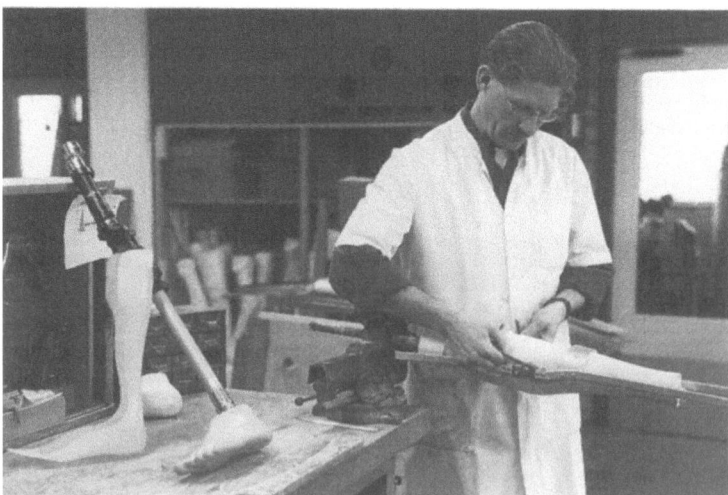

Abb. 9.10.
Eine lange Beinschiene wird mit Hilfe eines Gipsmodells gefertigt (Welzorg-Hoensbroeck)

lung. Das Behandlungsziel ist die Verminderung bzw. Verbesserung der Fehlstellung im betroffenen Gelenk und die Verhinderung der weiteren Verschlechterung.

Ein anderes Indikationsgebiet ist das Vorhandensein einer *aktiven Instabilität* oder Insuffizienz, wie dies z. B. bei einer *M.-quadriceps-femoris-Parese* oder *-Paralyse* bzw. bei einer Querschnittslähmung vorkommt.

Liegt eine *ausgeprägte Quadricepsparese* vor, dann sollte eine Orthese mit feststellbarem Kniescharniergelenk eingesetzt werden, so daß das Knie auch in der Nullstellung fixiert werden kann. Es besteht jedoch auch die Möglichkeit, das Kniescharniergelenk etwas weiter hinten anzubringen, wodurch sich das Extensionsmoment vergrößert.

Weitere Indikationsgebiete für die Knie-, Sprunggelenk- und Fußorthese mit feststellbarem Kniescharniergelenk sind:
- Patienten mit *Poliomyelitis* und
- Patienten mit einer *Muskeldystrophie*.

Ein lose eingestelltes Kniescharniergelenk mit einem Stop in der Nullstellung verhindert die Bewegung in die Hyperextension. Die praktische Anwendung dieser langen Beinorthesen in der *Neurologie* findet sich in Kap. 8.2 („Querschnittslähmung"). Ein weiterer Indikationsbereich ist die *Knieimmobilisation* und die *progressive Dehnung von Kontrakturen*; hier wählt man meist ein progressiv einstellbares Kniescharniergelenk. Ferner können Patienten, die ihr *Bein nicht belasten* dürfen, mit einer noch längeren Beinorthese versorgen werden: Die sog. Thomasschiene bzw. der Thomassplint. Die Schiene wird v. a. im orthopädischen Bereich eingesetzt, z. B. bei Patienten, die ihre Knochen und/oder Gelenke für längere Zeit nicht belasten dürfen (z. B. bei Morbus Perthes). Das Körpergewicht wird während des Stehens und Gehens vom Tubersitz auf die Orthese übertragen, ähnlich dem quadrilateralen Schaft einer Oberschenkelprothese. Heutzutage werden die langen Beinorthesen vorwiegend aus Kunststoff gefertigt, die am Oberschenkel, Unterschenkel und um den Fuß verlaufen und mit Metallschienen verstärkt sind. Die lederbezogene Metallkonstruktion von früher wird heute nur noch äußerst selten verordnet (s. oben, Vorteile der Kunststoffkonstruktionen). Auch der Fußbereich der Orthese wird gegenwärtig aus Kunststoff gefertigt, lediglich in ganz seltenen Fällen wird hier noch ein zirkulär verlaufendes Fitting oder ein Schaftmodell (um Knie oder Fuß) verordnet, z. B. bei extremen Spitzfußständen neurologischer Patienten.

9.5
Hüft-, Knie-, Sprunggelenk- und Fußorthesen

Die Hüft-, Knie-, Sprunggelenk- und Fußorthese unterscheidet sich von der Knie-, Sprunggelenk- und Fußorthese lediglich durch eine zusätzliche Unterstützungsvorrichtung im Hüftbereich, d. h. einem bis über die Hüfte bzw. bis zur Lende reichenden Orthesenteil. Das Hauptziel der Orthese liegt in dem Gewährleisten der Steh- und Gehfunktion, ihr kommt damit ein therapeutischer und präventiver Charakter zu. Der hohe Orthesenaufbau (bis über die Hüfte) wird v. a. benötigt für:
- Patienten mit einer *neuromuskulären Erkrankung* und *Instabilitätsproblemen im Hüftbereich* (wie z. B. bei Paraplegiepatienten),
- Patienten mit *infantiler Zerebralparese*,
- Patienten mit *Poliomyelitis*,
- Patienten mit *Muskelerkrankungen* oder mit *multipler Sklerose*.

Ein erfolgreicher Einsatz der Orthese wird vorwiegend bestimmt durch die Motivation des Patienten, die Orthese zu nutzen und damit das Stehen und Gehen weiterhin zu ermöglichen. Die Orthese kann sowohl unilateral als auch bilateral angepaßt werden. Die häufigsten Orthesenarten werden in den nachfolgenden Abschnitten beschrieben.

Formen und Anwendungsmöglichkeiten der Hüft-, Knie-, Sprunggelenk- und Fußorthese

Stehbrett

Die einfachste Form einer Hüft-, Knie-, Sprunggelenk- und Fußorthese ist das *Stehbrett* bzw. *Stehgerät*. Das Stehen wird dem Patienten ermöglicht, indem seine Hüften in der vertikalen Position stabilisiert oder fixiert werden. Es kann hinsichtlich des Zeitumfangs oder der Beinbelastung schrittweise ausgeweitet werden. In der Rehabilitation wird diese Art des Stehens oft als Zwischenlösung oder zu Beginn des Trainings genutzt, wenn man in der Regel auch auf das Einsetzen der Gehfunktion wartet.

Fahrbares Stehgerät. Eine der neuesten Entwicklungen auf dem Gebiet der Stehgeräte ist das fahrbare Stehgerät, mit dem man wie mit einem Rollstuhl fahren kann.

Parapodium. Das Parapodium ist eine Stehorthese, die u. a. aus einem mittels Hüft- und Kniescharniergelenken feststellbaren Schienengestell besteht, so daß sich der Patient auch samt Orthese hinsetzen kann.

9.5 Hüft-, Knie-, Sprunggelenk- und Fußorthesen

Swivel-Walker. Der Swivel-Walker ist eine Alternative zum Parapodium. Mit ihm kann der Patient durch eine nach links und rechts gerichtete Verlagerung seines Körpergewichts kleine Schritt vorwärts machen („schieben"). Sowohl das Parapodium als auch der Swivel-Walker werden in der Kinderrehabilitation eingesetzt.

Klassische lange Beinorthesen mit Beckenkorsett

Die aus einem ledernen Rumpfkorsett und 2 langen Beinschienen mit Hüft- und Kniescharniergelenken bestehende Orthese wird nur noch selten eingesetzt. Früher wurde sie v. a. von querschnittsgelähmten Patienten zum Durchschwunggang mit Stützen oder Rollator eingesetzt.

Parawalker bzw. Orlau-Orthese

Die in Ostwestry (England) konstruierte Orthese besteht aus einem Rumpfteil und 2 langen Beinschienen (s. Abb. 8.5). Bei fixierten Hüftscharniergelenken läßt sie zum Gehen noch ein wenig Bewegungsfreiraum für die notwendige Ausführung der Flexions- und Extensionsbewegungen in den Hüften.

Die Schuhe des Patienten stehen dabei auf Metallfußplatten; mit Hilfe von seitwärts gerichteten Gewichtsverlagerungen kann sich der Patient mit 2 Unterarmgehstützen oder einem Gehgestell alternierend fortbewegen. Aufgrund der u. a. im Hüftbereich vorhandenen Stabilität der Orthese wird es dem Patienten möglich gemacht, durch eine nach lateral gerichtete Verlagerung des Schwerpunkts einen Fuß zu entlasten und ihn so weit wie möglich mit Hilfe der eingeschränkten Flexionsmöglichkeit im Hüftbereich nach vorne zu bewegen.

Der Indikationsbereich dieser Orthese bezieht sich v. a. auf gut motivierte paraplegische Patienten ab einer im hohen thorakalen Bereich liegenden Läsion bis zum Läsionsniveau L1.

Reciprocators (RGO = Reciprocal Gait Orthosis)

Der Name „Reciprocator" weist bereits auf eine wechselseitige Verbindung der beiden Hüftscharniergelenke hin (s. Abb. 8.5). Die Verbindung wird mit Hilfe eines Kabels hergestellt, die Hüftflexion der einen Hüfte löst alternierend die Hüftextension der anderen Hüfte aus, wodurch die Schrittlänge in gewissen Grenzen eingestellt werden kann. Die Orthese wird in der Regel aus Kunststoff gefertigt und mit Metallstangen verstärkt; sie kann im Prinzip auch unter der Kleidung getragen werden.

Das Aufstehen und Hinsetzen ist mit dem Reciprocator nicht einfach, da die Knie gestreckt werden, bevor der Patient aufsteht. Der Reciprocator wird auch LSU-Orthese genannt.

ARGO (Advanced Reciprocating Gait Orthosis)

Die ARGO ist eine Verbesserung der RGO (bzw. des Reciprocators). Die Verbesserung besteht zum einen in der Verwendung von Gasdruckzylindern in Höhe der Kniescharniergelenke, die das Aufstehen und Hinsetzen erleichtern, und zum anderen im

Abb. 9.11.
Patient mit einer hohen (T 8) Paraplegie; er nutzt eine ARGO-Orthese zum Gehen. Regelmäßig stattfindende Besprechungen zwischen Patient, Therapeut und behandelndem Arzt sind für die Erlangung eines optimalen Therapieresultats unumgänglich

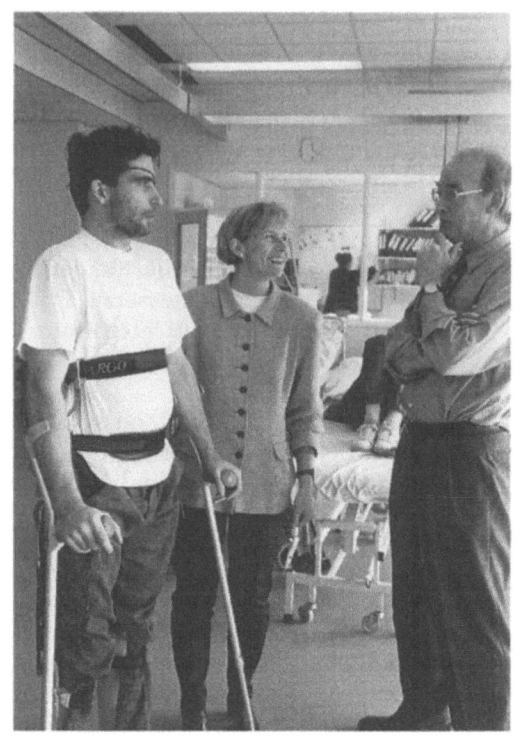

Orthesenaufbau. Die Orthese wurde durch die Verwendung von besseren und leichteren Materialien anwendungsfreundlicher; die Metallstangen verlaufen bei dieser Orthese nur lateral, und die Oberschenkelschalen wurden ganz entfernt (s. Abb. 9.11).
Die Hüft-, Knie-, Sprunggelenk- und Fußorthese wird in den letzten Jahren im Bereich der neurologischen Erkrankungen oft in Kombination mit der FES (*F*unktionelle *E*lektro*s*timulation) eingesetzt und dann als *hybride Orthese* bezeichnet. Durch die Elektrostimulation können in der Regel offene Knie- und Hüftscharniergelenke verwandt werden. Hierdurch werden die Arme weniger belastet, und der Energieverbrauch beim Gehen nimmt dementsprechend ab. Der Einsatz der funktionellen Elektrostimulation befindet sich zur Zeit jedoch noch im Experimentierstadium, innerhalb des neurologischen Fachbereichs lassen sich dennoch bereits jetzt schon Hinweise auf vielversprechende Einsatzmöglichkeiten ableiten.

9.6
Hüftorthese

Isolierte Hüftprobleme, bei denen der Einsatz einer Hüftorthese sinnvoll ist, kommen eher im orthopädischen als im neurologischen Bereich vor. Die Hüftorthese hat in erster Linie eine unterstützende und stabilisierende Funktion. Indikationsbereiche sind z. B.:
- *arthrotische Veränderungen im Hüftgelenk*,
- *Hüftdysplasien* und
- *Hüftluxationen*.

Die Hüftorthese besteht in der Regel aus zwei Teilen: einem Rumpfteil in Höhe der Lenden und einem Oberschenkelteil. Beide Teile sind durch ein Hüftscharniergelenk miteinander verbunden.

Indikation Die Hüftscharniergelenke können je nach Indikationsstellung mit verschiedenen Funktionen – fixierend, begrenzt bewegungsfähig oder abduktionseinschränkend – eingesetzt werden, wobei am häufigsten die Hüftabduktionsorthesen bei *Kindern* Anwendung finden. Die Orthese wird oft bei Kindern mit *infantiler Enzephalopathie* zu therapeutischen Zwecken genutzt, z. B. zur Behandlung von Hüftdysplasien oder sich entwickelnden Hüftluxationen. Darüber hinaus kann auch der *postoperative Einsatz* sinnvoll sein. Bei *tetraplegischen und diplegischen Kindern* kann die Orthese die Entwicklung von Hüftabweichungen vermindern.

Erwachsene Patienten werden mit der Hüftorthese versorgt, wenn bei ihnen stark *arthrotische Veränderungen* im Hüftgelenk vorliegen oder *nach operativen Eingriffen*, wie z. B. nach Endoprotheseoperationen mit erhöhtem Luxationsrisiko.

Die Größe, das Material und die Position (v. a. die des Oberschenkelteils), in der die Hüftorthese sitzen soll, sind abhängig vom angestrebten Immobilisationsgrad: Möchte man z. B. einen deutlichen Einfluß auf die Abduktion, die Adduktion und die Innenrotation der Hüfte ausüben, dann muß der Oberschenkelteil bis zum medialen Femurkondyl durchlaufen. Die verschiedenen Anwendungsmöglichkeiten der Hüftorthese findet man bei M. Piro (1994) in einer Übersichtsarbeit.

Literatur

Bähler A (1992) Die Orthesen-Versorgung des Knies. Orthopädie-Technik 3:184–187

Balk JA (1992) De HKEVO, indicaties, vormgeving en varianten. Orthesiologie en schoentechniek. Leiden S 80–86

Boldingth EJK (1981) Waarom een kunststof enkelvoetorthese? Boerhaave-cursus Revalidatie-geneeskunde. Leiden

Eichler J, Wilhem B (1990) Orthesen der unteren Extremität. Teil 1: Sprunggelenkorthesen. Orthopädie Technik 5:260–267

Krebs M (1994) Konstruktionsbeispiele individueller Knieorthese. Orthopädie-Technik 2:114–121

Lehmann JF (1979) The biomechanics of ankle foot orthoses: Prescription and design. Arch Phys Med Rehab 60:200–207

Lehmann JF, Warren CG (1976) Retraining forces in various designs of knee ankle orthosis. Arch Phys Med Rehab 57:430–437

Martijn C (1992) De techniek van HKEVO, KEVO en KO. Orthesiologie en schoentechniek. Leiden

Piorowsky J (1994) Die funktionelle Knieorthese in der Nachbehandlung von Kreuzbandverletzungen. Orthopädie-Technik 2:109–111

Piro M (1994) Orthese-Bandagen und Konstruktionen zur Bewegungsführung des Hüftgelenkes beim Erwachsenen. Orthopädie-Technik 2:136–145

10 Schuhanpassungen

10.1
Einleitung

Funktion und Aufbau eines normalen Schuhs

In der westlichen Welt ist der Schuh als Fußbekleidung seit mehr als 4000 Jahren bekannt (– trotzdem geht die Hälfte der Weltbevölkerung noch barfuß). Die Hauptfunktion der Schuhe bestand anfangs darin, den Fuß gegen Kälte und vor Verletzungen zu schützen.

Die verarbeiteten Materialien und die Stilrichtung der Schuhe änderten sich im Laufe der Jahrhunderte ständig; dabei bestätigten sich die guten Materialeigenschaften des Werkstoffs Leder immer wieder. Leder ist ein natürliches Material, das sich gut anpaßt, gut zu verarbeiten ist und das natürliche Ventilationsverhalten des Fußes nicht einschränkt.

Der gute Konfektionsschuh

Die Abb. 10.1 zeigt einen guten, geschlossenen Konfektionsschuh. Die *Einlagesohle* sollte herausnehmbar und die Schuh-

Abb. 10.1.
Aufbau eines Schuhs

sohle aus Leder, Kunststoff oder Gummi gefertigt sein. Die Stabilität eines Schuhs ist von der *Absatzhöhe, Sohlenbreite, Fersenkappe, Schaftfestigkeit* und der Gelenkfederung abhängig. Die Festigkeit der das Fußgewölbe unterstützenden Gelenkfederung verhindert das Durchsacken des zwischen Absatz und Vorfußsohle liegenden schwebenden Abschnitts. Der Aufbau der Fersenkappe bestimmt zusammen mit dem gesamten Fersenbereich den Halt des Schuhs am Fuß. Zusammen mit dem (vorzugweise zum Schnüren ausgestatteten) *Verschluß* wird so das Abgleiten des Schuhs während des Gehens verhindert. Die *Zehenkappe* sollte die Zehen schützen und ihnen genügend Freiraum zum Bewegen lassen.

Die *Schuhgröße* ist richtig, wenn beim Anprobieren zwischen Zehenkappe und Zehen ein Zwischenraum von 0,5 cm besteht. Beim Schuhkauf sollten neben der Bestimmung der richtigen Schuhgröße noch einige andere Aspekte berücksichtigt werden: Die ersten Schuhe, die man z. B. für ein Kind kauft, sollten eine *stabile Fersenkappe* haben, da diese die Stabilität erhöht. Kinder mit kleinen Fußabweichungen sollten in den ersten Lebensjahren *hohe und stabile Schuhe* tragen. Einige gute Schuhhersteller bieten ihre Kinderschuhe mittlerweile auch in verschiedenen *Schuhbreiten* (schmal – normal – breit) an, so daß man während des Wachstums und in Abhängigkeit von der sich entwickelnden Fußbreite bzw. von vorliegenden Fußabweichungen (wie z. B. das Vorhandensein eines Spreizfußes) stets den richtigen Schuh auswählen kann. Die Stabilität wird von der *Sohlenbreite*, der *Absatzbreite* und der *Absatzhöhe* bestimmt. Darüber hinaus bestimmt der Verlauf der Gelenkfederung, inwieweit der Fuß während der Belastung im Schuh nach vorne gedrückt wird. Der *Gelenkverlauf* ist v. a. bei Schuhen mit hohen Absätzen wichtig. Hier kann ein ungünstiger Gelenkverlauf das Rutschen der Zehen nach vorne verursachen. So daß sie dabei stets gegen die Zehenkappe angedrückt werden, was wiederum zu Irritationen führen kann.

Anpassung eines Konfektionsschuhs

Ein guter Schuh läßt während des Gehens die normale Beweglichkeit und Belastung des Fußes zu, wohingegen eine zu harte *Schuhsohle* die normale Fußabrollung verhindert.

Die Höhe und die Form des *Absatzes* bestimmen sowohl die Geschwindigkeit, mit der sich der Fuß vom Fersenkontakt bis zur mittleren Standphasenposition bewegt, als auch die Vorfußbelastung. Ein im Fersen- und/oder Absatzbereich abgerundeter Absatz verursacht ein verzögerndes Moment bezüglich der Vorfußbelastung. Umgekehrt verursacht ein im Fersen- und/oder Absatzbereich zusätzlich ausgebauter Absatz eine Be-

Abb. 10.2.
Ein nach hinten ausgebauter Absatz verursacht ein größeres Flexionsmoment im Knie

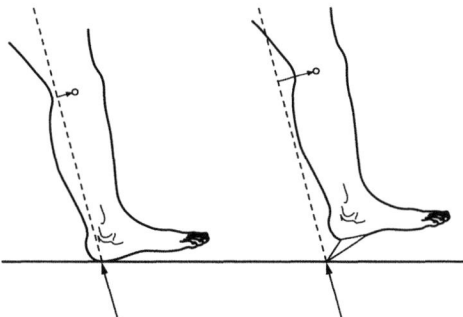

schleunigung der Plantarflexionsbewegung nach dem ersten Fersenkontakt (s. Abb. 10.2); in diesem Fall müssen die Fußheber eine größere exzentrische Kraft aufbringen. Zusätzlich tritt im Knie ein größeres Flexionsmoment auf. Die Absatzhöhe entspricht dem Höhenunterschied, der zwischen der Schuhsohle unter dem Vorfuß und der Ferse besteht.

Wichtig ! Die Absatzhöhe bestimmt den für die Fußabrollung benötigten und einzunehmenden Dorsalextensionsstand.

Patienten mit einer extrem verkürzten Wadenmuskulatur können daher mit einer Absatzerhöhung die Fußabrollung bzw. die Abrollphase besser ausführen.

Im Gangzyklus verläuft die normale Fußabrollung vom Fersenkontakt bis zur Zehenablösung. Bei einer uneingeschränkten Dorsalextension im oberen Sprunggelenk verläuft die Fußabrollung normalerweise über die Metatarsophalangealengelenke, die ihrerseits über eine uneingeschränkte Extensionsbeweglichkeit verfügen müssen. Ein normaler, gut gebauter Schuh muß so biegsam (beweglich) sein, daß die Fußabrollung über den Vorfuß möglich ist.

Untersuchung der Schuhe

Wichtig ! Die Untersuchung der Füße und der Schuhe ist ein fester Bestandteil der Ganganalyse.

Mit Hilfe der Anamnese und der Inspektion werden die Beschwerden des Patienten zunächst ermittelt. Im Anschluß daran werden die Konfektionsschuhe bzw. die orthopädischen Schuhe des Patienten sowohl im Bereich der Schuhsohle als auch im Obermaterialbereich begutachtet. Hierbei sollte der Therapeut auf evtl. vorhandene *asymmetrische Abnutzungsmu-*

ster achten, da diese die abnormale Belastung widerspiegeln. Eine vorwiegend im vorderen Sohlenbereich vorliegende Abnutzung entwickelt sich z. B. bei Patienten mit Fußheberschwäche, deutlich verkürzter Wadenmuskulatur oder einer Spitzfußstellung.

Eine verstärkte Abnutzung im lateralen bzw. medialen Sohlenbereich entsteht insbesondere bei einer Varus- bzw. Valgusstellung der Beine.

Das *Obermaterial*, also der Zehen- und der Fersenkappenbereich werden auf ihre Form und auf evtl. vorhandene Veränderungen hin überprüft. Hervorstehende Fußbereiche hinterlassen oft einen Abdruck, der am Obermaterial des Schuhs oder am *Fußbett* sichtbar werden kann. Weitere feste Bestandteile der Ganganalyse sind die Feststellung der *Fußbelastung im Stand* und die *Überprüfung der Beinlänge*, die vorzugsweise mit einer Beckenwaage ermittelt wird. Die Fußbelastung im Stand kann mit Hilfe eines Podoskop oder durch einen Fußfarbabdruck festgestellt werden. Dabei sollte man stets bedenken, daß auch Hüft- und/oder Knieprobleme die Ursache für eine veränderte Fußbelastung sein können.

10.2
Semiorthopädische Schuhe

In Abhängigkeit von der vorliegenden Abweichung und der am Schuh durchzuführenden Anpassung sollte in der Regel ein guter Konfektionsschuh bzw. ein semiorthopädischer Schuh benutzt werden.

Wichtig ! Ein semiorthopädischer Schuh ist ein Konfektionsschuh, der so gefertigt ist, daß an ihm problemlos (zumindest für die meisten kleineren Fußabweichungen) Anpassungen usw. (auch nachträglich) durchgeführt werden können.

Im allgemeinen wird zwischen semiorthopädischen Schuhen für *Kinder* und den hohen und niedrigen semiorthopädischen Schuhen für *Erwachsene* unterschieden. Der semiorthopädische Schuh hat meist eine Zwischensohle, an der das Obermaterial des Schuhs befestigt ist. Die Zwischensohle ist an der Laufsohle festgenäht, so daß die Möglichkeit besteht, alle notwendigen Anpassungen durchzuführen. Die Sohle und der Absatz sind meist aus Vollmaterial, gut verarbeitbar, ausreichend breit und stabil und in der Regel mit einer losen Innensohle versehen.

Der semiorthopädische Schuh für Kinder ist in der Regel ein hoher Schuh, an dem noch nachträglich die notwendigen Korrekturen durchgeführt werden können. Da einige Abweichungen sehr häufig vorkommen, sind die Hersteller dazu übergegangenen, die betreffenden semiorthopädischen Schuhe entsprechend den gängigen Abweichungen anzubieten. So gibt es bereits zur Korrektur des Fußstandes Antiadduktionsschuhe und Antivarusschuhe.

Mit den semiorthopädischen Schuhen für Erwachsene können die am häufigsten vorkommenden Abweichungen mittels kleiner Anpassungen korrigiert werden.

Die am häufigsten vorkommenden und wichtigsten Anpassungen an semiorthopädischen Schuhen

Beinlängendifferenz Eine Beinlängendifferenz wird in der Regel durch eine über die gesamte Schuhsohle verlaufende Schuherhöhung unter dem kürzeren Bein ausgeglichen. Eine Erhöhung von weniger als einem Zentimeter wird normalerweise innerhalb des Schuhs eingearbeitet, eine größere Differenz muß sowohl innerhalb als auch unterhalb des Schuhs ausgeglichen werden. In der Regel sollte bei einer Schuherhöhung zur Kompensation einer Beinlängendifferenz der Absatz und die Sohle im Vorfußbereich erhöht werden (s. Abb. 10.3).

Für eine Schuherhöhung von mehr als 3 cm ist in der Regel ein hoher Schuh erforderlich, da es zu Stabilitätsproblemen im Sprunggelenksbereich kommen kann. Eine Schuherhöhung von 2–3 cm hat speziell während der Schuh- und Fußabrollung einen negativen Einfluß auf die Flexibilität der Schuhsohle. Daher sollte man bei einer Beinlängendifferenz von mehr als 2 cm die Erhöhung unter dem Vorfuß des Schuhs extra abrunden (externe Abrollung).

Im Prinzip werden die niedrigen semiorthopädischen Schuhe dann eingesetzt, wenn man von der Innensohle her die zu behandelnden Fußabweichungen aus korrigieren kann. Die In-

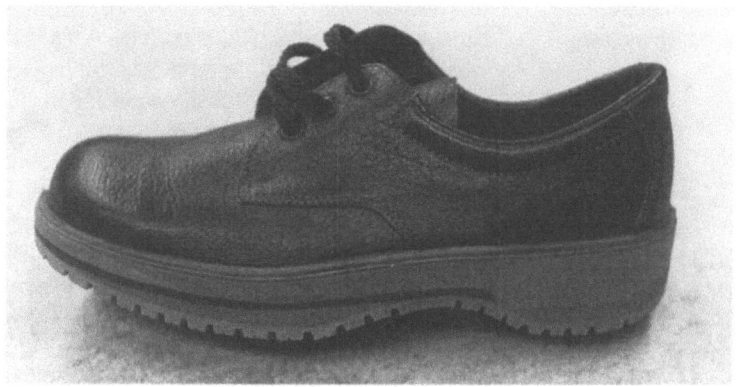

Abb. 10.3.
Semiorthopädischer Schuh mit einer die gesamte Schuhsohle umfassenden Erhöhung zum Ausgleich einer Beinlängendifferenz von 2 cm

nensohle sollte stets, insbesondere zur Behandlung kleinerer Probleme, die z. B. das Fußgewölbe betreffen, herausnehmbar und anpaßbar sein.

Spreizfuß

Ein Spreizfuß kann bereits mit Hilfe einer angepaßten Stützsohle, die das Gewölbe im Vorfußbereich unterbaut, unterstützt werden.

Laterale Instabilität

Bei einer bestehenden lateralen Instabilität im Sprunggelenksbereich kann der Schuh im Sohlenbereich, am Absatz und im Vorfußbereich lateral unterbaut werden.

Pes varus, Pes valgus

Liegt ein Pes varus oder Pes valgus vor, kann die gesamte Schuhsohle medial bzw. lateral erhöht werden.

Fersensporn

Bei einem schmerzhaften Fersensporn kann zur Dämpfung und zur Verringerung der Fascia-plantaris-Reizung im Bereich der Ferse ein weiches Gummi- oder Silikonkissen in den Schuh eingearbeitet werden. Dies wird bereits häufig bei Sportlern und/ oder Langstreckenläufern prophylaktisch zur Verhinderung von Beschwerden in diesem Bereich eingesetzt.

Abflachung des Fußgewölbes

Patienten, deren Füße im Bereich des longitudinalen Fußgewölbes abgeflacht sind, können Linderung erfahren, wenn die Füße mit einer Stützsohle oder in extremen Fällen mit einer Erhöhung der gesamten Schuhsohle auf der medialen Seite versorgt werden.

Empfindliche Füße

Empfindlichen Füßen ohne extreme Abweichungen sollte mit Hilfe von Einlagesohlen in der Standphase eine gute Gewichtsverteilung ermöglicht werden. Die Bereiche von besonders schmerzhaften Stellen können mit einem weichen Material gepolstert oder durch Platzschaffung (aufdehnen) entlastet werden.

Arthrose oder rheumatische Fußbeschwerden

Bei einer bestehenden Bewegungseinschränkung in den Metatarsophalangealgelenken (für die Fußrollung) kann eine Abrollhilfe unter dem Vorfuß des Schuhs (s. Abb. 10.11) eingearbeitet werden. Diese Möglichkeit wird oft von Patienten mit Arthrose oder rheumatischen Fußbeschwerden dankend angenommen, da bei ihnen die vermehrte Flexion in den betreffenden Gelenken bei der Fußabrollung oft sehr schmerzhaft ist.

Die Einarbeitung der Abrollhilfe in Kombination mit einer harten Schuhsohle schränkt die Bewegung der Zehengelenke ein. Wie bereits erwähnt, kann auch durch eine Veränderung des Absatzes (wie z. B. der hintere Ausbau oder die Abrundung des Absatzes) die Übernahme des Gewichts vom Fersenkontakt bis zur mittleren Standphase verzögert oder beschleunigt werden. Darüber hinaus kann der Schuh auch, z. B. um eine Erhöhung der mediolateralen Stabilität im Sprunggelenksbereich zu erlangen, im lateralen Bereich ausgebaut werden.

Hemiplegie

Der niedrige semiorthopädische Schuh wird oft Hemiplegiepatienten verordnet. Sie nehmen den Schuh dann eine halbe Nummer größer, um die Peronäusschiene ohne Probleme im Schuh tragen zu können. Die Kunststoffperonäusschiene kann bei *extremer Spastizität in der Wadenmuskulatur* unzureichend sein, in diesen Fällen muß entweder eine stabile Unterschenkelschiene oder ein hoher Arthrodeseschuh eingesetzt werden.

Eine Absatzerhöhung kann auch bei einer bestehenden *Spitzfußneigung* sinnvoll sein; das Schleifen der Fußspitze über den Boden wird dadurch vermindert und das Gehen erleichtert.

10.3
Der orthopädische Maßschuh (s. Abb. 10.4)

Wenn die bestehenden Abweichungen nicht mit einem semiorthopädischen Schuh ausreichend korrigiert und/oder unter-

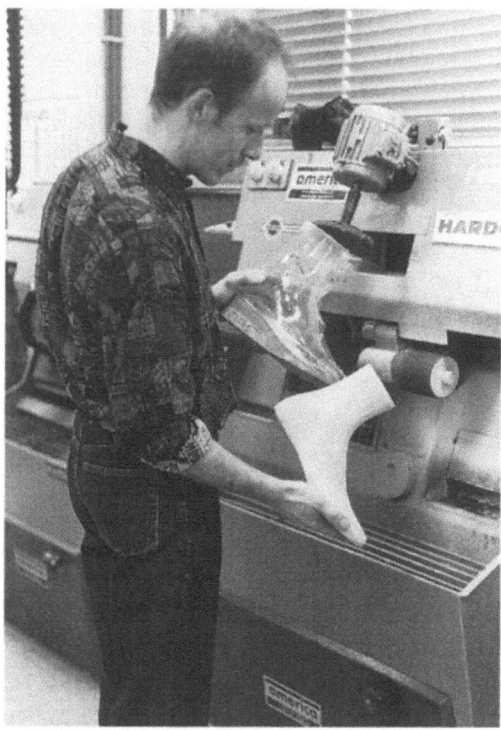

Abb. 10.4.
Für die Herstellung eines Maßschuhs benötigt der Schuhmacher einen Gipsabdruck oder einen Holzleisten, mit dessen Hilfe zuerst ein Probeschuh *(links)* gefertigt wird (Orthopädische Schuhwerkstatt Hanssen, Hoensbroeck)

stützt werden, dann muß in der Regel ein orthopädischer Schuh bzw. Maßschuh angefertigt werden.

Zielsetzungen

Die wichtigsten an einen orthopädischen Schuh gestellten Zielsetzungen sind:
- ausreichende Druckverminderung im Bereich der beschwerdeverursachenden Fußsohlenabschnitte,
- Verbesserung der Fußabrollung,
- Kompensation der vorliegenden Beinlängendifferenz,
- Stabilisierung der Schuhsohle,
- Verbesserung des Sprunggelenks- und/oder des Fußstandes,
- Stoßdämpfung,
- Schienenanpassung,
- Stabilisierung des Sprunggelenks,
- Ausschluß von Sprunggelenksbewegungen, z. B. bei rheumatoider Arthritis oder bei Spitzfußstellungen.

Eine detailliertere Erläuterung krankheitsspezifischer Zielsetzungen findet sich bei den einzelnen noch im folgenden zu beschreibenden Krankheitsbildern.

Herstellung

Der orthopädische Schuh wird in der Regel mittels einem individuellen Fußabdrucks gefertigt. Oft werden hierbei 2 Fußabdrücke miteinander kombiniert, einmal der *Fußfarbabdruck* (s. Abb. 10.5), der dem Schuhmacher ein genaues Bild über die Fußbelastung vermittelt, und der Formabdruck (s. Abb. 10.6), mit dem ein Abdruck der Fußsohle unter Belastung hergestellt wird. Zusätzlich wird vom gesamten Fuß noch ein Gipsabdruck angefertigt; mit Hilfe dessen ein Positivabdruck des Patienten-

Abb. 10.5.
Anfertigen eines Fußabdrucks

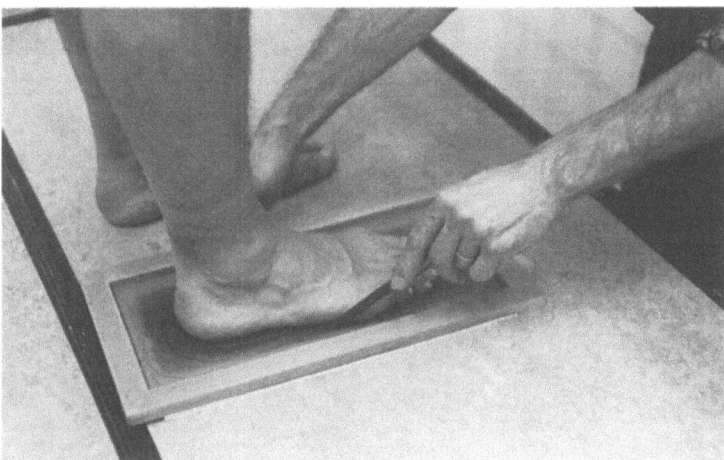

10.3 Der orthopädische Maßschuh

Abb. 10.6.
Schaumfußabdruck

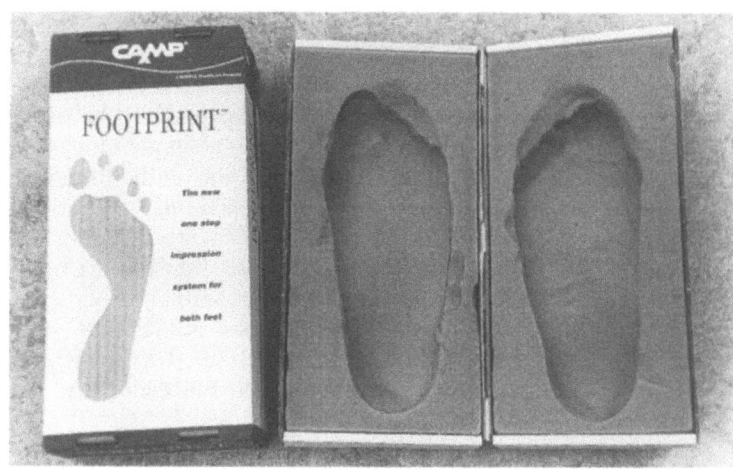

Abb. 10.7.
Links ein niedriger orthopädischer Maßschuh mit einer verfrühten Fußabrollung; *rechts* ein hoher orthopädischer Schuh

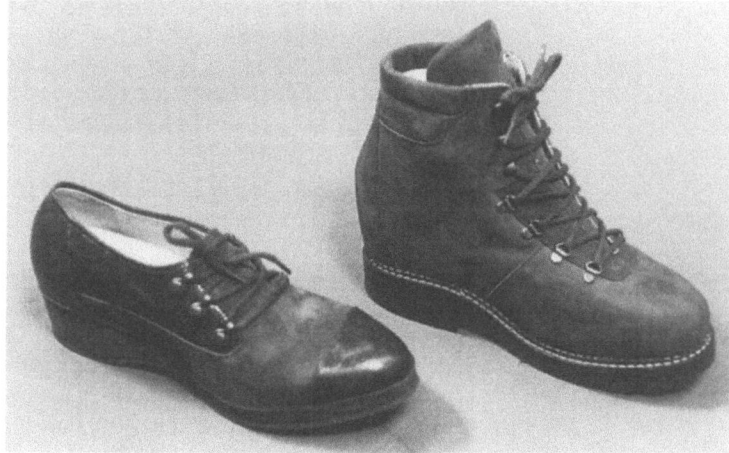

fußes nachgebildet wird. Die modernen Abdrucktechniken arbeiten oft mit einer Vakuumtechnik. Anhand des Positivabdrucks kann dann z. B. ein vorläufiger Probeschuh erstellt werden (s. Abb. 10.4).

Indikationsbereiche Die orthopädischen Maßschuhe werden oft nach ihren Indikationsgebieten (s. Abb. 10.7); in 4 große Gruppen eingeteilt:
- niedriger orthopädischer Schuh,
- hoher orthopädischer Schuh,
- Verbandschuh,
- Rehabilitationsschuh bzw. vorläufiger orthopädischer Schuh.

Patienten mit geringfügigen Fußabweichungen werden meist mit *niedrigen orthopädischen Maßschuhen* versorgt, während Patienten mit Gelenkstandveränderungen und Funktionsstörungen, die auch den Sprunggelenksbereich einschließen, mit einem *hohen orthopädischen Schuh* versorgt werden müssen.

Oftmals wird vor der endgültigen Fassung eines orthopädischen Schuhs ein vorläufiges Modell aus einem durchsichtigen Plastikmaterial angefertigt, mit dem die Erfüllung der angestrebten Zielsetzungen kontrolliert und ein erster Funktionstest durchgeführt werden kann.

Die orthopädischen Maßschuhe werden alle mit Hilfe eines *Leisten* hergestellt. Für den niedrigen orthopädischen Maßschuh wird meist ein hölzerner und für den hohen orthopädischen Maßschuh ein aus Kunststoff gefertigter Leisten benutzt.

Orthopädische Schuhe haben in der Regel stets ein herausnehmbares Fußbett in den Schuhen. Nachdem das erste vorläufige Schuhmodell (aus durchsichtigem Plastik) auf seine Funktion und Zielsetzung hin kontrolliert worden ist, wird ein vorläufiger Probeschuh angefertigt, den der Patient eine Zeit lang zur Probe trägt. Während dieser Probezeit können dann noch alle notwendigen bzw. sich ergebenden Veränderungen ausgeführt werden, die dann später bei der Herstellung des endgültigen Schuhs berücksichtigt werden.

Verbandschuh (Konfektion)

Wenn es (aus welchen Gründen auch immer) nicht möglich ist, eine definitive Schuhversorgung vollständig durchzuführen, kann zunächst ein Verbandschuh eingesetzt werden. Ziel ist eine *schnelle Mobilisierung des Patienten*, trotz schmerzhafter und/oder wunder Körperstellen, was aufgrund des weichen Schuhmaterials erreicht werden kann. Auf den Verbandschuh wird gerne zurückgegriffen bei der Versorgung von:
- Patienten mit Fußwunden (z. B. diabetische Ulzera),
- Patienten mit extrem schmerzhaften Füßen (Rheumapatienten) oder
- Amputationspatienten, die postoperativ ihre Füße bzw. den Fuß noch nicht belasten dürfen.

Bei der Verordnung des Verbandschuhs wird das vorliegende Problem des Patienten zunächst akzeptiert; die schmerzhaften Körperstellen werden nicht belastet und die bestehenden Abweichungen nicht korrigiert. Zur Druckentlastung wird in der Regel thermoplastisches Material eingesetzt.

Rehabilitationsschuh (individuell angefertigt)

Der Rehabilitationsschuh hat in der Regel die gleiche Funktion und verfolgt die gleichen Ziele wie der Verbandschuh, wird aber aus einem besseren Material hergestellt und kann daher über einen längeren Zeitraum vom Patienten getragen werden (s. Abb. 10.8). Mit der Verordnung eines Rehabilitationsschuhs werden 2 Ziele verfolgt, die jeweils von der Annahme ausgehen, daß sich die Fußform noch im Laufe der Behandlung bzw. Rehabilitation verändern kann:
- Man möchte eine zeitliche Schuhversorgung haben, die dem Patienten eine gewisse Mobilität verschafft.
- Man möchte gleichzeitig die Möglichkeit haben, weitere evtl. notwendige Veränderungen auszuprobieren, während der Fuß an den betroffenen Stellen entlastet wird.

Ein großer Vorteil dieses Schuhs ist die materialbedingte schnelle Herstellung des Schuhs. Der Rehabilitationsschuh wird meist mit Hilfe eines Gipsabdrucks angefertigt. Es handelt sich in der Regel um einen hohen Schuh, der für Füße mit einer ausgeprägteren Problematik gedacht ist, die teilweise örtliche

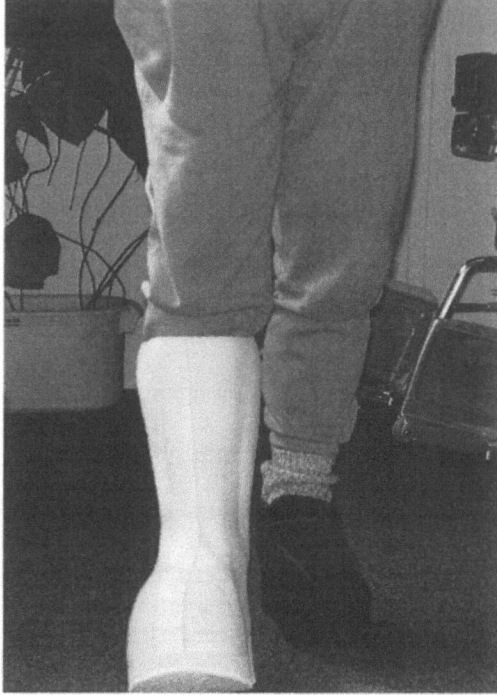

Abb. 10.8.
Links ein Verbandschuh und *rechts* ein Rehabilitationsschuh

Abb. 10.9.
Einige Fußbereiche können mit Hilfe von eingearbeiteten Anpassungen oder durch die geeignete Materialauswahl für die Fertigung der Innen- und/oder Außensohle entlastet werden; z. B. Entlastung der schmerzhaften Metatarsalgelenke

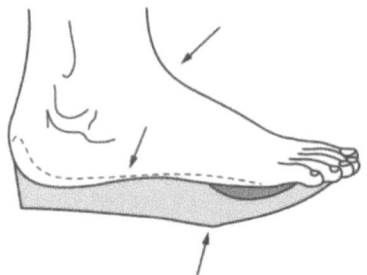

oder totale Entlastung benötigen oder die noch weitere Abweichungen haben (Hanssen 1990) (s. Abb. 10.9).

Wichtig !

Beim An- und Ausprobieren des vorläufigen Schuhs sollten Motivation und ästhetisches Empfinden des Patienten besonders berücksichtigt werden; dies gilt auch für die zu einem späteren Zeitpunkt stattfindenden Kontrolluntersuchung.

Der vorläufige Probeschuh sollte nicht besonders komplex gearbeitet sein, sondern lieber so einfach wie möglich. Bei der Kontrolluntersuchung ist eine gute Zusammenarbeit zwischen dem Gangschulungstherapeuten und dem Schuhmacher sehr wichtig. Allein die Gestaltung des Schuhverschlusses beispielsweise verlangt von beiden fachliche Kompetenz und handwerkliches Geschick, denn der Schuhverschluß ist u. a. von der Handfunktion des Patienten abhängig.

10.4
Schuhanpassungen bei unterschiedlichen Erkrankungen

Nachfolgend werden wir auf die wichtigsten Erkrankungen und die damit verbundenen Schuhanpassungen eingehen:
→ rheumatische Erkrankungen,
→ spastische Füße,
→ schlaffe Fußlähmungen,
→ Amputationen,
→ Platt- und Klumpfuß bei Kindern.

Rheumatische Erkrankungen (s. Abb. 10.10)

Beschwerdebild

Die Füße sind, vor allem im Bereich der Metatarsophalangealen, bei 90% der an der Systemkrankheit Rheuma erkrankten Patienten mitbetroffen. Oftmals beginnen die Beschwerden mit einer *Synovitis*, die später zu einem *Spreizfuß mit Hallux valgus* und *Hammerzehen* führt. Ist das untere Sprunggelenk betroffen,

Abb. 10.10.
Niedriger orthopädischer Maßschuh für einen rheumatischen Fuß; die eingearbeitete Stützeinlage entlastet die schmerzhaften Metatarsalgelenke

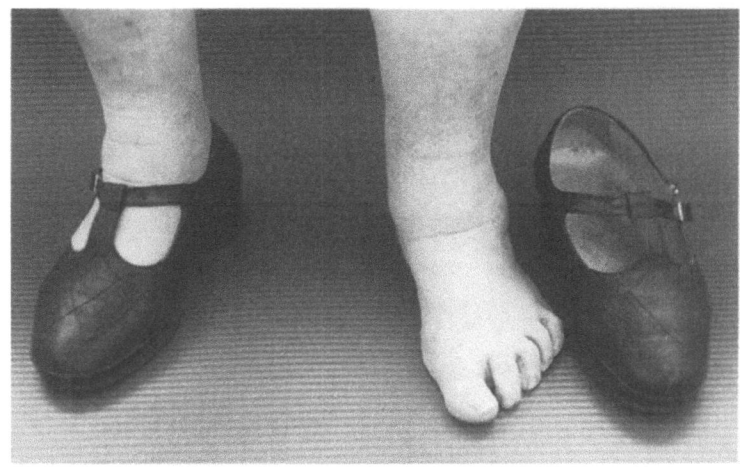

dann führt dies oft zu einem *Valgusstand* mit Abflachung bzw. *Durchsacken des Längsgewölbes* des Fußes. In den schwerwiegenderen Fällen können auch oft *Zehendeformitäten* und/oder *Subluxationen* beobachtet werden. Die Zehen luxieren oft nach lateral mit einer *Varusstellung der Metatarsalia*. Die Füße schmerzen erheblich, und aufgrund der gestörten Trophik im Weichteilbereich sind sie ausgesprochen kälteempfindlich. Daher ist es wichtig, daß bei der Schuhversorgung für Rheumapatienten stets leichte, geschmeidige bzw. weiche Materialien verwendet werden und die schmerzhaften Gelenke so gut es geht entlastet werden.

Progression der Beschwerden

Im Anfangsstadium der Erkrankung ist die Versorgung des Patienten mit semiorthopädischen Schuhen noch ausreichend, aber je weiter die Rheumaerkrankung fortschreitet, desto notwendiger wird die Versorgung des Patienten mit orthopädischen Schuhen, die mit einem herausnehmbaren Fußbett ausgestattet sein sollten. Das herausnehmbare Fußbett sollte für eine gute Unterstützung und eine optimale Druckverteilung sorgen, bei der die prominierenden Knochen- und Gelenkstrukturen entlastet werden. Im Anfangsstadium sollte stets eine Korrektur der Standabweichungen angestrebt werden, in den fortgeschritteneren Stadien der Rheumaerkrankungen, die oftmals von stärker deformierten Füßen gekennzeichnet sind, müssen die Standabweichungen in der Regel akzeptiert werden und die Schuhe u. a. aufgrund der vorherrschenden Schmerzbeschwerden an die vorliegende Fußform angepaßt werden.

Sprunggelenkbeschwerden

Muß darüber hinaus eine *Gelenkinstabilität* versorgt werden, sollte zusätzlich der betroffene Bereich unterstützt werden,

Abb. 10.11.
Die Fußabrollung kann angepaßt werden; *oben* eine normale, in der *Mitte* eine verzögerte und *unten* eine beschleunigte Abrollung

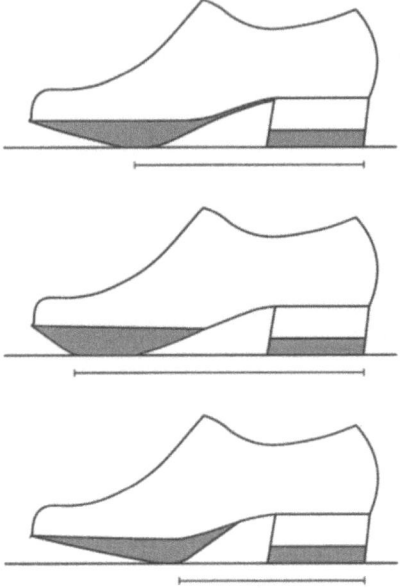

während die Schuhe bei *schmerzhaften Fußgelenkbewegungen* so gearbeitet sein sollten, daß die Bewegungsmöglichkeit eingeschränkt ist. So können z. B. die Bewegungen im *oberen Sprunggelenk* durch einen hohen Schuhschaft, wie es beim hohen orthopädischen Schuh der Fall ist, eingeschränkt werden. Ist jedoch die *Sprunggelenksmobilität eingeschränkt*, so muß sie mit Hilfe einer an die Schuhsohle angepaßten Abrollhilfe kompensiert werden (s. Abb. 10.11).

Bei der *Gangschulung* muß auch der Einfluß, den ein fixiertes Sprunggelenk auf Knie- und Hüftbewegungen ausübt, kontrolliert werden.

Liegt die Ursache eher im Bereich des *unteren Sprunggelenks*, dann können die Bewegungen des Fersenbeins durch eine Versteifung des Fußbettes oder der Schuhsohle im Bereich der Gelenkfederung vermindert werden. Ein weicher bzw. elastischer Absatz kann während der Gewichtsverlagerung zu Beginn der Standphase für eine zusätzliche Stoßdämpfung sorgen. Eine Entlastung oder eine Einschränkung in Höhe des Sprunggelenks oder in Höhe der Sprunggelenke kann auch mit Hilfe einer Anpassungsmaßnahme erreicht werden, die die Fußabrollung beschleunigt. Wird die Abrollhilfe (s. Abb. 10.11) z. B. mehr zur Ferse hin angebracht, dann nimmt das notwendige Bewegungsausmaß zum Gehen im Sprunggelenk ab.

Wird die Abrollhilfe dagegen mehr im Vorfußbereich, z. B. in Höhe der Metatarsalia, angebracht, dann verringert sich das

Bewegungsausmaß in diesem Bereich, verlangt gleichzeitig eine erhöhte Beweglichkeit im hinteren Fußbereich und übt mehr Druck auf den Vorfuß aus. Mit einer reinen Absatzerhöhung kann ebenfalls die Beweglichkeit in den Fußgelenken eingeschränkt werden (s. Abb. 10.11). Eine unter dem Mittelfuß angebrachte Abrollhilfe entlastet das Sprunggelenk, während eine unter den Metatarsalia bzw. etwas weiter Richtung Ferse angebrachte Abrollhilfe eher den Vorfuß- und Zehenbereich entlastet.

Vorfußbeschwerden Patienten, die über *schmerzhafte Füße im Vorfußbereich* klagen und im Bereich der Zehen Deformitäten haben, werden am besten mit einem Schuh versorgt, der aus einem weichen Material gefertigt worden ist, wenig Falten entstehen läßt und der keine hinderlichen Ziernähte hat. In extremen Fällen kann eine Versteifung der Schuhsohle notwendig werden, um alle Bewegungen auszuschließen. Dies erfolgt in der Regel mit einer künstlichen Gesamtabrollhilfe. Hat der Schuh einen weiten Schaft, so kann der Patient den Schuh auch ohne große Zehenbewegung anziehen. Das Fußbett muß den prominierenden Metatarsalgelenken genügend Platz lassen und das transversale Fußgewölbe am besten im mehr zur Ferse hin gelegenen Bereich der Caputi metatarsale unterstützen. Die Festigkeit des einzuarbeitenden Polstermaterials ist individuell zu bestimmen.

Weist der Patient *extreme rheumatische Deformitäten* mit instabilen Gelenken auf, so kann er auch im Notfall mit einem orthopädischen Pantoffel versorgt werden. In Abhängigkeit von der vorliegenden Handfunktion wird entweder ein normaler Schnürverschluß, ein elastischer Verschluß oder ein Klettbandverschluß eingearbeitet.

Spastische Füße

Beschwerdebild Der spastische Fuß kommt bei Patienten mit *zentralneurologischem Krankheitsbild* vor, wie z. B. Hemiplegie, Schädel-Hirn-Trauma und Querschnittslähmung. Bei ihnen besteht oft im gesamten Bein ein zu starker *Extensionstonus*, gleichzeitig ist die Aktivität der Plantarflexoren größer als die der Dorsalextensoren des Fußes. Die sich dadurch oft entwickelnde *Spitzfußneigung* geht häufig mit einer *Varusneigung* im Sprunggelenk und einem *Krallenstand* der Zehen einher.

Gangbild-abweichungen Je nachdem wie schwerwiegend die spastische Spitzfußstellung ist, treten während des Gehens in der Standphase deutliche Abweichungen im Gangmuster auf (s. „Gangmuster eines Hemiplegiepatienten", Kap. 8).

Patienten mit einem *leichten* Spitzfußstand berühren während der Standphase weiterhin mit der Ferse den Boden, während Patienten mit einem *strukturellen spastischen Spitzfuß* stets eine erhöhte Vorfußbelastung haben, die das Knie in die Hyperextension zwingt und die die laterale Instabilität im Sprunggelenksbereich zunehmen läßt. In Abhängigkeit vom Ausprägungsgrad des Spitzfußstandes wird dem Patienten entweder eine im oder unter dem Schuh zu tragende Sprunggelenk- und Fußorthese verordnet.

Schuhanpassung

Ein *stark ausgeprägter Spitzfußstand mit struktureller Verkürzung* muß meist mit einer bilateralen Unterschenkelorthesenkonstruktion und in extremen Fällen mit einem Arthrodeseschaft (s. Abb. 10.12), der in einen orthopädischen Schuh eingearbeitet wird, versorgt werden. Patienten, deren spastische Spitzfußstellung nur *leicht ausgeprägt* ist, werden oft mit einer maßgefertigten Peronäusschiene in Kombination mit einem semiorthopädischen Schuh versorgt (s. Kap. 8, „Hemiplegie"). Dahingegen werden Patienten mit einer *stärkeren spastischen Spitzfußstellung* immer mit einem hohen orthopädischen Schuh versorgt, der so gearbeitet ist, daß er dem vorliegenden Fußstand u. a. durch eine Absatzerhöhung entgegenkommen kann. Hierdurch wird auch die ansonsten entstehende *extreme Hyperextension* im Knie verhindert.

Darüber hinaus besteht die Möglichkeit, die Abrollung früher verlaufen zu lassen. Eine andere Technik zur Stabilisierung des Knies ist die doppelte oder die Abrollung in 2 Phasen.

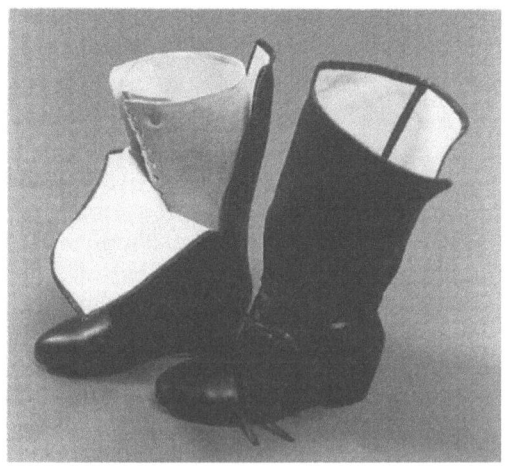

Abb. 10.12.
Ein in einen Stiefel eingearbeiteter Arthrodeseschaft für eine Patientin mit einer spastischen Hemiplegie rechts; die Ästhetik bzw. der kosmetische Aspekt darf nicht unterbewertet werden

Schlaffe Fußlähmungen

Die am häufigsten vorkommende Ursache für das Entstehen von schlaffen Fußlähmungen ist eine *periphere Nervenlähmung der Dorsalextensoren*. Die Lähmung der Dorsalextensoren verursacht einen Fallfuß bzw. einen *Hahnentritt*, der in der Regel eine Peronäusschiene benötigt.

Schuhanpassung

Der Patient kann entweder seine normalen Konfektionsschuhe weiter tragen (sofern dies nicht den Einsatz der Peronäusschiene be- bzw. verhindert) oder sich semiorthopädische Schuhe anfertigen lassen. In den wenigen Fällen, bei denen z. B. weitere Abweichungen und/oder *Sensibilitätsstörungen* zusätzlich auftreten, ist jedoch die Anfertigung von orthopädischen Schuhen indiziert. Müssen zusätzlich auch noch *Instabilitätsprobleme* berücksichtigt werden, so werden hohe orthopädische Schuhe oder Stiefel ausgewählt, in die die Peronäusschiene eingearbeitet werden kann.

Je nach vorliegender Problematik kann der Schaft des Schuhs versteift werden, aber in der Regel ist die Versorgung des Patienten mit einem stabilen semiorthopädischen Schuh in Kombination mit einer Peronäusschiene vollkommen ausreichend. Die Wahl des Materials und der Materialstärke sind dabei von dem *Schweregrad der Lähmung* abhängig. Zur Herstellung eines für den Patienten optimalen Schuhs ist die gute Zusammenarbeit zwischen dem Gangschulungstherapeuten, dem Schuhmacher und dem Orthopädietechniker ausgesprochen wichtig (s. auch Kap. 9, „Sprunggelenk-Fußorthesen").

Schuhwahl bei einer Beinprothese

Die richtige Schuhwahl ist gerade für Patienten mit einer *Amputation* besonders wichtig. Da der Schuh am Ende der Prothese getragen wird, muß der Patient gut darauf achten, daß er einen leichten Schuh trägt. Je leichter der Schuh, desto leichter fühlt sich die Prothese an, und je biegsamer der Schuh, desto größer sind die Bewegungsmöglichkeiten des Prothesenfußes. Der Schuh muß gut und stabil am Prothesenfuß befestigt werden können, so daß eine stabile Standphase möglich ist. Natürlich sollte der Schuh auch am nichtbetroffenen Fuß gut sitzen, ihn ausreichend unterstützen und nicht drücken.

Wichtig !

Da die meisten Amputationen nicht im Zusammenhang mit traumatischen Ereignissen, sondern aufgrund vaskulärer Störungen durchgeführt werden müssen, sollte bei der Wahl der richtigen Schuhe auch die evtl. gestörte Durchblutung bzw. die verminderte Vaskularisation (z. B. bei Diabetespatienten) des nichtbetroffenen Fußes berücksichtigt werden.

Der hier am geeignetsten erscheinende Schuh hat einen Schnürverschluß und ein den Fuß ausreichend unterstützendes Fußbett. Das Fußbett sollte so leicht wie möglich sein, stabil und flexibel zugleich. Der Schuh sollte eine flache, nicht zu elastische, glatte oder rauhe Sohle haben. Der Absatz sollte ausreichend breit, stabil und ungefähr 2,5–3 cm hoch sein. Beim Schuhwechsel sollte der Patient darauf achten, daß die Schuhe dieselbe Absatzhöhe haben.

Schuhanpassung bei Kindern

Plattfüße

Kinder mit Plattfüßen sollten normalerweise mit einer das Längsgewölbe des Fußes normalisierenden bzw. korrigierenden Stützeinlage versorgt werden. Nur in extremen Fällen ist die Versorgung mit einem hohen Schuh mit steifem Schaft in Kombination mit einer korrigierenden Stützeinlage notwendig.

Klumpfüße

Kinder mit einem Klumpfuß weisen in der Regel eine mehr oder weniger ausgeprägte Plantarflexionstellung im oberen Sprunggelenk auf, die mit einer Varusneigung und einer vermehrten Adduktion im Mittelfußbereich einhergeht. Dies verursacht einen Supinationsstand und führt zu einer vermehrten lateralen Fußbelastung. Die Behandlung des *kongenitalen Klumpfußes* besteht zunächst u. a. aus dem wiederholten Eingipsen des Fußes bzw. der Füße (redressierende Gipse) und/oder dem Anlegen von maßgefertigten Schienen. Zu einem späteren Zeitpunkt erhält der Patient zur Unterstützung korrigierende orthopädische Schuhe, die evtl. mit nächtlich zu tragenden Schienen kombiniert werden.

Der Klumpfuß mit einem größeren Equinovarusstand kann auch häufig bei Kindern mit *infantiler Zerebralparese* oder mit *Lähmungserscheinungen* aufgrund von z. B. *Spina bifida* beobachtet werden. In diesen Fällen sind oftmals hohe Korrekturschuhe notwendig. Ein Fußbett oder eine Einlage mit einem verlängernden Effekt auf das Fußgewölbe hat während des Wachstums meist einen positiven Effekt.

Wichtig !

Bei der Beurteilung des Gangmusters und des Fußstandes bei Kindern muß man auch stets auf evtl. vorliegende *Abweichungen im Hüft- und Kniebereich* achten, da auch sie für eine veränderte Fußstellung verantwortlich sein können.

Abb. 10.13.
Die gute Zusammenarbeit zwischen Rehabilitationsarzt, orthopädischem Schuhmacher, Patient und Therapeut erleichtert die Wahl der richtigen Orthesenversorgung

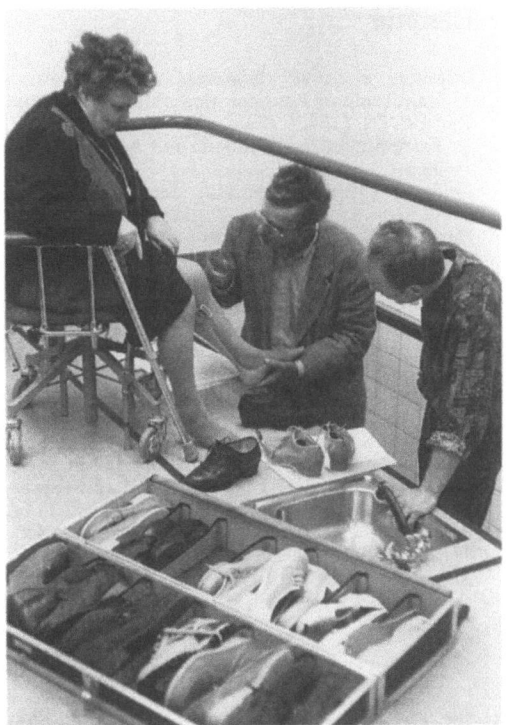

10.5 Allgemeine Beurteilungsaspekte für orthopädische Schuhe

Bei der Beurteilung orthopädischer Schuhe müssen verschiedene Aspekte und Fragen berücksichtigt werden (s. Abb. 10.13):
- Erfüllt der Schuh die an ihn gestellten Anforderungen?
- Wird das Gangmuster durch das Tragen der Schuhe positiv oder negativ beeinflußt?
- Welche Auswirkungen haben die Schuhe auf die Sprunggelenks-, Knie- und Hüftfunktion sowie auf deren Stabilität?
- Kann mit Hilfe einer kosmetischen Überarbeitung der Schuhe die Akzeptanz beim Patienten verbessert werden?
- Welchen Einfluß haben die Schuhe auf die gesamte Stabilität und das Gleichgewicht des Patienten?

Der Patient erhält dann eine optimale Schuhversorgung, wenn der orthopädische Schuhmacher und der Physiotherapeut gut zusammenarbeiten und gemeinsam die genannten Aspekte erörtern.

Literatur

Bistevins R (1990) Footwear and footwear modifications. In: Krusen's Handbook of Physical Medicine and Rehabilitation 45:967–975

Carlson JM (1987) Biomechanik and orthetische Versorgung der unteren Extremitäten bei Kindern mit zerebraler Lähmung. Orthopädie-Technik 38:9

Grifka J (1989) Systematik der Einlagenversorgung. Orthopädie-Technik 12:710–715

Hanssen JW (1990) Orthopedische schoentechnische voorzieningen bij slappe verlammingen. Boerhaave cursus. Leiden 5:89–98

Hanssen JW (1990) De schoenvoorziening van de neuropathische voet. Boerhaave cursus. Leiden S 55–66

Hanssen JW (1994) Voetamputaties en schoenaanpassingen. Basiscursus Amputaties en prothesiologie. Groningen

Hess H (1992) Die orthopädische Versorgung des rheumatischen Fußes. Orthopädie-Technik 2:101–107

Kilian A (1990) Überlegungen zur Schuh-Schienenversorgung beim Hemiplegiker. Krankengymnastik 42/5:531–536

Kraus E (1980) Fachkunde Orthopädieschuhtechnik. C. Maurer, Geislingen

Maurer HB, Wetz HH (1986) Der rheumatische Fuß und seine orthopädietechnische Versorgung. Med Orth Tech 114:62–66

Postema K et al (1991) Orthopedisch maatschoeisel in de medische praktijk. Bohn Stafleu Van Loghum, Houten

Thom H, Berkeman M (1991) Alltägliche Fußleiden. Krankengymnastiek 43/10:1062–1075

11 Gehhilfsmittel

11.1 Biomechanische Betrachtungen

Definition

Ein *Gehhilfsmittel* ist ein technisches Hilfsmittel, mit dessen Hilfe die Arme die Beine beim Stehen und Gehen unterstützen können.

Mit einem Gehhilfsmittel können – biomechanisch gesehen – 2 Ziele verfolgt werden:
- Die Verlagerung der sonst auf der unteren Extremität ruhenden Belastung auf die oberen Extremitäten. Das Ziel wird verfolgt, wenn (unabhängig von den Ursachen) die Belastung auf einem oder beiden Beinen reduziert werden soll und/oder die Schmerzminderung im Mittelpunkt der Behandlung steht.
- Die Vergrößerung der Stützfläche; d. h., wenn der Patient zur Aufrechterhaltung bzw. zur Korrektur seiner Gleichgewichtsfunktion Unterstützung benötigt.

Verlagerung der Belastung

Wichtig !

Der häufigste Anlaß für den Einsatz von Gehhilfsmitteln ist die notwendige und/oder gewünschte Verlagerung der einwirkenden Belastung auf das Bein bzw. die Beine: Der Patient kann oder darf die Beine nicht oder nur teilweise belasten.

Für die vollständige oder teilweise Entlastung kommen verschiedene *Gründe* in Frage:
- ein andauernder Schmerzzustand,
- eine medizinische Kontraindikation und/oder
- ein deutlicher Verlust an Muskelkraft, der es dem Patienten unmöglich macht, seine Gelenke während des Stehens und Gehens zu kontrollieren. Der Gehhilfsmitteleinsatz ermöglicht dem Patienten aufgrund der künstlichen Verlängerung der Arme, einen Teil der Belastung von den Beinen auf die Arme zu verlagern.

Vergrößerung der Stützfläche

Wichtig !
Eine Vergrößerung der Stützfläche ist erforderlich, wenn der Patient Schwierigkeiten hat, sein Gleichgewicht ohne Hilfsmittel aufrechtzuerhalten.

Eine Person, die ihr Gleichgewicht während des Stehens und Gehens halten kann, fällt nicht ohne weiteres, da sie ihren Körperschwerpunkt innerhalb der Stützfläche hält (s. Abb. 11.1).

Wichtig !
Je größer die Stützfläche, desto leichter kann der Körperschwerpunkt über der Stützfläche gehalten werden.

Das Halten des Körperschwerpunkts über der Stützfläche läßt sich z. B. beobachten, wenn jemand einen Gegenstand auffangen möchte. Die auffangende Person wird sich dazu in der Regel breitbeinig oder in Schrittstellung aufstellen. Wie in Abb. 11.1 zu sehen ist, vergrößert sich durch das Einnehmen der *Schrittstellung* oder des *breitbeinigen Standes* die Stützfläche, und zwar in die Richtung, in die die Kraft ausgeübt wird. Dies kann man z. B. besonders deutlich bei der Verteidigungshaltung während des Sportfechtens beobachten, die immer wie-

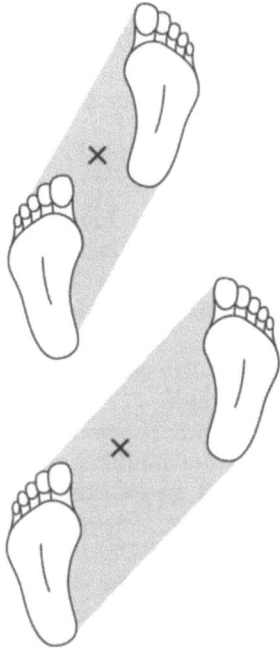

Abb. 11.1.
Vergrößerung der Stützfläche durch Verbreiterung der Schrittbreite

der eingenommen wird. Bewegt sich der Körperschwerpunkt während einer Körperbewegung etwas über die Stützfläche hinaus, so bedeutet das nicht gleich das Fallen, da die Muskulatur mit einer entgegengesetzten Kraft reagiert. Überschreitet der Körperschwerpunkt jedoch um ein entscheidendes Maß die Stützflächengrenze oder ist die Muskulatur aufgrund von verschiedenartigen Erkrankungen (wie z. B. Muskeldystrophie, Paraplegie, Hemiplegie oder Amputation) zu schwach, paretisch, paralytisch oder einfach nicht gut zu kontrollieren, kommt es häufig zu mit Gehhilfsmitteln vermeidbaren Stürzen. Dies tritt insbesondere dann ein, wenn der Patient z. B. Ausfallschritte nicht schnell und koordinativ gut genug durchführen kann oder ihm dies aufgrund seiner Erkrankung nicht möglich ist.

Kleinkinder. Das breitbeinige Stehen und Gehen wird beispielsweise auch von Kleinkindern, die den aufrechten Gang erst noch erlernen müssen, zur Verbesserung bzw. Sicherung ihrer Stabilität eingesetzt. Das Kleinkind schützt sich vor dem sonst allzu häufigen Hinfallen, indem es durch breitbeiniges Gehen seine Stützfläche vergrößert und damit seinen Körperschwerpunkt leichter innerhalb dieser Stützfläche halten kann. Wirkt jedoch von außen eine Kraft auf das eher instabil stehende Kind ein, dann verliert es schnell sein Gleichgewicht. Während des Gehens muß es immer erst sein Gleichgewicht suchen, bevor es den nächsten Schritt ausführen kann. Dabei nutzt es, zumindest in der Anfangszeit, jede sich ihm bietende Stützmöglichkeit.

11.2
Verschiedene Gehhilfsmittel

Die von uns erstellte Reihenfolge der Gehhilfsmittelbeschreibung beginnt mit den einfachen, relativ wenig entlastenden Gehhilfsmitteln und endet mit den größeren, deutlich entlastenden Gehhilfsmitteln. Bevor der Therapeut ein Gehhilfsmittel einsetzt, sollte er bedenken, daß mit wachsender physischer *Entlastung* durch ein Gehhilfsmittel die *emotionelle Belastung* des Patienten auch zunehmen kann.

Wir werden auf folgende Mittel näher eingehen:
→ Stock,
→ Unterarmgehstütze,
→ Schalenstütze bzw. Unterarmgehstütze,
→ Achselstütze
→ Drei- oder Vierfuß,
→ Gehgestell (Gehbock),
→ Rollator, Stroller, Deltaroller,
→ Gehbarren.

Abb. 11.2.
Verschiedene Stöcke:
1 Schwanenhalsgriff,
2 anatomischer Handgriff,
3 und *4* „normale"
Griffausführung

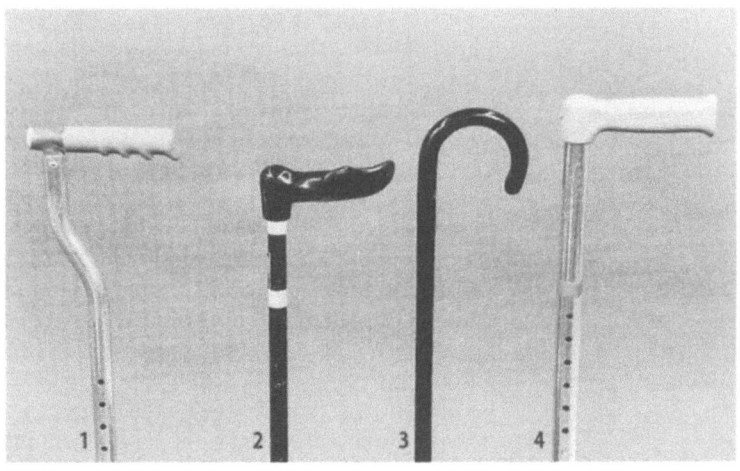

Stock

Der normale Stock wird neben einigen regional typischen Bezeichnungen im allgemeinen auch als Handstock oder als Gehstock bezeichnet. Der normale Stock wird je nach Einsatzzweck in unterschiedlichen Ausführungen und aus verschiedenen Materialien, allen voran Holz, Aluminium und Kunststoff, hergestellt. Die therapeutischen Stöcke sind in der Regel höhenverstellbar (s. Abb. 11.2).

Wichtig !

Die Form des Handgriffs bestimmt zum einen die Anwendungsfreundlichkeit und zum anderen die Belastungsmöglichkeit des Stocks.

Stockarten. Ein gewöhnlicher, aus Holz gefertigter *Wanderstock (3)* mit einem rundgebogenen Handgriff hat ein größeres Kippmoment in ventrodorsale Richtung im Vergleich zu einem Stock mit *Schwanenhalshandgriff (1)*, dessen Stützpunkt direkt über dem Stock liegt. Ein Stock, der mit flektiertem Ellbogen belastet wird, zwingt den Ellbogen in die Flexion und durch die nach oben gerichtete Kraft wird die Schulter nach kranial und in die Retroflexion gedrückt. Stabilisierende Momente werden durch die Aktivität des M. triceps brachii, des M. latissimus dorsi und des M. pectoralis major et minor geleistet. Je geringer das Ausmaß der Flexion im Ellbogen ist, desto kleiner wird das Moment. Bei vollständiger Extension im Ellbogengelenk ist das Moment dementsprechend gleich Null. Je größer die Stützfläche des Handgriffs, desto geringer ist der Druck pro cm^2, ein Aspekt, der bei den Stöcken *mit einem anatomischen Handgriff (2)* berücksichtigt wird. Stöcke mit anatomischen Handgriff gibt es für die linke und rechte Hand; sie werden oft zu Unrecht als „Rheumastöcke" bezeichnet. Der von der Handinnenfläche ausgeübte Druck verteilt sich aufgrund der anatomischen Form über eine große Stützfläche, die zu einer Druckminderung führt. Daher eignen sich die Stöcke mit anatomischen Handgriffen ausgesprochen gut für Rheumapatienten. Aber auch jeder andere Patient, der einen Großteil seines Körpergewichts auf den Stock übertragen muß, hat aufgrund der besseren Druckverteilung einen größeren Benutzungskomfort.

Gummipuffer. Der auch bei allen anderen Gehhilfsmitteln vorhandene Gummipuffer wird in der Regel aus Gummi, seltener aus Kunststoff gefertigt. Der Gummipuffer vermindert die Ab- und Ausrutschgefahr und dämpft die beim Aufsetzen des Stokkes auftretenden Geräusche. Die besten Ergebnisse hinsichtlich der Bodenhaftung des Antirutschgummipuffers werden erreicht, wenn der Gummipuffer aus einem möglichst weichen Material gefertigt, die Bodenkontaktfläche groß und die Unterseite des Gummipuffers leicht kugelförmig nach innen gewölbt ist. Darüber hinaus gibt es Gummipuffer, die mit einer Art Kugelgelenk ausgestattet sind, so daß auch bei einem schrägen Stockstand ein guter Gummipufferbodenkontakt gewährleistet ist.

Wichtig Auf einen Stock können ungefähr 20% des Körpergewichts verlagert werden.

Unterarmgehstütze Die Unterarmgehstütze (s. Abb. 11.3) wird auch als *schwedische Unterarmgehstütze* oder als *Ellbogenstütze* bezeichnet. Eine Un-

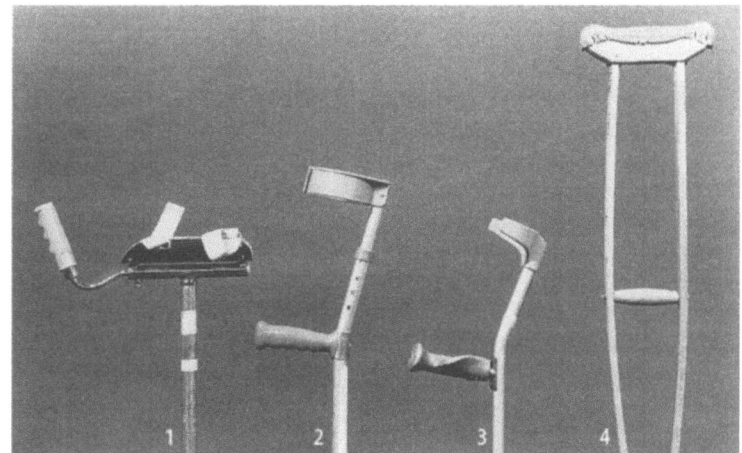

Abb. 11.3.
Verschiedene Stützen:
1 Schalenstütze,
2 Ellbogenstütze mit geschlossener Manschette,
3 Unterarmgehstütze mit offener Manschette und anatomisch geformten Handgriffen,
4 Achselstütze

terarmgehstütze hat einen am Ende verdickten Handgriff, der ein Abrutschen der Hand verhindern soll. Der Einsatz von anatomischen Handgriffen ist insbesondere bei einem bilateralen Gehstützeneinsatz sinnvoll. In diesen Fällen muß oft ein Großteil des Körpergewichts von den Armen bzw. den Stützen übernommen werden. Die Unterarmstütze knickt in Höhe des Handgriffs in einem Winkel von ungefähr 15° nach hinten ab. Durch diesen Winkel wird es möglich, einen Teil der unterstützenden Kraft aus der Unterarmstütze zu holen; das Handgelenk wird weniger belastet.

Wichtig ! **Die unterstützende Kraft einer Unterarmgehstütze ist größer als die eines Stockes.**

Es wird eine abwärts gerichtete Kraft aufgebaut, die das Ellbogengelenk stabilisiert und eine Ellbogenflexion verhindert (s. Abb. 2.6). Eine weitere Funktion der Unterarmstütze ist die Fixierung des Handgelenks, so daß Standkorrekturen des Gehhilfsmittels weniger aus dem Handgelenk, aber dafür mehr aus dem Ellbogen- und Schultergelenk erfolgen. Die Spange (Abb. 11.3(3)) kann offen oder geschlossen sein. Bei einer geschlossenen Spange bleibt die Gehstütze am Arm hängen, wenn man den Handgriff losläßt. Dies kann praktisch sein, wenn man etwas anders greifen oder eine Tür öffnen möchte. Nachteilig ist aber, daß die Gehstütze auch bei einem Fall am Arm hängen bleibt und so eine Unterarmfraktur verursachen kann.

Wichtig ! **Der einseitige Einsatz einer Unterarmgehstütze kann die Belastung (bezogen auf das zu unterstützende Bein) um 25–40% reduzieren, während bei einem bilateralen Einsatz die Belastung um 100% reduziert werden kann.**

Schalenstütze

Die Schalenstütze wird auch als *Rheuma-* und *Trizepsstütze* bezeichnet. Die korrekte Bezeichnung lautet jedoch „Schalenstütze" (s. auch Abb. 11.3 und 11.18). Sie besteht aus:
- einer Unterarmschale, die waagerecht (in einem Winkel von 90°) auf dem Stock befestigt ist, und
- aus einem sich direkt davor befindlichen Handgriff.

Der an der Schale mit Klettenbandverschlüssen befestigte Unterarm des Patienten wird vollständig von der gepolsterten Schale unterstützt. Die Klettenbandverschlüsse sorgen zusammen mit dem Handgriff dafür, daß der Patient die Stütze anheben kann, um sie für den nächsten Schritt nach vorne zu bewegen.

Achselstütze, axillare Stütze, Schulterstütze

Die Achselstütze wird in Westeuropa nur noch selten eingesetzt. In Amerika und in den Entwicklungsländern ist sie jedoch noch häufig zu sehen.

Wichtig !

Die Achselstützen haben im Vergleich zu den Ellbogenstützen einen noch größeren invalidisierenden Effekt auf den Patienten.

Die einfachste Form dieses Gehhilfsmittels besteht lediglich aus einem Stock, einer Achselunterstützung, einem Handgriff und einem Gummipuffer. Trotz der etwas irreführenden Bezeichnung „Achselstütze" sollte sich der Patient *nicht* mit der Achselhöhle auf der Achselstütze abstützen, da das zu einem Abklemmen der A. axillaris und/oder des P. brachialis führen kann, was wiederum eine Druckneuropathie und/oder vaskuläre Beschwerden hervorrufen kann. Der obere Teil der Achselstütze soll normalerweise zwischen Oberarm und Rumpf geklemmt werden, so daß die Achselstütze einen zweiten Fixationspunkt erhält, der zur Erhöhung der mediolateralen Stabilität beiträgt. Es erhöht sich dadurch auch die ventrodorsale Stabilität, die bei jedem Achselstützen unterstützenden Schritt benötigt wird. Eine Voraussetzung für den Gebrauch von Achselstützen ist ein kräftiger M. triceps brachii und die richtige Einstellung der Achselstützen auf den Patienten: Zwischen Achselstütze und Achselhöhle muß ein Abstand von 5 cm sein. Damit der Patient tatsächlich nicht mit seinen Achseln auf den Achselstützen aufliegt, muß er lernen, seine Ellbogen während der Belastung (also während des Stützvorgangs) gut zu strecken.

Drei- oder Vierfuß

Die Gehhilfsmittel haben je nach Ausführung entweder 3, 4 oder 5 Stützpunkte.

Wichtig !

Die Größe der Stützfläche nimmt mit der Anzahl der Stützpunkte zu.

Anstelle des normalen Handgriffs können diese Gehhilfsmittel auch mit einer Unterarmstütze (entsprechend den Unterarmgehstützen) ausgestattet werden. Die Handgriffe befinden sich jeweils direkt über der Stützfläche, dadurch erhöht sich die ventrodorsale Stabilität. Die Stabilität in mediolateraler Richtung ist auch ausreichend, da sich der Körperschwerpunkt bei jedem einzelnen Schritt stets zwischen dem heterolateralen Fuß und der auf dem Boden liegenden Stützpunktfläche der Gehhilfe befindet. Ein Vorteil der Gehhilfen mit mehr als 2 Stützpunkten ist die Möglichkeit, die Stützen einfach zur Seite zu stellen, ohne daß sie Umfallen oder wegrutschen, wie es bei den Stützen mit nur einem Stützpunkt der Fall ist.

Abb. 11.4.
1 Vierfuß,
2 zusammenlegbares
Gehgestell, *3* Stroller

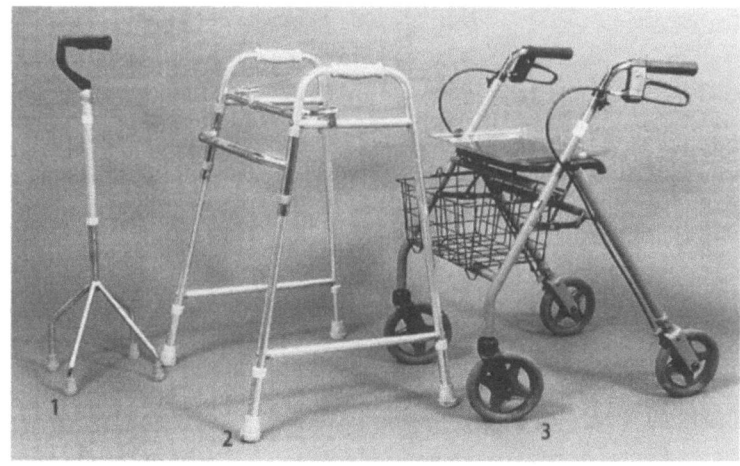

| **Wichtig** | ❗ | Eine Gehhilfe mit 3 Stützpunkten am Boden weist bereits eine optimale Stabilität auf. |

Gehgestell (Gehbock; s. Abb. 11.4)

Das Gehgestell stellt dem Patienten eine recht große Stützfläche zu Verfügung, und besteht aus einem Gestell, das 3 oder 4 mit Gummipuffern versehene, Stützpunkte hat und in der Höhe verstellbar ist. Das Gehgestell mit 4 Stützpunkten ist breiter und daher auch stabiler. Es gibt Gehgestelle, die zusammenlegbar sind, mit Scharnieren versehen werden oder die sich nicht in ihrer Form (außer in der Höhe) verändern lassen.

Alle Gehgestelle haben in der Regel eine pyramidenartige Form; sie verlaufen auf der Vorderseite und an beiden Seiten nach oben „spitz" zu. Dadurch liegen die Stützpunkte der Handgriffe innerhalb der Stützfläche am Boden; ein Umkippen aufgrund einer Fehlbelastung ist fast nicht möglich.

Die *formstabilen Gehgestelle* weisen die größte Stabilität und die geringsten Abnutzungserscheinungen auf. Die *zusammenlegbaren Gehgestelle* können dagegen leicht transportiert und platzsparend untergebracht werden. Die *mit Scharnieren versehenen Gehgestelle* wurden für Patienten entwickelt, die nicht in der Lage sind, das Gehgestell anzuheben und eher schiebend über den Boden bewegen. Als Alternative bietet sich der Einsatz des Strollers an (s. Abb. 11.14).

Rollator, Stroller, Deltaroller

Ein *Rollator* ist vorne mit 2 Rädern und hinten mit 2 Stützpunkten ausgestattet. Der Bereich der Handgriffe ähnelt dem eines Fahrradlenkers. Jeder Rollator ist mit einer Bremsvorrichtung ausgestattet, dabei handelt es sich entweder um eine Handbremse, ähnlich einer Fahrradbremse, oder um eine halb-

Abb. 11.5.
Gangschule im Gehbarren (Patientin mit Fixateur externa aufgrund einer Tibiafraktur links)

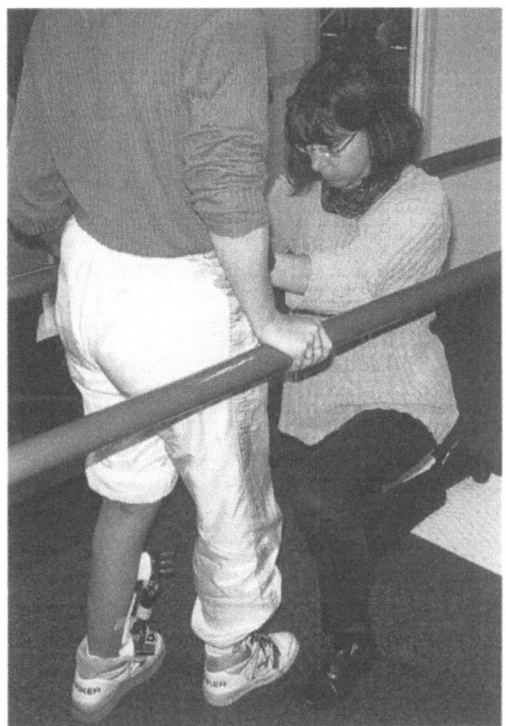

automatische Bremse an den beiden hinteren Stützpunkten, die durch die Belastung bzw. Benutzung des Rollators in Betrieb geht.

Der *Stroller* und der *Deltaroller* sind im Prinzip ähnlich aufgebaut wie ein Rollator. Der Stroller unterscheidet sich vom Rollator dadurch, daß er 4 anstatt 2 Räder und der Deltaroller 3 anstatt 2 Räder hat. Sowohl der Stroller als auch der Deltaroller sind mit einer Handbremse ausgerüstet. Ein für viele Benutzer wichtiger Vorteil dieser Gehhilfsmittel ist die konstruktionsbedingte Möglichkeit, Gegenstände in ihm mitzunehmen.

Gehbarren

Obwohl ein Gehbarren lediglich in therapeutischen Situationen eingesetzt werden kann (s. Abb. 11.5), scheint es uns doch sinnvoll, ihn im Abschnitt über Gehhilfsmittel zu beschreiben. Ein Gehbarren besteht aus 4 verstellbaren vertikal ausgerichteten Stützen, auf denen 2 waagerecht verlaufende Holme befestigt sind. Weil es das einzige Gehhilfsmittel ist, das der Patient nicht von seinem Standort entfernen kann, gibt es auch die meiste Stabilität und Unterstützung.

11.3
Verschiedene Gangmuster mit Gehhilfsmitteleinsatz

In der Anwendung der Gehhilfsmittel gibt es viele verschiedene Möglichkeiten; die dabei verwendete Terminologie (z. B. hinsichtlich der Zielsetzung) ist von Autor zu Autor oft unterschiedlich.

Wie bereits im Abschn. 11.1 besprochen, gibt es 2 Gründe, die den Einsatz von Gehhilfsmitteln rechtfertigen: die gewünschte Entlastung der unteren Extremitäten und die angestrebte Vergrößerung der Stützfläche. Darüber hinaus muß hier auch zwischen dem uni- und bilateralen Einsatz unterschieden werden.

Wichtig !

Der Therapeut sollte stets versuchen, dem Patienten ein möglichst natürliches Gangmuster beizubringen, auch wenn er ein Gehhilfsmittel benutzen muß.

In Kap. 3, „Das normale Gangbild", wurde bereits auf die während des Gehens alternierend stattfindenden Bewegungen der Arme und Beine hingewiesen; dabei geht die nach vorne gerichtete Bewegung des linken Beins mit dem diagonal über ihm liegenden rechten Arm einher; das rechte Bein bewegt sich dementsprechend gleichzeitig mit dem linken Arm.

Dieser Gang, der normalerweise von jedem Menschen spontan ausgeführt wird, wird *Kreuzgang* genannt. In der Behandlung wird daher die Fortführung des Kreuzgangs, auch bei *unilateralem Gehhilfsmitteleinsatz*, angestrebt.

Bei einem *bilateralen Gehhilfsmitteleinsatz* wird in Abhängigkeit von der jeweils vorliegenden Situation des Patienten
- der Kreuzgang gelehrt oder
- die gleichzeitige Nutzung beider Gehstützen zur Unterstützung des betroffenen Beins trainiert.

Die Entscheidung darüber, welches Gangmuster der Patient anwenden sollte, hängt dabei von seiner Erkrankung, dem vorliegenden Zustand (akut und vorübergehend oder chronisch und bleibend), den Einsatzmöglichkeiten seiner Hände bzw. Arme und von dem von Therapeut und Patient angestrebten Ziel ab.

Nachfolgend werden die verschiedenen Gangmuster kurz dargestellt:
→ Gehen mit nur einem Gehhilfsmittel,
→ Gehen mit 2 Gehhilfsmitteln,
→ Gehen mit dem Gehgestell,
→ Gehen mit einem rollenden Gehhilfsmittel,
→ Gehen im Gehbarren.

Abb. 11.6.
Stützfläche bei unilateralem Gehstützeneinsatz

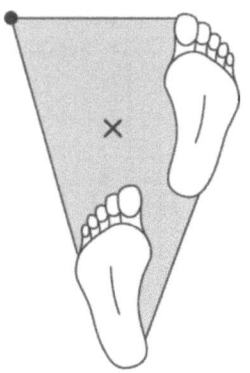

Gehen mit nur einem Gehhilfsmittel (s. Abb. 11.6)

Das Gehhilfsmittel wird in der Regel immer auf der nichtbetroffenen Seite (*kontralateral* zum betroffenen Bein) eingesetzt. Der Patient erlernt den Kreuzgang anhand der vom Therapeuten gegebenen Instruktionen. Würde der Patient das Gehhilfsmittel auf der betroffenen Seite, also *homolateral* einsetzen, käme es zu einem unnatürlichen Gangmuster, bei dem sich der Körperschwerpunkt vermehrt auf das betroffene Bein verlagern würde. Die beabsichtigte Entlastung des betroffenen Beins würde unterbleiben, die Belastung würde sogar deutlich zunehmen.

Wichtig !

Die Größe der Stützfläche fällt durch den homolateralen Einsatz deutlich kleiner aus als dies beim kontralateralen Einsatz der Fall ist.

2-Punktgang

Das betroffene Bein wird gleichzeitig mit dem kontralateralen Arm und der Gehstütze nach vorne gebracht und auf gleicher Höhe auf dem Boden aufgesetzt. Anschließend führt der Patient mit dem nichtbetroffenen Bein einen Schritt nach vorne aus (s. Abb. 11.7).

3-Punktgang

Zuerst setzt der Patient die Gehstütze eine Schrittlänge nach vorne. Anschließend bewegt er das betroffene Bein (kontralaterale Seite) und setzt es in Höhe der bereits plazierten Gehstütze auf. Danach bewegt er sein nichtbetroffenes Bein eine Schrittlänge weiter nach vorne (s. Abb. 11.7).

Indikationen

Der *unilaterale Einsatz* einer Gehstütze erfolgt, wenn:
- lediglich *ein Bein zu entlasten* ist,
- ein *einseitiges Instabilitätsproblem* vorliegt oder
- lediglich eine *leichte Gangunsicherheit* besteht.

Abb. 11.7.
2-Punktgang und 3-Punktgang

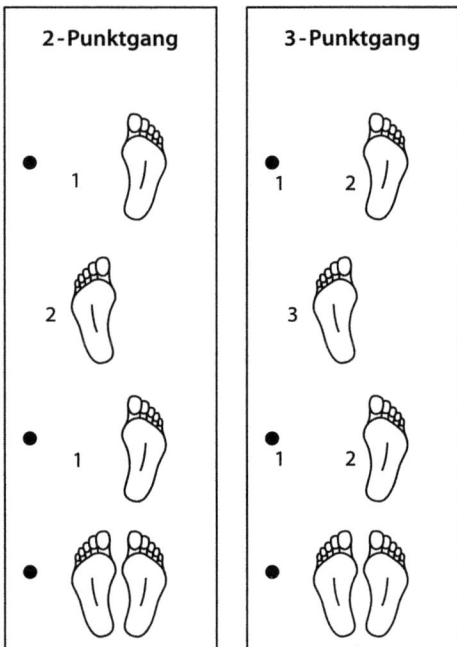

Dabei setzt der Patient die Gehstütze immer (wenn möglich) auf der nichtbetroffenen Seite (kontralateral zum betroffenen Bein) ein.

Gehen mit 2 Gehhilfsmitteln

Die Sprachverwirrung ist hier noch größer, als es bei der Benennung der Gehhilfsmittel der Fall ist: Begriffe wie 2-Punktgang, 3-Punktgang und 4-Punktgang werden sehr häufig angewandt, haben aber – je nach Autor – eine ganz andere Bedeutung. Da wir uns hier auf die täglichen Praxis beziehen möchten, soll der Ausgangspunkt nicht sein, *was* das Gehhilfsmittel *macht*, sondern *welches* Ziel angestrebt wird. Wir haben deshalb eine Einteilung in *Diagonalgang*, *Dreiecksgang* und *Schwunggang* vorgenommen.

Diagonalgang

Bei der Ausführung des Diagonalgangs (s. Abb. 11.8) wird stets eine Gehstütze (bzw. die eine Seite eines Gehhilfsmittels) zusammen mit dem dazugehörigen kontralateralen Bein vorwärts gesetzt, während die zweite Gehstütze (bzw. die andere Seite des Gehhilfsmittels) zusammen mit dem anderen Bein zunächst hinten verbleibt. Das Vorwärtssetzen des Gehhilfsmittels und des Beins kann gleichzeitig erfolgen, muß aber nicht. Da-

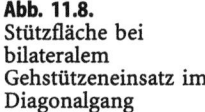

Abb. 11.8.
Stützfläche bei bilateralem Gehstützeneinsatz im Diagonalgang

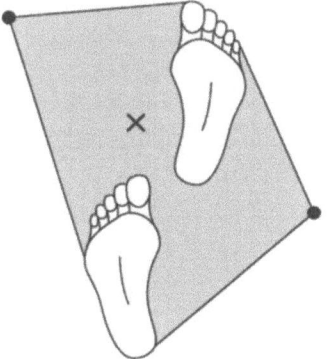

her wird der Diagonalgang wiederum in einen 2-Punkt- und einen 4-Punktdiagonalgang eingeteilt, je nachdem, ob der normale Gangzyklus in 2 oder 4 Einzelschritten stattfindet.

2-Punktdiagonalgang. Der linke Arm bewegt sich mit dem Gehhilfsmittel und dem rechten Bein gleichzeitig nach vorne; dabei werden das Gehhilfsmittel und der Fuß in gleicher Höhe auf dem Boden aufgesetzt. Anschließend folgen gleichzeitig der rechte Arm mit Gehhilfsmittel und das linke Bein; sie werden eine Schrittlänge weiter vorne aufgesetzt.

4-Punktdiagonalgang (s. Abb. 11.9). Zuerst wird das Gehhilfsmittel nach vorne gesetzt. Danach wird das kontralaterale Bein vorwärts bewegt und auf gleicher Höhe aufgesetzt. Anschließend wird das andere Gehhilfsmittel nach vorne bewegt und eine Schrittlänge vor dem zuerst plazierten Gehhilfsmittel aufgesetzt. Zum Schluß wird auch das andere Bein eine Schrittlänge (also in Höhe des zuletzt plazierten Gehhilfsmittels) weiter vorwärts gesetzt.

Indikationen

Der Diagonalgang eignet sich besonders gut für Patienten, die aufgrund von beidseitig vorkommenden *Instabilitätsproblemen* (v. a. in mediolateraler Richtung) eine Vergrößerung der Stützfläche benötigen. Der Diagonalgang wird auch zur *teilweisen Entlastung* beider Beine oder zur *langsamen Belastungssteigerung* eines Beins (z. B. nach einer Hüft-, Knie- oder Fußoperation) eingesetzt. Die Patienten bewegen sich in der Regel mit 2 Stützen aufrechter und natürlicher fort als mit einer Stütze. Das Gehen mit 2 Stützen im Diagonalgang beugt daher zusätzlichen Beschwerden vor, die sich im Schulter-Arm- sowie im Wirbelsäulenbereich aufgrund von Fehlbelastungen bzw. Überbelastungen ergeben könnten.

Abb. 11.9.
2-Punktdiagonalgang
und 4-Punkt-
diagonalgang

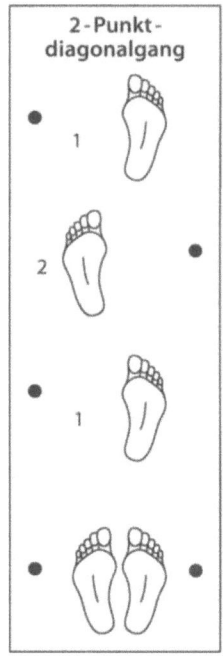
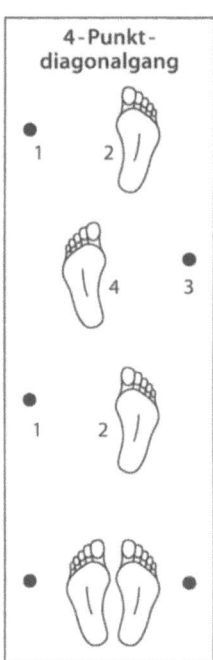

Abb. 11.10.
Stützfläche bei
bilateralem
Gehstützeneinsatz im
Dreiecksgang

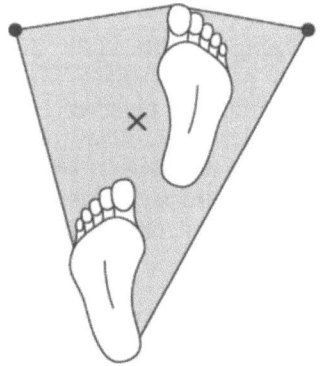

Dreiecksgang Bei dieser Gangart (s. Abb. 11.10) werden beide Gehstützen zusammen mit dem betroffenen Bein nach vorne gesetzt, während das nichtbetroffene Bein keinerlei Unterstützung bedarf und erhält. Das Vorwärtsplazieren der Gehhilfsmittel und des Beins kann gleichzeitig erfolgen, muß aber nicht. Auch hier wird wieder eine Einteilung in einen 2-Punkt- und einen 3-Punktdreiecksgang gemacht.

Abb. 11.11.
2-Punktdreiecksgang
und 3-Punkt-
dreiecksgang

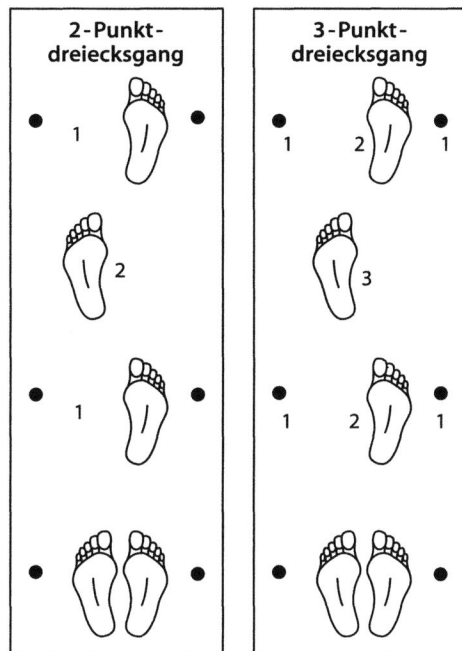

2-Punktdreiecksgang (s. Abb. 11.11). Die beiden Gehstützen werden gleichzeitig mit dem betroffenen Bein nach vorne bewegt und auf gleicher Höhe aufgesetzt. Anschließend wird das nichtbetroffene Bein eine Schrittlänge weiter vorne aufgesetzt.

3-Punktdreiecksgang (s. Abb. 11.11). Zuerst werden die beiden Gehstützen nach vorne gesetzt. Danach wird das betroffene Bein in Höhe der zuerst plazierten Gehstütze aufgesetzt und das nichtbetroffene Bein anschließend eine Schrittlänge weiter vorne plaziert.

Indikationen

Der Dreiecksgang wird normalerweise eingesetzt, wenn *ein Bein kaum* und *das andere Bein vollkommen normal belastet* werden darf. Er wird auch gerne bei Instabilitätsproblemen in ventrodorsaler Richtung eingesetzt.

Anmerkung. In einigen Fällen ist es dem Patient nicht möglich, das nichtbetroffene Bein eine Schrittlänge vor das betroffene Bein zu setzen; in diesen Fällen führt der Patient dann jeweils einen Anstellschritt, im 3- oder 4-Punktdiagonalgang, mit dem nichtbetroffenen Bein aus.

Abb. 11.12.
Die 2 beim Durchschwunggang entstehenden Stützflächen

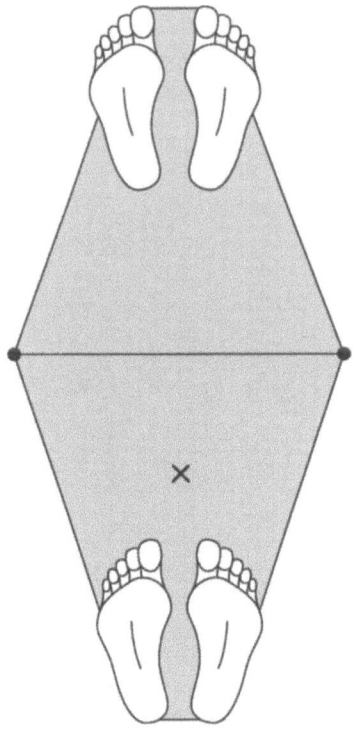

Schwunggang

Kann oder darf der Patient seine Beine nicht alternierend vorwärts bewegen, dann kann er den Schwunggang nutzen (s. Abb. 11.12). Beim Schwunggang werden beide Gehhilfsmittel gleichzeitig nach vorne gesetzt, während die Beine anschließend zusammen nach vorne geschwungen werden. Man unterscheidet den Durchschwunggang und den Zuschwunggang.

Durchschwunggang (swing-through; s. Abb. 11.13). Zuerst werden die beiden Gehhilfsmittel nach vorne gesetzt. Danach bewegt der Patient seine Beine mit einer Schwungbewegung eine Schrittlänge weiter vorwärts.

Zuschwunggang (s. Abb. 11.13). Zuerst werden die beiden Gehhilfsmittel nach vorne gesetzt. Anschließend werden beide Beine in einer Schwungbewegung vorwärts bewegt und direkt zwischen den beiden Gehhilfsmitteln aufgesetzt.

Indikationen

Der Schwunggang wird z. B. häufig von *Querschnittspatienten* und *Amputationspatienten*, die ohne Prothese gehen, genutzt.

Abb. 11.13.
Durchschwunggang und Zuschwunggang

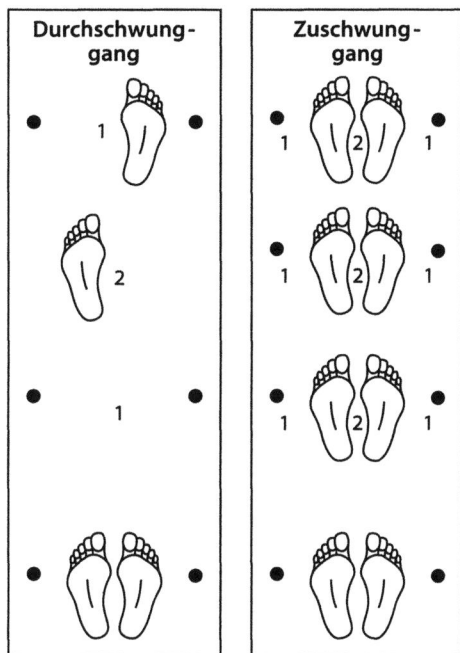

Gehen mit dem Gehgestell (Gehbock)

Gehen innerhalb des Gehgestells

Zuerst wird das Gehgestell nach vorne gesetzt. Danach führt der Patient einen vollständigen Gangzyklus aus. Anschließend wird das Gehgestell wieder weiter vorwärts gesetzt. Der Patient bewegt sich hierbei innerhalb des Gehgestells nach vorne, er kann damit einen Großteil der Belastung auf das Gehgestell übertragen und seine Beine gut entlasten. Die Stützfläche auf dem Boden verringert sich leicht, wenn sich der Patient, nach einer Schrittfolge, nah an der vorderen Gehgestellstange befindet. In dieser Position kann es dem Patienten etwas schwerer fallen, sein Gleichgewicht zu halten.

Gehen hinter dem Gehgestell

Zuerst setzt der Patient das Gehgestell nach vorne. Anschließend führt er einen vollständigen Gangzyklus aus, bevor er das Gehgestell erneut vorwärts setzt. Der Patient geht dabei hinter dem Gehgestell her. Die Stützfläche am Boden nimmt so deutlich zu (s. Abb. 11.14), was sich bei Patienten mit Gleichgewichtsstörungen positiv auswirkt. Allerdings kann der Patient weniger Belastung auf das Gehgestell übertragen.

Abb. 11.14.
Stützfläche beim Gehgestelleinsatz

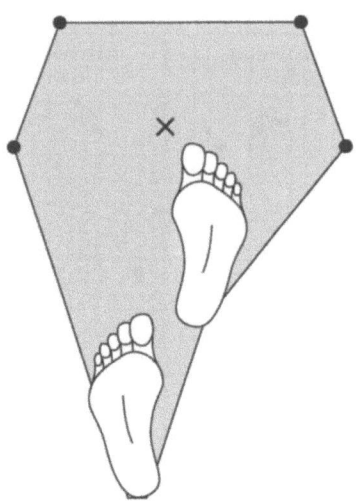

| **Schwunggang mit dem Gehgestell** | Zuerst wird das Gehgestell nach vorne gesetzt. Anschließend bringt der Patient seine Beine mit einer Schwungbewegung nach vorne und setzt danach das Gehgestell wieder ein Stück weiter vorwärts. Der Schwunggang wird u. a. von Amputationspatienten genutzt, die sich ohne Prothese fortbewegen, und von Querschnittspatienten mit einer kompletten Lähmung, die mit Oberschenkelschienenschellenapparaten gehen. |

Gehen mit einem rollenden Gehhilfsmittel

Die Möglichkeiten, sich mit einem rollenden Gehhilfsmittel fortzubewegen (s. Abb. 11.15), entsprechen (bis auf den Schwunggang) denen, die für das Gehgestell aufgeführt wurden. Durch die Räder wird das *Gangbild* des Patienten *dynamischer*, als dies mit dem Gehgestell der Fall ist.

Gehen im Gehbarren

Im Gehbarren kann der Patient die gleichen Gangmuster ausführen, wie er mit 2 Gehstützen außerhalb des Gehbarrens kann. Er kann sowohl den 2-Punkt- und den 4-Punktdiagonalgang als auch den 3-Punktdreiecksgang und den Schwunggang ausführen.

Abb. 11.15.
Patient mit
Oberschenkelprothese
und Stroller

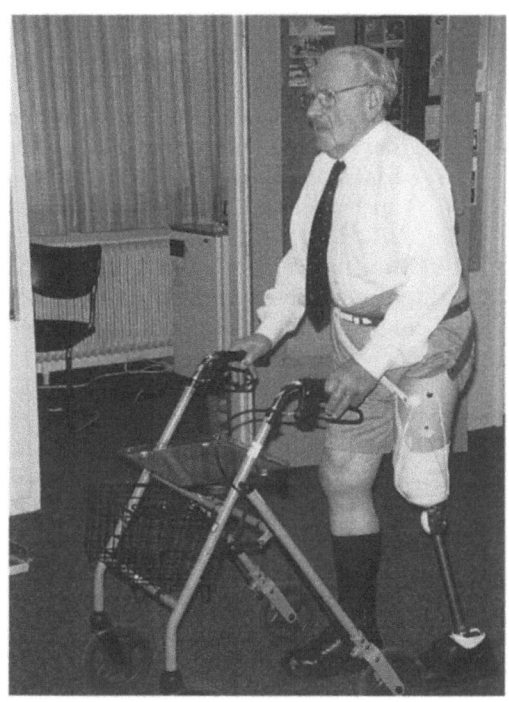

11.4
Auswahl des geeigneten Gehhilfsmittels

Die Antworten auf die folgenden 3 Fragen bestimmen die Wahl des geeigneten Gehhilfsmittels:

- Warum muß bzw. soll ein Gehhilfsmittel eingesetzt werden?
  - ☐ Zur Entlastung der unteren Extremität. Dabei sollten die folgenden Punkte beachtet werden: Muß lediglich ein Bein oder müssen beide Beine entlastet werden, wieviel (kg) darf der Patient überhaupt belasten, und wie mobil und kräftig sind die obere Extremität bzw. der Rumpf des Patienten.
  - ☐ Zur Vergrößerung der Stützfläche. Wie großflächig muß die Stützfläche für den einzelnen Patienten sein und benötigt der Patient viel Unterstützung (Gehgestell oder Rollator) oder etwas weniger (2 Dreifußstützen oder 2 Unterarmstützen).
- Für wen soll das Gehhilfsmittel sein? Hier müssen z. B. berücksichtigt werden:
  - ☐ Das Lebensalter des Patienten,
  - ☐ sein Körpergewicht,

☐ sein Handicap bzw. seine Erkrankung,
☐ sein erreichtes und evtl. noch ausbaufähiges Gangmuster mit diesem Gehhilfsmittel,
☐ seine Lernfähigkeit,
☐ seine Selbständigkeit im täglichen Leben,
☐ darüber hinaus sollte auch der Wunsch des Patienten hinsichtlich der kosmetischen Gestaltung des von ihm zu nutzenden Gehhilfsmittels berücksichtigt werden.

- Wo und in welchen Situationen wird bzw. muß das Gehhilfsmittel eingesetzt werden? Hierbei muß über den Einsatz des Gehhilfsmittels innerhalb bzw. außerhalb des Hauses nachgedacht werden:
  ☐ auf welchen Untergrundböden (Gehwege, Waldwege, Teppichböden oder Fliesen etc.) es eingesetzt werden soll,
  ☐ sollen mit ihm Türen zu öffnen und zu schließen sein,
  ☐ ob mit ihm bergauf und bergab gegangen werden kann,
  ☐ sind mit ihm Hindernisse zu überwinden,
  ☐ wie hoch sind das Fallrisiko und der Energieverbrauch,
  ☐ soll das Gehhilfsmittel nur zeitlich begrenzt oder für immer zum Einsatz kommen?

Wir werden nun die einzelnen Gehhilfsmittel hinsichtlich ihrer Vor- und Nachteile, Funktion, Indikation, Voraussetzungen und Anwendungsmöglichkeiten zusammenfassend darstellen; es handelt sich dabei um:
→ Stock,
→ Stütze (Unterarmgehstütze, Achselstütze und Schalenstütze),
→ Gehgestell,
→ Stroller und Rollator.

Stock (s. Abb. 11.16)

Vorteile

Folgende Aspekte sprechen für den Stock:
- Er ist einfach zu hantieren und mitzunehmen.
- Er ist aus kosmetischer Sicht akzeptabel.

Nachteile

Die Nachteile des Stocks liegen darin, daß
- er in sich nicht besonders stabil ist und dem Benutzer nicht sehr viel Stabilität bietet (d. h., der Patient hat lediglich einen Stützpunkt mehr);
- das Handgelenk stark belastet wird.

Funktion

Ein Stock kann mit maximal 20–25% von dem Körpergewicht des Benutzers belastet werden. Die Stützfläche vergrößert sich in mediolateraler Richtung. Der Körperschwerpunkt wird Richtung Stock und somit zur nichtbetroffenen Seite hin verlagert.

Abb. 11.16.
Ein Stock wird in der Regel eher zur Vergrößerung der Stützfläche als zur Entlastung der kontralateralen Seite eingesetzt

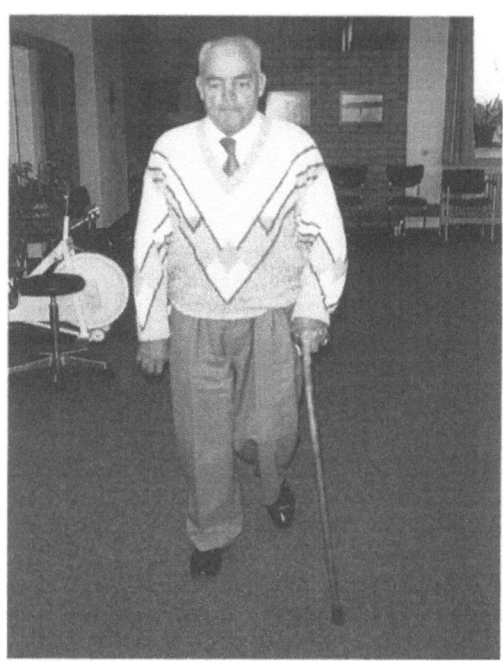

Indikationen	Der Benutzer kann zwar ohne ein Gehhilfsmittel gehen, er benötigt bzw. benutzt den Stock, um sein Gleichgewicht besser halten zu können oder um ein Bein teilweise zu entlasten. Der Benutzer muß nicht mehr als 20–25% seines Körpergewichts abstützen. Der Einsatz eines Stocks reicht in der Regel aus, um einen positiven Trendelenburg aufzuheben.
Voraussetzungen	Die Muskulatur der oberen Extremität muß kräftig sein.
Anwendung	Der Stock wird in der Regel immer auf der nichtbetroffenen Seite eingesetzt. Dabei bewegt sich der Benutzer meist im 2-Punktgang fort. Nutzt der Benutzer an beiden Seiten einen Stock, wendet er entweder den Diagonalgang oder den Dreiecksgang an.

Unterarmgehstütze (s. Abb. 11.17)

Vorteile	Die Unterarmgehstütze hat folgende Vorteile: • Sie ist stabiler als der Handstock. • Der Patient hat zwei Stützpunkte zusätzlich am Körper. • Sie ist einfach mitzunehmen.

Abb. 11.17.
Patientin mit einer Tibiafraktur links und einer Unterarmfraktur links; beide Frakturbereiche dürfen nur teilbelastet werden

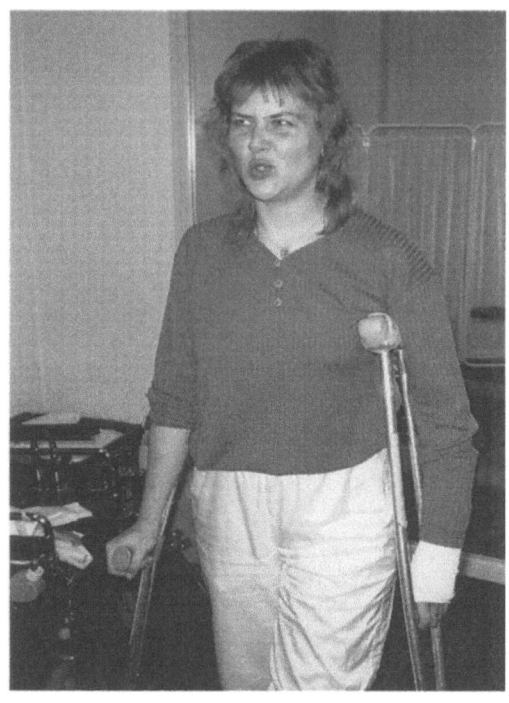

Nachteile

Als nachteilig sollten folgende Aspekte berücksichtigt werden:
- Die Stützen fallen mehr ins Auge, sie sind kosmetisch gesehen weniger schön anzusehen.
- Die Stützen machen im Vergleich zu den Stöcken einen invalidisierenden Eindruck.

Funktion

Auf eine Unterarmgehstütze kann der Patient 40% seines Körpergewichts verlagern, bei einem bilateralen Einsatz können bis zu 100% aufgefangen werden. Die Stützfläche wird in mediolateraler Richtung vergrößert, so daß sich der Körperschwerpunkt beim unilateralen Einsatz zur nichtbetroffenen Seite verlagert.

Indikationen

Der Patient darf bzw. kann nicht ohne Unterstützung gehen, er benötigt die Stützen zur Erhaltung oder Verbesserung seines Gleichgewichts, oder er benutzt sie, um ein Bein teilweise zu entlasten. Die Stützen werden eingesetzt, wenn der Benutzer mehr als 25% seines Körpergewichts abstützen muß.

Voraussetzungen	Bei einem Einsatz von Unterarmgehstützen sollten folgende Kriterien erfüllt sein: • Die Armmuskulatur des Patienten muß kräftig genug sein. • Die Hand bzw. die Hände des Patienten müssen ebenfalls kräftig genug sein. • Der Patient muß seine Schultergelenke und den Schultergürtel gut stabilisieren können. • Er muß eine gute Rumpfaufrichtung besitzen. • Er sollte eine gute Kondition haben.
Anwendung	Die Unterarmgehstütze wird auf der nichtbetroffenen Seite eingesetzt. Der Patient bewegt sich in der Regel im 2-Punktgang fort. Werden die Stützen bilateral eingesetzt, geht der Patient je nach Krankheitsbild und physischen Möglichkeiten entweder im Diagonalgang, im Dreiecksgang oder im Schwunggang.

Achselstütze

Vorteile	Die Achselstütze hat folgende Vorzüge: • Der Patient erhält zwei zusätzliche Stützpunkte am Körper. • Sie ist stabiler im Vergleich zu Handstöcken und Unterarmgehstützen.
Nachteile	Von Nachteil sind folgende Punkte: • Es kommt häufig aufgrund der falschen Anwendung der Stützen zu Komplikationen. Durch das „Sich-hängen-Lassen" während des Stehens und Gehens auf den Achselstützen können die im Bereich der Achsel verlaufenden Nerven (Plexus brachialis) stark komprimiert und die Blutgefäße durch den verstärkten Druck abgeklemmt werden. • Die Achselstützen sind im Vergleich zu den Unterarmgehstützen invalidisierender.
Funktion	Der Patient kann auf eine Achselstütze 40% seines Körpergewichts verlagern, bei einem bilateralen Einsatz können bis zu 100% des Körpergewichts auf die Stützen verlagert werden. Die Stützfläche wird in mediolateraler Richtung vergrößert. Der Körperschwerpunkt wird bei unilateralem Einsatz zur nichtbetroffenen Seite hin verlagert.
Indikationen	Der Patient darf oder kann nicht ohne Unterstützung gehen, er benötigt zur Erhaltung seines Gleichgewichts ein Gehhilfsmittel, oder er muß ein Bein teilweise entlasten. Die Achselstütze kann eingesetzt werden, wenn der Patient bei unilateralen Beschwerden eine Entlastung von 40% seines Körpergewichts benötigt oder wenn eine 100%ige Entlastung mit Hilfe des bilateralen Achselstützeneinsatzes gewünscht ist.

Voraussetzungen Es sollten folgende Kriterien bei einem Einsatz von Achselstützen erfüllt sein:
- Die Muskulatur der oberen Extremität muß kräftig genug sein.
- Die Muskulatur der Hand muß gut ausgeprägt sein.
- Der Patient muß seine Schultergelenke und den Schultergürtel gut stabilisieren können.
- Er muß eine gute Rumpfaufrichtung besitzen.
- Er sollte eine gute Kondition haben.

Anwendung Die Achselstütze wird bei unilateralem Gebrauch auf der nichtbetroffenen Seite eingesetzt. Der Patient bewegt sich im 2-Punktgang fort. Patienten, deren Erkrankung einen bilateralen Einsatz erfordert, können sich je nach ihren eigenen Möglichkeiten entweder im Diagonalgang, im Dreiecksgang oder im Schwunggang fortbewegen.

Schalenstütze (s Abb. 11.18)

Vorteile Die Schalenstütze weist folgende Vorteile auf:
- Sie ist stabiler im Vergleich zum normalen Handstock.
- Das Handgelenk und die Hand selbst werden entlastet.
- Der Ellbogen befindet sich in einer 90°-Stellung, so daß der gesamte Unterarm als Auflage- bzw. Unterstützungsfläche vom Patienten genutzt werden kann.

Nachteile Als Nachteile sind bei der Schalenstütze folgende Punkte zu verzeichnen:
- Die Schalenstütze ist im Vergleich mit einer Unterarmgehstütze instabiler, da sie nur eine Kontaktstelle am Körper hat.
- Mit ihr ist das Aufstehen aus einem Stuhl schwieriger.
- Die Klettenbandbefestigung am Unterarm kann bei Stürzen gefährlich werden.
- Unnatürliche Armhaltung während des Gehens.

Funktion Auf eine Schalenstütze kann der Patient 40% seines Körpergewichts verlagern. Die Stützfläche vergrößert sich in mediolateraler Richtung, wodurch sich der Körperschwerpunkt zur nichtbetroffenen Seite hin verlagert.

Indikationen Der Patient kann oder darf nicht ohne Unterstützung gehen, er benötigt ein Gehhilfsmittel zur Erhaltung bzw. Verbesserung seines Gleichgewichts oder muß ein Bein teilweise entlasten. Der Patient muß 40% seines Körpergewichts auf ein Gehhilfsmittel verlagern können. Die Schalenstütze eignet sich besonders für Patienten, die entweder aufgrund einer eingeschränkten Ellbogenextension und/oder aufgrund von nicht belastungsfähigen Handgelenken bzw. Händen keine andere Gehstütze benutzen können (z. B. Rheumapatienten).

Abb. 11.18.
Das Handgelenk wird durch den Einsatz einer Schalenstütze entlastet

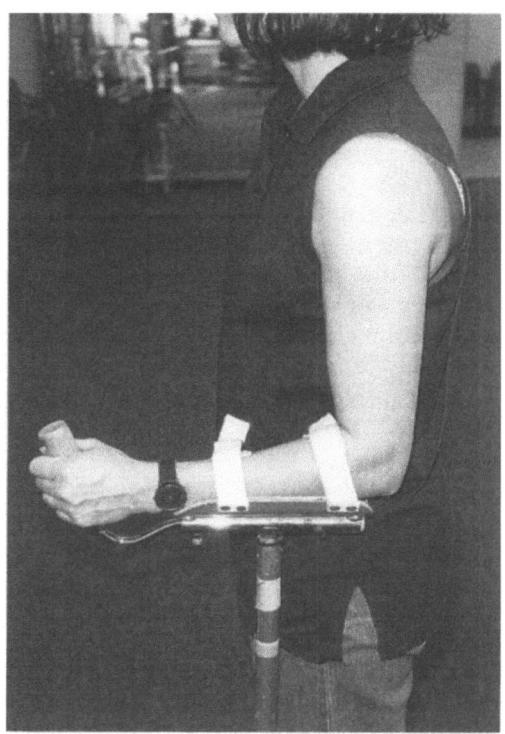

Voraussetzungen

Es sollten folgende Kriterien bei einem Einsatz von Schalenstützen erfüllt sein:
- Die Kraft im Bereich der Schulter(n) muß gut sein.
- Der Patient muß sein Schultergelenk gut stabilisieren können.
- Der Ellbogen muß in 90° stabilisiert werden können.

Anwendung

Die Schalenstütze wird auf der nichtbetroffenen Seite eingesetzt. Der Patient bewegt sich in der Regel im 2-Punktgang fort. Erfordert die Erkrankung des Patienten einen bilateralen Einsatz so kann sich der Patient auch entsprechend seinen Möglichkeiten im Diagonalgang oder im Dreiecksgang fortbewegen.

Gehgestell

Vorteile

Das Gehgestell hat folgende Vorteile:
- Es ist ausgesprochen stabil.
- Der Patient benötigt kein ausgeprägtes Gleichgewichtsgefühl.
- Der Umgang mit dem Gehgestell ist leicht zu erlernen.

Nachteile	Als nachteilig sind beim Gehgestell folgende Punkte zu bewerten: • Der Patient geht langsam und unnatürlich. • Er benötigt beim Gehen viel Platz, v. a. in der Breite, was je nach Breite der Türrahmen und in kleinen Räumen zu Schwierigkeiten führen kann. • Das Begehen von Treppen ist nicht möglich. • Eine kleine Stufe kann nur mit Schwierigkeiten überwunden werden. • Bei unebenem Boden ist die Stabilität gering. • Der Patient geht vermehrt in einer nach vorne gebeugten Haltung. • Der Wechsel auf ein anderes Gehhilfsmittel ist aufgrund der gehgestelleigenen Gehtechnik nicht einfach. • Der alternierende Armschwung fehlt.
Funktion	Der Patient kann auf das Gehgestell über 50% seines Körpergewichts verlagern. Die Stützfläche auf dem Boden ist groß, dadurch erhält der Patient ein größeres Stabilitätspotential in mediolateraler und ventrodorsaler Richtung.
Indikationen	Der Patient kann oder darf nicht ohne Unterstützung gehen, er benötigt zur Erhaltung und Verbesserung seines Gleichgewichts ein Gehhilfsmittel oder darf ein bzw. beide Beine nur teilweise belasten. Der Patient benötigt ein Gehhilfsmittel, das ihm mehr als 50% seines Körpergewichts abnimmt, oder sein Gleichgewicht ist so gestört, daß er in mediolateraler und ventrodorsaler Richtung eine größere Stützfläche braucht.
Voraussetzungen	Es sollten folgende Kriterien bei einem Einsatz von Gehgestellen erfüllt sein: • Die Schultermuskulatur muß kräftig genug sein. • Der Patient muß seine Schulter-, Ellbogen- und Handgelenke gut stabilisieren können. • Die Handmuskulatur, insbesondere im Bereich der Flexoren, muß gut ausgeprägt sein.
Anwendung	Der Patient kann sich entweder innerhalb des Gehgestells fortbewegen oder hinter dem Gehgestell hergehen, je nachdem, welche Funktion das Gehgestell erfüllen soll: Vermehrt entlasten oder vergrößern der Stützfläche.

Stroller und Rollator

Vorteile	Folgende Vorteile sprechen für den Einsatz von Stroller und Rollator: • Sie sind sehr stabil, wenn sie richtig belastet werden. • Der Patient benötigt kein ausgeprägtes Gleichgewichtsgefühl.

- Die Anwendung ist einfach zu erlernen.
- Der Patient kann sich schneller und natürlicher fortbewegen (im Vergleich zum Gehgestell).
- Je nach Ausstattung des Strollers oder Rollators können damit im und außer Haus kleinere Gegenstände (z. B. Geschirr, Zeitungen, Lebensmittel oder Blumen) transportiert werden.

Nachteile

Nachteilig wirken sich folgende Faktoren aus:
- Sie benötigen viel Platz, v. a. in der Breite. Dies führt oft zu Schwierigkeiten beim Durchfahren von Türen oder beim Fahren in kleineren Räumen.
- Das Begehen von Treppen ist nicht möglich.
- Eine kleine Stufe kann nur mit Schwierigkeiten genommen werden.
- Auf unebenen Flächen verringert sich die Stabilität.
- Bei falscher Belastung können der Stroller und Rollator wegrollen.
- Kann der Patient die Bremsen nicht gut bedienen, besteht die Gefahr, daß er nach vorne fällt.

Funktion

Auf einen Stroller und Rollator können 50% des Körpergewichts verlagert werden. Die Stützfläche auf dem Boden ist groß, so daß die Gehhilfsmittel dem Patienten sowohl in mediolateraler als auch in ventrodorsaler Richtung eine größere Stabilität verschaffen.

Indikationen

Der Patient darf oder kann nicht ohne Unterstützung gehen, er benötigt ein Gehhilfsmittel zur Erhaltung bzw. Verbesserung seines Gleichgewichts oder muß ein bzw. beide Beine teilweise entlasten. Der Patient benötigt ein Gehhilfsmittel, auf das er 50% seines Körpergewichts verlagern kann, oder er benötigt ein Gehhilfsmittel, das ihm in mediolateraler und ventrodorsaler Richtung ausreichend Stabilität verschafft.

Voraussetzungen

Es sollten folgende Kriterien bei einem Einsatz von Stroller und Rollator erfüllt sein:
- Die Armmuskulatur des Patienten muß kräftig genug sein.
- Der Patient muß seine Schulter-, Ellbogen- und Handgelenke gut stabilisieren können.
- Seine Handmuskulatur muß v. a. im Bereich der Flexoren kräftig sein.

Anwendung

Der Patient kann sowohl innerhalb des Strollers/Rollators als auch hinter dem rollenden Gehhilfsmittel hergehen, je nachdem, ob er seine Beine entlasten oder seine Stützfläche vergrößern will.

11.5
Anpassen der verschiedenen Gehhilfsmittel

Im folgenden wird beschrieben, wie
→ Stöcke,
→ Stützen (Unterarm-, Achsel- und Schalenstützen),
→ Gehgestell sowie
→ Stroller und Rollator
individuell den Bedürfnissen des jeweiligen Patienten angepaßt werden können.

Stock (s. Abb. 11.19)

Der Patient steht aufrecht, seine mit Schuhen bekleideten Füße stehen ungefähr 10 cm auseinander, die Knie sind gestreckt, und das Körpergewicht ist annähernd über beide Beine verteilt. Die Arme hängen entspannt neben dem Körper. Der Abstand Handgelenk-Boden bestimmt die Stocklänge. Unter Stocklänge versteht man den Abstand Oberseite Handgriff bis Unterseite Gummipuffer. Ein zu kurz eingestellter Stock verursacht beim Patienten häufig die Einnahme der Flexionshaltung und läßt schnell ein Hängen zur nichtbetroffenen Seite auf-

Abb. 11.19. Der Abstand Handgelenk-Boden bestimmt die Stocklänge

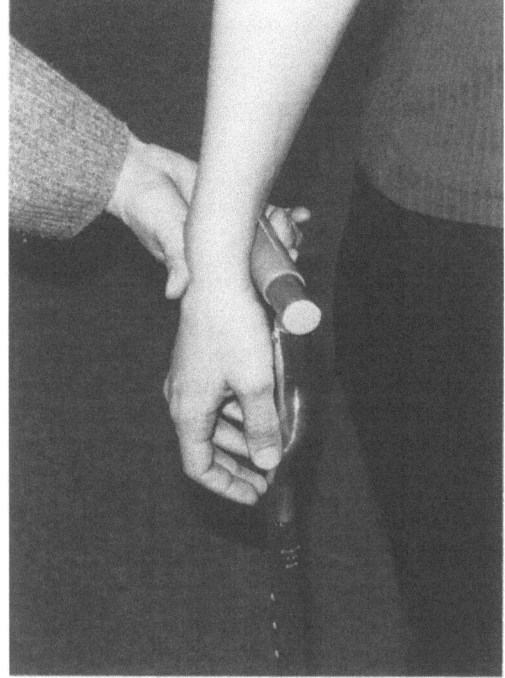

kommen. Ein zu lang eingestellter Stock führt entweder zu einem Schulterhochstand, zu einer vermehrten Ellbogenflexion oder dazu, daß der Stock zu weit nach außen oder vorne aufgesetzt wird, wodurch das Körpergewicht wieder vermehrt zur betroffenen Seite verlagert wird.

Stützen

Unterarmgehstütze (s. Abb. 11.20 und 11.21)

Der Patient steht aufrecht, seine mit Schuhen bekleideten Füße stehen ungefähr 10 cm auseinander, die Knie sind gestreckt, und das Körpergewicht ist über beide Beine gleichmäßig verteilt. Die Arme hängen ganz entspannt herab. Der Abstand Handgelenk-Boden bestimmt die Höhe, in der sich der Handgriff befinden muß. Eine zu lang eingestellte Unterarmgehstütze verursacht eine übertriebene Schulterelevation und/oder eine verstärkte Ellbogenflexion. Dies führt auf Dauer zu einer Überbelastung der Schulter- und Oberarmmuskulatur sowie zu einer Fehl- bzw. Überbelastung des Handgelenks. Bei einer zu kurz eingestellten Unterarmgehstütze muß der Ellbogen vollständig gestreckt werden. Der Rumpf kann dann für den Schwunggang und auch zum Treppensteigen kaum angehoben werden. Der Oberrand der Spange befindet sich mindestens 5 cm unterhalb

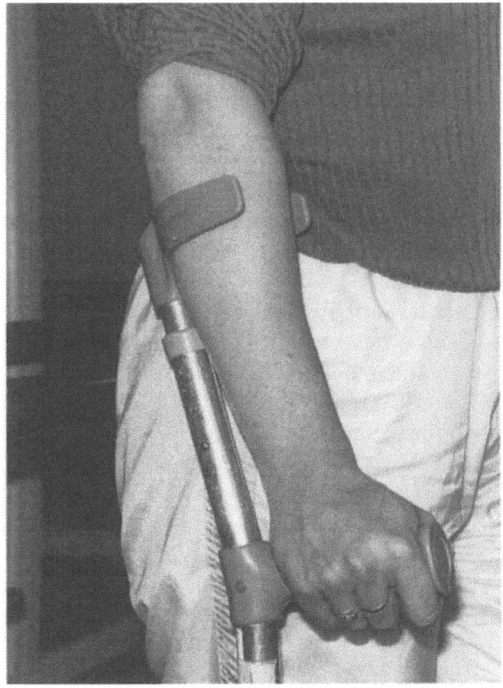

Abb. 11.20.
Der Ellbogen ist leicht flektiert

Abb. 11.21.
Der Abstand
Manschette-Olecranon
beträgt mindestens
5 cm

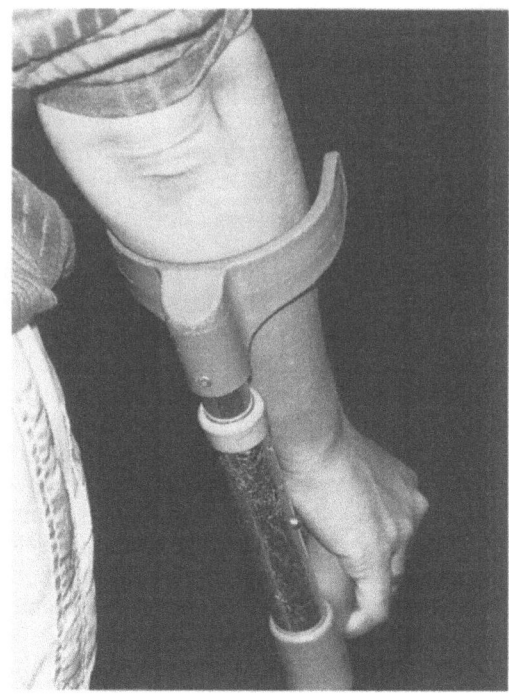

des Olekranons. Ist der Abstand zum Olekranon geringer (unter 5 cm) kann es zu Bewegungseinschränkungen im Bereich des Unterarms und zu Irritationen des N. ulnaris führen. Der Abstand Handgriff-Spange darf jedoch nicht zu gering ausfallen, da sonst der Arm zu wenig Unterstützung erhält.

Achselstütze
(s. Abb. 11.22)

Der Patient steht aufrecht, seine mit Schuhen bekleideten Füße stehen ungefähr 10 cm auseinander, die Knie sind gestreckt, und das Gewicht ist über beide Beine gleichmäßig verteilt. Die Arme hängen ganz entspannt herab. Der Abstand Handgelenk-Boden bestimmt die Höhe des Handgriffs. Der Abstand Achselstütze zu Achselhöhle beträgt ungefähr 5 cm. Bei einem kleineren Abstand besteht die Gefahr, die in der Achselhöhle verlaufenden Nerven und Blutgefäße abzuklemmen. Bei einem größeren Abstand verringert sich die für den Patienten wichtige Unterstützung. Der Patient läßt sich als Reaktion darauf vermehrt nach vorne hängen.

Schalenstütze

Der Patient steht aufrecht, seine mit Schuhen bekleideten Füße stehen ungefähr 10 cm auseinander, die Knie sind gestreckt, und das Körpergewicht ist gleichmäßig über beide Beine verteilt. Die Arme hängen ganz entspannt herab. Das Ellbogenge-

Abb. 11.22.
Der Abstand Achsel-
stütze-Achselhöhle
beträgt ungefähr 5 cm

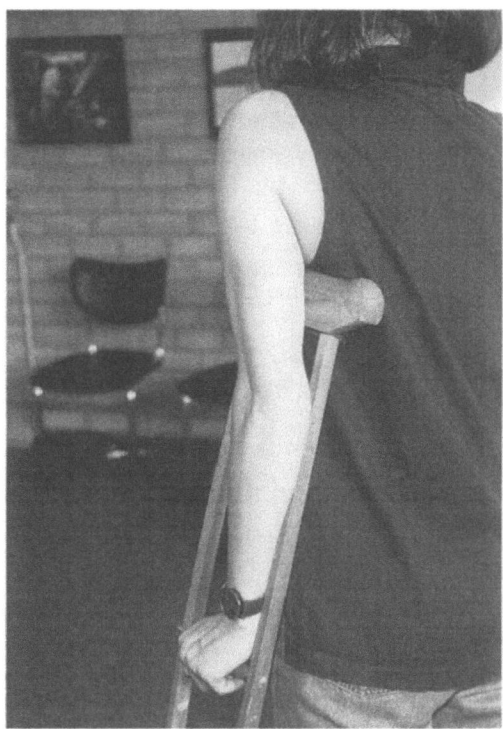

lenk auf der nichtbetroffenen Seite befindet sich in 90°-Flexion, und der Unterarm verläuft horizontal. Die einzustellende Schalenhöhe entspricht der Höhe, in der sich die zum Boden gerichtete Seite des Unterarms befindet. Dafür muß der Patient mit einem auf 90° gebeugtem Ellbogen und einer nicht hochgezogenen bzw. nicht hochgedrückten Schulter stehen.

Gehgestell

Die richtige Höheneinstellung hängt beim Gehgestell u. a. von dem angestrebten Einsatzzweck ab, d. h. davon, ob der Benutzer innerhalb des Gehgestells oder hinter dem Gehgestell hergehen wird. In beiden Fällen muß die Höhe so eingestellt werden, daß der Patient eine Ellbogenflexion von 20° handhaben kann. Soll der Benutzer innerhalb des Gehgestells gehen, dann steht er zur Höheneinstellung aufrecht im Gehgestell; soll er hinter dem Gehgestell hergehen, beugt er sich zur richtigen Höheneinstellung etwas nach vorne.

Stroller und Rollator

Wird einer der beiden rollenden Gehapparate zur Entlastung der unteren Extremitäten eingesetzt, dann erfolgt die Höheneinstellung so wie beim Gehgestell. Soll dagegen einer der rollenden Gehapparate zur Vergrößerung der Stützfläche und damit zur Verbesserung der Stabilität eingesetzt werden, dann sollten die Apparate so eingestellt werden, daß der Patient mit einer größeren Ellbogenflexion den rollenden Gehapparat bedienen kann.

Literatur

Douglas D (1977) Effect of cane variables of gait for patients with hip disorders. Phys Ther 57/5:509–512

Kölbel R von et al (1979) Die entlastende Wirkung von Gehstützen und Möglichkeiten ihrer Kontrolle. Med Orthod Techn 3:102–113

Krabbenbos E (1984) Invloed van de functiebeperkingen op het gangbeeld. In: Boerhaave-commissie voor postacademisch onderwijs in de geneeskunde (PAOG). Basiscursus revalidatietechniek. Orthesiologie Rijksuniversiteit Leiden, Leiden S 105–116

Potten Y et al (1994) Revalidatie bij loopstoornissen en loophulpmiddelengebruik: handwerk en denkwerk. IRV en TNO

Rozendal RH (1983) Inleiding in de kinesiologie van de mens. Culemborg, Educaboek

Verstappen HMCh (1990) Loophulpmiddelen. Basiscursus revalidatietechniek, Boerhaave-commissie voor postacademisch onderwijs in de geneeskunde. PAOG, Hoensbroek

Whittle M (1991) Gait analysis: An introduction. Butterworth-Heinemann, Oxford

Zinnemers BE (1991) Loophulpmiddelen voor de revalidatie-techniek MBO-college. MBO-college Streekschool, 's-Hertogenbosch

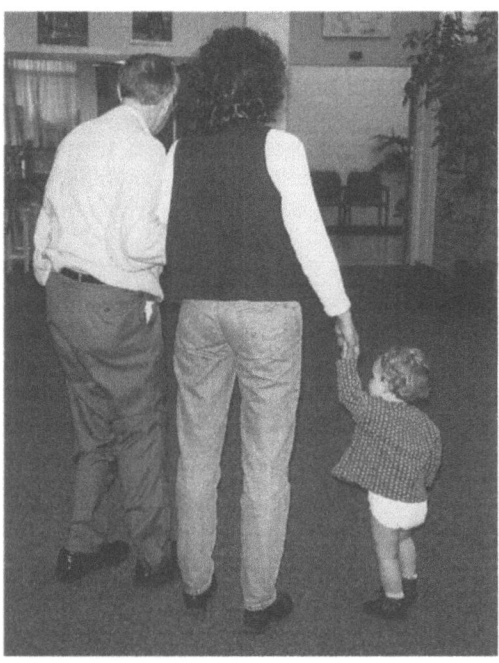

Sachverzeichnis

A

Abbremsphase („deceleration") 31
Abduktionskontrakturen 113
Abduktionsmuster 140
Abduktoren 14, 59, 92
Abrollhilfe 246, 254
Absatz 243
Absatzhöhe 242
Abstoßkraft 60
Abstoßphase 20, 98
„acceleration" (Beschleunigungsphase) 30
Achse
- frontale 64
- sagittale 64
- transversale 64
Achselstütze 267, 283, 290
Adduktionskontrakturen 114
Adduktionssynergie 208
„advanced reciproke gait orthosis" (siehe ARGO)
Affengang 191
Akinese 219
Alltagsaktivitäten 85
Amputationen 46, 119 ff., 257
- Gangschulung 153
- Schaft-Fuß-Relation 128
Amputationshöhen 119
- transfemorale 120, 132
- transtibiale 120
Analyse
- dynamische 64
- statische 64
Ankylosen 112
Anlernphase 199
Anwendungsphase 199
Aphasie 198
Arbeit 41
ARGO („advanced reciproke gait orthosis") 181, 188, 190, 237
Armbewegungen 26
Arthrodeseschaft 256
Aspekte, psychosoziale 63
Auffangreaktionen 196
Aufstehen 78, 89, 158, 165, 179, 202

Ausrichtung 125
Außenrotationskontrakturen 114

B

Bandage 207
Bandagieren 206
Bechterew-Erkrankung 116
Beckenrotation 25, 26
- axiale 25
- vertikale 25
Beckenschiefstand 101
Beinlänge 244
Beinlängendifferenz 101, 245
- Ausmessen 102
- Behandlung 103
Beinorthese 177, 210
- lange 184
Beinprothese 257
Belastbarkeit 63, 74
Belastungszonen 60
Bergabgehen 36, 37, 161
Bergaufgehen 36, 161
Beschleunigungsphase („acceleration") 30
Betrachtung
- dorsal 65
- lateral 65, 66
- ventral 65
Bewegungslabor 52
Biomechanik 7 ff.
Bobath 197
„Braces" 223
Bradykinesie 219
Brunström 197

C

Coxalgie 115
CVA („cerebro vascular accident/stroke") 196
CWS („comfortable walking speed") 62
„deceleration" (Abbremsphase) 31

D

Deltaroller 269
Diagonalgang 272
Doppelstand („double-limb
 support") 21
Dorsalextensoren 193, 195, 257
Drehmoment 11
Dreiecksgang 274
Dreifuß 267
Drei-Punkte-Dreiecksgang 275
Drei-Punkte-Gang 271
Druckmessungen 59
Duchenne 92, 115, 194
– positiv 193
Durchschwunggang 276
Durchschwungtechnik 176, 182
Dynamik 7, 14

E

Elektromyographie 54, 56
Ellbogenstütze 265
Endoprothese 109
Energie 61
Energieverbrauch 24, 41, 60, 191
– gesunde Person 42
– Patienten 42, 44
– Rollstuhlfahren 46
Entwicklungsphase 38
Entwicklungsprozeß 72
Equinovalgusstand 218
Equinusstand 218
Eversion 26
Extensionsmoment 229
Extensionssynergie 201
Extensionstonus 201, 255

F

Fallfuß 196
Falltraining 89, 164, 180
Fazilitation 204, 205
Femurrotation 26
Fersenablösung 30
Fersenkappe 242
Fersenkontakt 20, 27
Fersensporn 246
Flexionskontrakturen 112, 216
Flexionsmoment 229, 243
„foot flat" 29
Fuß, spastischer 255
Fußabdruck 248
Fußabrollung 242, 254
Fußabweichung 214
Fußbelastung 93, 244
Fußgewölbe 246
Fußheber 57, 59
– Lähmung 97
Fußorthese 217, 224, 225, 229, 234, 236

G

Gangbild, normales 17 ff.
Gangbildabweichung 91
Gangbildanalyse 2, 51 ff., 62
– objektive 2, 51
– subjektive 2, 51, 52
Gangmuster 219, 270
Gangrhythmusstörungen 69
Gangschulung 77
– Anlernphase 77
– Anwendungsphase 77
– Selbständigkeitsphase 77
Gangzyklus 18 ff., 24
– Definition 18
– Schwungphase 18
– Standphase 18
Gehbarren 269, 278
Gehbock 268
Gehgeschwindigkeit 21, 24, 40, 62
Gehgestell 277, 286, 291
Gehhilfsmittel 261 ff.
Genu
– recurvatum 109, 110
– valgum 108
– varum 108
Geschwindigkeit 7
Gewichtsverlagerung 203
Gewichtübernahme 57
Gleichgewicht 13, 14
Gleichgewichtsprobleme 208
Gleichgewichtsreaktion 196
Gleichgewichtsreflex 213
Gravitation (*siehe* Schwerkraft) 8, 9
Gummipuffer 265

H

Hackenfuß 105
Hahnentritt 94, 257
Hallux valgus 252
Haltungsreflex 213
Hemiplegie 196
Hemiplegiepatient 44, 247
HGO („hip-guidance-
 orthosis") 188
Hinknien 163
„hip-guidance-orthosis"
 (HGO) 188
„hop skip" 169
Hüftbeuger 59
Hüftbeugung 93
Hüfte 111
Hüftorthese 236, 239
Hyperextension 96, 202, 211, 256

Sachverzeichnis

Hyperlordose 96, 147
Hyperreflexionsverhalten 198

I

Inspektion 63
- dynamische 64
- statische 64
Instabilität
- Hüfte 97
- Knie 97
Inversion 26
IP-Prothesenknie 139
IRC („ischial ramus containment")-Schaft 135
Ischiokruralmuskeln 193, 194

K

KBM (Kondylen-Bettung-Münster)-Prothese 122, 123
Kinematik 7
Klumpfuß 106, 258
Kniebandage 230, 231
Knieexartikulation 133
Knieflexion 130–131
Kniegelenk 108
Kniekontrolle 204, 210, 211
Knieluxation 111
Knieorthese 228, 229, 231, 232, 234, 236
Kniescharnier 185
Kniestabilität 203
Konfektionsschuh 241
Kontrakturen 111, 112
Körperschwerpunkt 18, 262
Korsett 117
Kraft 8
Kraftarm 12
Kraftmomente 228
Kreuzgang 270

L

Lähmung (Paralyse/Parese) 195, 214
- Fußheber 97
- M. quadriceps 235
- periphere 171, 192
- spinale 171
- zerebrale 171
Läsionshöhe 180
Lateralflexion (Seitwärtsneigung) 91, 92
Laufband 178
Lebensalter 38, 40
Leistung 61
Lerntheorien 76

„Lousiana State orthosis" (LSU) 181, 188

M

Masse 8
Maßschuh 247
Matte 72
Meßmethoden, objektive 51
Messungen
- 3-dimensionale 53
- Bewegungen 53
- Druck 53
- Energieverbrauch 53
- Kraft 53
- Muskelaktivität 53, 54
- Schrittvarianten 53
Metatarsalgelenk 252
„mid stance" (siehe Standphase, mittlere) 29
„mid-swing" (siehe Schwungphase) 31
Morbus
- *Bechterew* 116
- *Parkinson* 218
Musculus/Musculi
- M. glutaeus
- – maximus 57, 192, 193
- – medius 59, 192, 193
- – minimus 59
- M. quadriceps femoris 57, 192, 194
- – Parese 235
- M. tibialis anterior 59
Muskelaktivität 54, 57
Muskeldystrophie 235

N

Nervenverletzungen 192
Newton 9, 15
NHO 175
Normalkräfte 10

O

Oberschenkelschienenschellenapparate 184
Orlau-Orthese 237
Orthese 215, 221 ff.

P

17-Punkteschema 84
PAO 175
Paralyse (siehe Lähmung) 195

Paraplegie 45
Parapodium 236
„Parawalker" 188, 237
Parese (*siehe* Lähmung) 214
Parkinson-Erkrankung 218
Peronäusfeder 226
Peronäusschiene 195, 210, 225, 226
Pes
- calcaneus 105
- equinovarus 106
- equinus 104
- planus 105
- valgus 246
- varus 246
Phase, bipedale 17
Plantarflexoren 193, 196
Plattfuß 105, 258
PNF-Konzept 219
Podalgie 107
Podoskop 60
Poliomyelitis 235
Probeschuh 252
Prothese 122, 133
Prothesenfüße 124, 125
Prothesenknie 137-139
Prothesenschaft 122
psychosoziale Aspekte 63
PTB („patella tendon bearing")-Prothese 122, 123

Q

Quadricepsparese 235
Querschnittslähmung 172

R

Reaktionskräfte 8, 10
Rehabilitationsschuh 251
Reibung 15
Reibungskräfte 8, 10
RGO („reciproke gait orthosis") 181, 188, 237
Rheumaerkrankungen 252, 253
Rhythmusstörungen 98
Rigidität 219
RLAH-Skala 66
Rollator 177, 268, 287
Rollstuhlfahren 46
Rückwärtsgehen 85
Rumpfflexion 94
Rumpfhaltung 67
Rumpfrotation 117
Rumpfseitneigung 91

S

Sauerstoffmessungsmethode 42
Sauerstoffverbrauch 61

Schaft, quadrilateraler 134
Schaftfestigkeit 242
Schalenstütze 266, 284, 291
Schienen 215
Schienenversorgung 210
Schockphase 198
Schrittbreite 60, 93, 262
Schrittfrequenz 60
Schrittgröße 60
Schrittlänge 60, 67, 145, 201
Schrittstellung 262
Schuhanpassung 241 ff., 252
Schuhe, semiorthopädische 244
Schuherhöhung 245
Schuhversorgung 208
Schwäche
- Abduktion 92
- Flexoren 81
- Fußheber 81, 97
- Hüftflexoren 92
- Plantarflexoren 108
Schwebphase 21
Schwerkraft (Gravitation) 8, 9
Schwerpunkt 18
Schwerpunktverlagerung 25
Schwunggang 276
Schwungphase 20, 81, 130
- Abbremsphase 20
- Beschleunigungsphase 20
- mittlere („mid-swing") 31
Seitwärtsgehen 86
Seitwärtsneigung (Lateralflexion) 91, 92
Selbständigkeitsphase 200
SHE-Modell 63
Silikoninnenschaft 123, 124
Sohlenbreite 242
Spastizität 198, 247
Spina bifida 172, 189
Spirometrie 61
Spitzfuß 104, 247, 255
Spreizfuß 246, 252
Sprunggelenk 26, 106
Sprunggelenkorthese 217, 225, 229, 234, 236
Sprunggelenkscharnier 186
Stampffuß 107
Stand 79
Standphase 19, 57
- Abstoßphase 19
- mittlere (mid-stance) 19, 20, 29
- Stoßdämpfungsphase 19
Statik 7, 64
Stehbett 184
Stehbrett 174, 180, 184, 236
Stehgerät 180, 184, 185, 236
Stehhaltung 18, 174, 175, 203
Stock 264, 280
Stoßdämpfungsphase 19
Stroller 269, 287
Stützfläche 262

Stützreaktionen 196
Swing-to-Technik 192
Swivel-Walker 237
Syme
– Amputation 121
– Prothese 123

T

Tabes dorsalis 107
Teamarbeit 99
Teewagen 84
Tetraplegie 171, 175
Tibiarotation 26
Tonus 196
Tonusregulation 200
„total knee" 137
Tremor 219
Trendelenburg-Zeichen 194, 201
– positiver 114, 193
Treppengehen 179
Treppensteigen 34, 86, 179, 207, 209
– abwärts 34, 35, 88, 159, 160
– aufwärts 34, 87, 159, 160
Trompetenschaft 133

U

Umdrehen 86
Unterarmgehstütze 265, 281, 289
Unterschenkelorthese 186
Untersuchungsmethoden, objektive 52

V

Valgus 31
Valgusneigung 94
Valgusstand 216
Varus 31
Varusstellung 253
„vaulting" 144
VCO_2 62
Verbandschuh 250
Videokamera 54
Vierfuß 267
Vier-Punkte-Diagonalgang 273
Vierpunktegang 176
VO_2 62

W

Wadenmuskulatur 57
Winkelmessungen 53
Wirbelsäule 116
Wirbelsäulenabweichung 215

Z

Zehenablösung 30
Zerebralparese, infantile 212
Zirkumduktion 92, 143
Zirkumduktionsbewegung 201
Zuschwunggang 276
Zuschwungtechnik 176
Zwei-Punkte-Diagonalgang 273
Zwei-Punkte-Dreiecksgang 275
Zwei-Punkte-Gang 271

Springer und Umwelt

Als internationaler wissenschaftlicher Verlag sind wir uns unserer besonderen Verpflichtung der Umwelt gegenüber bewußt und beziehen umweltorientierte Grundsätze in Unternehmensentscheidungen mit ein. Von unseren Geschäftspartnern (Druckereien, Papierfabriken, Verpackungsherstellern usw.) verlangen wir, daß sie sowohl beim Herstellungsprozess selbst als auch beim Einsatz der zur Verwendung kommenden Materialien ökologische Gesichtspunkte berücksichtigen. Das für dieses Buch verwendete Papier ist aus chlorfrei bzw. chlorarm hergestelltem Zellstoff gefertigt und im pH-Wert neutral.

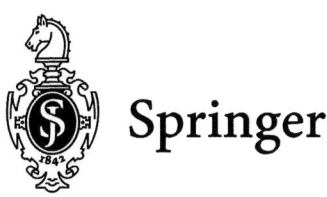

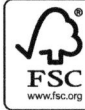

If you have any concerns about our products,
you can contact us on
ProductSafety@springernature.com

In case Publisher is established outside the EU,
the EU authorized representative is:
**Springer Nature Customer Service Center GmbH
Europaplatz 3, 69115 Heidelberg, Germany**

Printed by Libri Plureos GmbH
in Hamburg, Germany